国家社科基金资助项目成果（06CSH017）
陕西师范大学优秀著作出版基金资助（2014）

孟宏斌 著

# 运行困境与机制优化
## 西部新农合持续发展研究

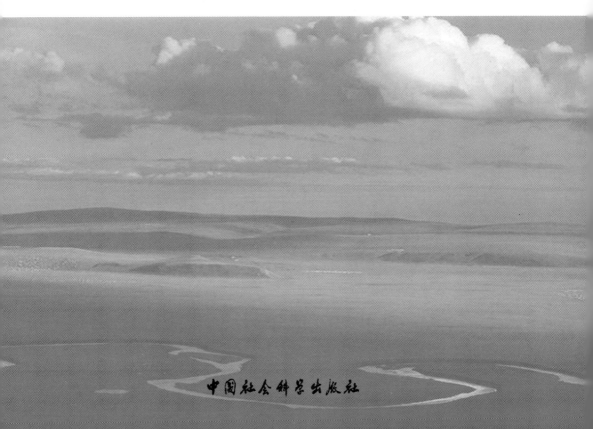

中国社会科学出版社

## 图书在版编目(CIP)数据

运行困境与机制优化：西部新农合持续发展研究 / 孟宏斌著 . —北京：中国社会科学出版社，2016.2

ISBN 978 – 7 – 5161 – 7500 – 2

Ⅰ.①运…　Ⅱ.①孟…　Ⅲ.①农村 – 医疗卫生服务 – 发展 – 研究 – 西北地区②农村 – 医疗卫生服务 – 发展 – 研究 – 西南地区　Ⅳ.①R127

中国版本图书馆 CIP 数据核字(2016)第 017938 号

| | |
|---|---|
| 出 版 人 | 赵剑英 |
| 责任编辑 | 宫京蕾 |
| 责任校对 | 郝阳洋 |
| 责任印制 | 何　艳 |

| | |
|---|---|
| 出　　版 | 中国社会科学出版社 |
| 社　　址 | 北京鼓楼西大街甲 158 号 |
| 邮　　编 | 100720 |
| 网　　址 | http：//www. csspw. cn |
| 发 行 部 | 010 – 84083685 |
| 门 市 部 | 010 – 84029450 |
| 经　　销 | 新华书店及其他书店 |

| | |
|---|---|
| 印刷装订 | 北京市兴怀印刷厂 |
| 版　　次 | 2016 年 2 月第 1 版 |
| 印　　次 | 2016 年 2 月第 1 次印刷 |

| | |
|---|---|
| 开　　本 | 710 × 1000　1/16 |
| 印　　张 | 18. 25 |
| 插　　页 | 2 |
| 字　　数 | 298 千字 |
| 定　　价 | 68. 00 元 |

# 序

王征兵

自从有人类以来，病有所医就成为人们的梦想与追求。不过，这又取决于两个重要因素：一是人类的医疗技术；二是患者的支付能力。在漫长的人类历史中，这两个因素一直困扰着人们。到了近现代，由于工业的诞生，医疗技术得到了快速发展，能治愈绝大部分人类疾病。然而，患者的支付能力依然是困扰人们的世界难题，对发展中国家中低收入患者尤为如此。

作为一个发展中国家，新中国成立后，国家实行"二元"结构管理模式，即把人分为"农业户口"和"非农业户口"两种不同的户籍方式。"非农业户口"，即城市人，从吃、穿、住、用等，实行供给制。其中就包括医疗，城市人看病可以报销，基本不存在治病费用支付困难的问题。而"农业户口"，即农民，长久以来看病必须自己支付全部费用。由于大部分农民并不富裕，所以如果家中有人得了大病，常常将这个家庭推向绝望的边缘。

随着改革开放的推进及经济迅速发展，中国政府已经有能力考虑农民"看病难"的问题。2003年，中国政府正式启动新型农村合作医疗试点，随后，将这一政策在全国范围内铺开。经过十年左右的时间，这一政策已经基本实现了对农民的全覆盖。新型农村合作医疗，简称"新农合"，就是农民自己出一部分钱，政府出一部分钱，这些钱作为医疗保险费，将农民纳入医疗保险体系。加入医疗保险体系的农民，在就医时其医疗费用将按一定比例予以报销，这将大大减轻农民的医疗负担。

"新农合"是一项惠民的好政策，深得农民的称赞。但在现实运行中又变得比较复杂。首先，政府出资分中央政府与地方政府两部分，由于地方政府财力差异较大，地方政府出资部分的区域差异很大。有的地方政府出的很少，而有的很多，如陕西神木县在全县实现全民免费医疗。其次，各地医疗设备和医护人员的医疗服务水平差异也很大。所以，不同区域农民实际享受的医疗服务有所差异。

我国西部是比较贫困的地区，地方政府财力弱，医院的医疗设备和医护人员配备也相对较差，如何让西部农民享受更好的医疗服务，缩小与发达地区农民的差距，是一个十分值得研究的问题。孟宏斌的专著《运行困境与机制优化：西部新农合持续发展研究》，对此做了系统化的研究和探索。

《运行困境与机制优化：西部新农合持续发展研究》一书，集中反映了孟宏斌在西北农林科技大学攻读博士学位期间的研究成果。本人作为他的博士生导师，见证了他在攻读博士学位三年中的艰难思索和孜孜追求。他多次与我交流研究思路和研究方法，苦苦寻觅解决西部农民在"新农合"的种种难题。博士毕业后，他又到中国人民大学继续从事博士后研究工作。在人大期间，他与经济学界的许多名家继续交流和探讨西部"新农合"问题，他的许多新的领悟和启迪都反映在他的这一本书里。

该书通过对西部新农合持续运行的制度基础与环境进行分析，探寻出运行过程中存在的困境问题及其根源所在。针对政府公共医疗服务职能缺失、医疗服务供给质量薄弱及农民参合持续性难以保障等关键问题，提出以改革优化筹资补偿、风险监管防范及主体联动三大机制为着力点，构建参合农民、政府和医疗机构三方主体间的利益协调均衡机制，促进西部新农合持续规范发展。

这本学术专著在以下两个方面做出了创新性的研究：一是鉴于西部农村地区经济水平落后、环境交通恶劣及地方病、慢性病多发的现实状况，提出西部新农合应以"预防小病为主、兼顾大病补偿"为功能定位；二是构建了筹资补偿比例测算模型公式，对西部新农合筹资补偿标准的完善具有指导价值。

作者在专著中的一些设想已经变成现实，有的还在探索之中。例如，孟宏斌在其书中提出的"主体联动"，在陕西省西安市户县胡家庄农村社区已经实现。西安市为了调动各方积极性，充分挖掘各方资源，提高农村公共设施利用效率，在农村实施片区化农村中心社区。片区化农村中心社区，即把相邻几个村连成一个片区，在片区建立一个中心社区，在中心社区建立完备的服务设施和服务机构。这样既为村民提供了更好的服务，也提高了公共服务设施和服务机构的使用效率。本人2014年在户县胡家庄中心社区调查时发现，该社区医疗设施先进，医护人员业务素质高，附近8个行政村的村民都能享受到优质的医疗服务。他们之所以能做到这样，就是充分发挥多方主体联动的作用。首先是各级政府联动，市、县、镇、村共同出资修建高档次的医院，为了防止资源浪费，把原本在每个村建一个卫生所的钱，集中在中心社区建一个医院。其次，政府与医院联动，为了提升社区的医疗服务水平，政府与各大医院协调，每个周末，县医院派1—2名主治医师到社区坐诊；每个月，市级医院派1—2名主治医师到社区医院坐诊。这样，村民在农村就能享受到高水平的医疗服务。

作者在书中提到的"大病补偿"问题，西部很多地方也在积极解决。一是大病报销的比例在不断提高，尤其是经济状况较好的地区。二是在大病中各地根据自己的财力选择一部分病种进行全额报销，或者报销绝大部分费用。

虽然"病有所医"的目标并未完全实现，但我们看到了巨大的进步，不仅医疗设备和医护人员的水平有了巨大的改善，更重要的是"新农合"极大减轻了农民的医疗费用负担，让我们看到了"病有所医"的曙光。在这个曙光里，有孟宏斌的贡献。我们更期待有更多有志之士关注"新农合"，尤其是关注西部"新农合"，让"新农合"的阳光更加灿烂！

王征兵

西北农林科技大学经济管理学院教授

国务院学位委员会第六届学科评议组成员

教育部新世纪优秀人才

2015 年 5 月

# 目　录

## 第一篇　新农合制度的基础理论探析

## 第四篇　基本结论与研究展望

# 第 一 篇

# 新农合制度的基础理论探析

# 第一章

# 导 论

实现基本公共服务均等化、保障民生福祉和民众利益，让全体社会成员共享社会发展成果是政府履行社会责任、保障社会公平的基本出发点和最终归宿。有学者对中、印两国发展对比研究认为，中国改革开放取得的经济成就，很大程度上得益于教育和医疗卫生保健的发展①。然而，近年来，随着医疗卫生体制的市场化改革和传统合作医疗的解体，广大农民②基本上成为游离于医疗保障体系之外的自费医疗群体，尤其是广大西部农民因病致贫、因病返贫的现象屡见不鲜甚至大有愈演愈烈之势，从而成为影响农村社会稳定与经济发展的潜在因素。

针对农村医疗卫生服务供给薄弱的现实，为有效化解农民的疾病医疗风险，中国政府于 2003 年正式启动新型农村合作医疗（以下简称"新农合"）这一惠及亿万农民的民生工程试点工作。建立健全以新农合为主体核心的农村医疗保障体系，既是促进农村经济发展和维护社会稳定的重要保证，又是加快推进以民生为重点的社会建设、统筹城乡经济社会协调发展、全面构建和谐社会的重大举措。

然而，由于传统农村合作医疗兴衰起伏的历史教训，以及新农合制度试点中出现的局部性问题，使人们对西部新农合能否持续运行并实现预期目标产生疑虑，阻碍了新农合规范发展的进程。因此，如何因地制宜建立起西部新农合体系并保持持续性、规范性发展，实现制度设计的目标、提升制度的惠农政策效果，就成为全面建成小康社会、构建和谐

---

① ［印］阿玛蒂亚·森：《以自由看待发展》，中国人民大学出版社 2002 年版。
② 一般文献对农业人口的称谓有农村居民、农民等多种，为行文方便，本书统一用"农民"一词表述。

社会进程中亟待解决的一个重大课题。

# 第一节　研究背景及目的意义

## 一　研究背景

（一）国家解决"三农问题"战略层面的要求

1. 新农村建设必须加强农村医疗保障制度建设

自 21 世纪以来，国家先后提出解决"三农问题"的系列战略思路："十六大"提出统筹城乡经济社会发展的新思路；十六届五中全会正式提出"建设社会主义新农村"的重大战略任务。"生产发展、生活宽裕、乡风文明、村容整洁、管理民主"的五项目标构成了完整的新农村建设目标框架，将现代农业、新村庄、新农民的发展融为一体。"十八大"及十八届三中全会做出推动城乡发展一体化的战略部署。城乡和谐是社会和谐的基础，缩小城乡差别是城乡发展一体化的重要目标。长期以来，在城乡分割的二元户籍制度和二元公共服务体制下，由于供给决策、需求表达和监督机制不健全等原因，农村公共产品供给总量不足、供需结构失衡、城乡差距大等矛盾日益凸显，已成为统筹城乡发展的严重障碍。

就属于保障性公共产品的公共卫生而言，在西部农村贫困地区，由于卫生环境恶化、公共预防保健缺乏等因素，公共卫生服务水平低下；据第三次国家卫生服务调查和西部卫生扩大调查显示，仅就乙肝疫苗接种率、安全饮用水比例两项指标，西部省份农民与全国的平均水平差距分别高达 24.6 个和 15.3 个百分点，说明西部农民健康状况不容乐观（见表 1-1）。

表 1-1　　　　西部农村公共卫生服务与全国农村平均水平比较

| 公共卫生服务项目 | 全国平均（%） | 西部平均（%） | 两者相差百分点 |
| --- | --- | --- | --- |
| 安全饮用水比例 | 80.2 | 64.9 | 15.3 |
| 卫生厕所比例 | 20.8 | 15.0 | 5.8 |
| 乙肝疫苗接种率 | 76.7 | 52.1 | 24.6 |
| "四苗"接种率 | 91.2 | 81.6 | 9.6 |
| 艾滋病知识普及率 | 66.2 | 59.4 | 6.8 |

资料来源：2003 年第三次国家卫生服务调查和西部卫生扩大调查等。

　　提供高效率的农村公共产品，积极推进城乡基本公共服务均等化，是促进社会公平正义、维系社会稳定的基本途径。农村公共产品是指满足农村公共需要，市场不能提供或不能完全提供，具有一定的非竞争性和非排他性的社会产品或服务。它一般涉及农村生产生活基础设施、公共事业、公共福利、公共服务等领域。根据用途不同，大体分为三类：第一类是改善农业生产条件的基础设施，如水利工程、水土保持工程、农业信息等；第二类是实现农民生活宽裕的保障性公共产品，如饮水、道路、公共卫生、社会保障等；第三类是实现农村乡风文明、管理民主的教育、法律制度等服务性公共产品。以人为本的执政理念，要求必须把缩小属于保障性公共产品的公共卫生及居民健康差距作为城乡统筹发展的着力点。建立与健全以新农合为核心的农村医疗保障制度体系，更是西部地区推进基本公共服务均等化的基础目标与核心任务。

　　2. 中央提出以改善民生为重点的社会建设重大举措

　　民生是与百姓生活密切相关的吃穿住行、养老就医、子女教育等生活必需问题，是人民群众最关心、最直接、最现实的利益问题。温家宝前总理曾把"民生"概括为四句话：教育是民生之基、健康是民生之本、分配是民生之源、保障是民生之安①。十七大报告提出加快推进以改善民生为重点的社会建设的任务，重点从优先发展教育、扩大就业、深化收入分配制度改革、加快建立覆盖城乡居民的社会保障体系、建立基本医疗卫生制度及完善社会管理六方面作了详细部署，并系统提出了学有所教、劳有所得、病有所医、老有所养、住有所居的改善民生的"五有"目标任务。

　　就实现病有所医目标而言，健康是人全面发展的根本前提和条件。贯彻以人为本的科学发展观就是要重视和发展人的权利，不仅包括生存权、自由权和发展权，而且也包括健康权。消除健康贫困一直是全人类的主要任务之一。早在 20 世纪 70 年代，世界卫生组织就提出"2000 年人人享有卫生保健"的全球战略目标，我国政府也多次承诺要在

---

　　① 温家宝：《国务院总理温家宝在云南考察提出民生四句话》，http：//www.china.com.cn/policy/txt/2008－04/02/content 14161681.html。

2000年实现这一目标。但直至21世纪初期，我国非但未能实现人人享有卫生保健的目标，反而使一部分社会弱势群体被排斥在现行医疗保障制度之外，加剧了医疗卫生领域的不公平。面对如此严峻形势，建立和完善农村医疗保障制度，对于缓解农民因患大病而出现的致贫或返贫风险、维护农村社会稳定具有急迫的现实意义。

3. 健全新农合制度关系到西部全面小康社会目标的实现

新农合制度是党中央、国务院为解决农民看病就医问题而建立的一项基本医疗保障制度，是落实科学发展观、构建社会主义和谐社会的重大举措。一方面，从促进农民持续增收的角度来看，迫切需要建立与发展市场经济相适应的农村居民医疗保障体系。在西部农村经济水平比较低的现实条件下，医疗费用无疑是一笔很大开支，一旦患病农民便无力承担，将影响家庭的稳定。建立和完善以新农合为主体的农村医疗保障制度，可以有效缓解疾病带来的经济压力，保证农民身体健康。

另一方面，建立新农合有利于加速全面建成小康社会的进程。要实现全面建设小康社会的宏伟目标，最艰巨的难点任务在农村。《中共中央关于农业和农村工作若干重大问题的决定》指出："没有农村的稳定就没有全国的稳定，没有农民的小康就没有全国人民的小康，没有农业的现代化就没有整个国民经济的现代化。"不解决好广大农民的医疗保障问题，就无法实现全面建成小康社会的目标。只有农民的健康等权益得到保障，广大农民的积极性、主动性、创造性才能被充分调动起来，农村经济社会才能又好又快发展。

为此，"十七大"报告把人人享有基本医疗卫生服务确立为实现全面小康社会的新要求之一。"人人享有"的本质含义是公平享有，无论民族、年龄、性别、职业、地域、收入水平等差异，任何公民都享有同等权利；"基本医疗卫生服务"指的是与社会主义初级阶段经济社会发展水平相适应的，国家、社会、个人能够负担得起，投入低、效果好的医疗卫生服务。发展新农合既是缩小城乡医疗保障差距、维护社会公平正义的重要举措，也是在坚持以人为本的发展理念下全面建成小康社会的必然要求。

（二）医疗保障制度层面的要求

1. 推行医疗保险制度改善国民健康福利水平是世界各国惯例

作为社会保障制度的重要组成部分，医疗保障是国家为国民提供某些或全部基本医疗健康服务，以改善他们健康状况的一种社会保障制度。作为一种社会福利，医疗保障不仅可以提高人实现价值的能力，也可作为社会经济正常运行的稳定器，发挥无可替代的作用。1883年德国《疾病保险法》的颁布实施，标志着医疗保障正式作为一项社会保障制度确立下来。经过一个多世纪的发展变革，大多发达国家已经建立起一整套高水平、广覆盖的医疗保障体系，许多发展中国家也开始实施类型多样的医疗保险制度。

从医疗保障的内容看，包括医疗费保障、医疗服务内容和医疗水准保障、预防医疗和保健卫生保障、医疗机构和医务人员保障以及生活环境保障五方面的内容①。近年来，随着社会经济发展和医学科技进步，国际社会与广大民众已越来越认识到，与教育一样，健康已成为生存权的一部分。世界各国已经出现医疗保障重心由治病医疗向预防医疗和增进健康方向转换的新趋势，均由公共财政支持医疗保健制度的运作。

2. 传统合作医疗制度几起几落引发的持续性发展思考

中国农村合作医疗制度萌芽于20世纪30年代陕甘宁边区群众集股的医药合作社，当时它仅仅是一种民办公助性质的医疗机构。新中国成立初期，一些地方由群众自发集资创办了具有公益性质的保健站和医疗站。从1958年人民公社运动起，全国掀起了合作医疗的第一个热潮。1965年6月26日，毛泽东同志做出"把医疗卫生工作的重点放到农村去"的指示，在全国掀起了第二次合作医疗高峰。到20世纪70年代末合作医疗制度的鼎盛时期，全国农村约有90%的行政村（生产大队）实行合作医疗制度，形成了三级预防保健网，农民基本上做到了"小病不出队、中病不出社、大病不出县"，从而基本解决了农村人口在医疗保健方面缺医少药问题②。20世纪80年代以后，家庭联产承包责任制的实行对以集体经济为依托的农村合作医疗制度构成严峻挑战，全国实行合作医疗的行政村由1980年的90%猛降到1985年的5%及1989年的4.8%，中国农村合作医疗制度走进了低谷。由此，促使我们重新思考影响决定农村合作医疗兴衰的因素以及可持续性发展的制度基础。

①　郭士征：《医疗保障的论争及其应予保障的内容》，《中国卫生经济》1994年第4期。
②　世界银行：《1993年世界发展报告——投资于健康》，中国财政经济出版社1993年版。

3. 西部新农合制度试点发展遇到非持续性发展的难题

针对广大农村医疗卫生服务供给薄弱的现实，为缓解广大农民因病致（返）贫有所加剧的趋势，中共中央和国务院于 2002 年 10 月 19 日联合发布了《关于进一步加强农村卫生工作的决定》（中发〔2002〕13号，以下简称《决定》），提出到 2010 年，要在全国建立起以大病统筹为主的新农合制度和医疗救助制度，使农民人人享有初级卫生保健，主要健康指标达到发展中国家的先进水平。2003 年 1 月 16 日国务院批转的卫生部、财政部、农业部《关于建立新型农村合作医疗制度的意见》（国办发〔2003〕3号，以下简称《意见》），再次推出了建立新农合的政策，并初步确立到 2010 年在全国普及的目标。

在试点运行过程中，新农合制度在缓解因病致贫、因病返贫状况，保障农民身体健康等方面初步发挥了一定作用，但也暴露出一些主要问题。比如试点方案不够科学、筹资责任落实困难、筹资成本高、管理效率低、医疗服务和支撑体系不健全、基金抗风险能力小及农民参与意愿不强等亟待解决的系列问题，这些都直接影响到新农合的持续性发展。对西部农村来说，在基本实现新农合全面覆盖的目标前提下，如何按照"增加资金、全面覆盖、巩固提高"的发展思路要求，完成新农合制度由试点推广向持续规范运行转变，更应是关注与研究的重中之重。

## 二　研究目的

新农合发展的历程表明，此领域的研究应综合社会学、经济学、卫生学及其他相关学科，从交叉研究的视角分析农民的医疗健康问题。本研究把新农合制度看作一个多维系统，力求借助制度经济学的分析方法，将参合农民、医疗机构及政府作为相关利益博弈主体，总结传统合作医疗由盛而衰的经验教训，探讨新农合合理的制度设计框架及运行机制模式，以促进西部合作医疗运行的持续性。具体说，定量评价农民的医疗保障需求与供给现状、分析影响农民参加新农合（以下简称参合）的主要因素、提出西部新农合持续发展的政策建议。

通过研究分析，有利于全面了解认识西部农村合作医疗体系的历史变革及影响机理因素，以期引起各级政府及社会各界对新农合运行的高度重视；通过对新农合体系建设、运行模式及制度化管理监督等方面的分析，揭示新农合面临的亟待解决的现实难题，为新农合由试点推广向成熟规范运行转变提供相应的可行性分析依据，最终为新农合持续发展提供有力的理论和实践依据。

### 三 研究意义

作为农村医疗保障主体制度的新农合制度，是一种涉及主体多、技术性强的新型医疗保障制度。选取西部新农合制度作为研究对象，既具有学术参考价值，也具有重大的现实意义。

从理论意义看，本研究通过对合作医疗的历史变革、发展现状及趋势的纵向系统分析，可以增强对农村医疗保障体系全面深刻的了解，新农合制度的成功实施必将对农村社会保障的全面展开提供借鉴和经验；同时选取运行机制的独特视角，从体系建设及其管理机制等方面进行针对性研究，可以弥补传统农村合作医疗制度研究中的制度层面缺失，为政府部门及时准确掌握农民的意愿和需求，为新农合制度的不断完善发展提供思路，为完善农村医疗保障理论与促进农村医疗保障体系奠定基石；综合运用多学科交叉分析方法，特别是利用包括社会学、制度经济学相关理论分析西部农村居民的医疗健康问题，可以拓展研究的视野空间，为卫生经济理论及医疗保障理论研究增添一种研究思路方法，进而促进农村社会保障理论的发展。

从实践意义看，在系统调研和分析的基础上，通过对新农合理论与实证的分析探讨，尤其是对构建合理的筹资补偿机制、监督管理机制、风险防范机制及主体联动机制的尝试探索，旨在引起政策制定者和基层操作者对新农合的理性思考，厘清各方利益主体助推新农合政策执行，为各级政府的科学决策提供有力的理论和实践参考依据。从而持续规范地推进新农合制度的发展，真正完善惠及西部农民的医疗保障制度，为促进西部地区城乡统筹协调发展与构建和谐社会提供有力支撑。

## 第二节 相关文献评述

自 20 世纪 80 年代以来，针对在世界范围曾经发挥过典范作用的中国农村合作医疗制度的兴衰起落，中国政府、学界及国外研究学者予以高度关注。

## 一　国际研究动态

### （一）国外合作医疗发展概况

1883 年德国《疾病保险法》实施，标志着医疗保障作为一项社会保障制度正式确立。此后，奥地利、挪威、英国、法国分别于 1887 年、1902 年、1910 年、1921 年相继通过立法实施医疗社会保险。在 20 世纪 20—30 年代，日本、美国、以色列、南斯拉夫、波兰、印度等国迅速扩展医疗方面的合作社运动。1944 年，国际劳工组织通过《医疗服务建议》，呼吁各国政府对公民实行综合的、普遍的健康保护，并进一步明确社会医疗保险的基本原则——医疗服务资金由被保险人、雇主及政府共同筹集；被保险人缴纳的最高保险费应控制在不造成其生活困难的范围内；雇主应为雇员缴纳一定数量的保险费；政府应为生活在生存线以下者支付保险费；保险费支付以外的服务费用自付[1]。

第二次世界大战结束后，医疗社会保险制度得到进一步发展。在"贝弗里奇计划"[2] 的影响下，英国于 1948 年通过了《国民医疗保健服务法》，实行对所有医疗机构的国有化。1964 年颁布了《国家卫生服务法》，实行国家卫生服务制度（也称为国家健康保险），即由国家把整个医疗卫生的融资和医疗卫生服务包下来，由政府负责向全体公民提供医疗服务，主要通过国家财政支付医疗费用。此后，瑞典、芬兰、挪威、冰岛、丹麦等国纷纷效仿英国福利国家模式，普遍实行国家健康保险。同时，在北美洲、欧洲和亚洲的不少地区出现影响颇大的合作医疗活动。社会医疗保险开始由城镇扩展到农村，由单纯以城市工人为保障对象的保险演变成全民保险。

---

① 孙光德、董克用：《社会保障概论》，中国人民大学出版社 2004 年版。

② 1941 年，英国成立社会保险和相关服务部际协调委员会，着手制定战后社会保障计划。经济学家贝弗里奇负责对当时的国家社会保险方案及相关服务进行调查。次年，贝弗里奇提交了题为"社会保险和相关服务"的报告，即著名的"贝弗里奇报告"。报告设计了一整套"从摇篮到坟墓"的社会福利制度，提出由国家强制实施建立完整的社会保险制度，国家为每个公民提供全方位的医疗和康复服务，并根据个人经济状况提供国民救助。

与此同时，一些发展中国家也采取不同的制度和政策来实施农村医疗保障，并取得了一定成绩。智利于 1952 年将社会保障计划、慈善及福利医院同卫生部属医院合并，建立国家卫生服务制度，使 70% 的人口受益，至 1973 年，医疗保障覆盖率几乎达到 100%[①]。泰国从 1983 年开始在全国农村推行健康卡保障制度，要求以户为单位，由家庭和政府共同筹集资金，贫困户由政府提供免费医疗卡[②]。韩国于 1989 年开始实施全民医疗保险制度，采取强制性医疗保险方法和医疗费用由个人与政府分担的制度，医疗保险覆盖率达到 90%[③]。印度尼西亚 1992 年提出要进一步建立健全以提高农村人口素质主要目标的社区健康服务网，取得了非常明显的成效[④]。

从 20 世纪 60 年代开始，一种新的合作医疗形式——供应者拥有的医疗合作社在拉丁美洲及美国出现并迅速发展，合作社数目和影响力不断增加。1987 年第 40 届世界卫生大会强调，建立强制性医疗社会保险制度是实现 2000 年人人享有卫生保健目标的最重要手段之一。到 20 世纪 90 年代，社会医疗保险已发展到 85 个国家。1995 年，亚洲近 500 个医疗合作社覆盖的人口中，在印度有 75 万，在马来西亚有 250 万，新加坡有 150 万，以色列有 350 万。巴西的医疗合作社有会员 800 万，加拿大的医疗合作社有近 100 万。1997 年世界各国签署的《把提升健康带进二十一世纪》的牙加特声明，再次肯定医疗合作社对提升健康的贡献，并要求世界卫生组织（WHO）把合作社列入促进健康的优先行动。

（二）国外合作医疗理论模式

国际对合作医疗理论研究始于 20 世纪 60 年代诞生的健康经济学理论。1963 年，诺贝尔经济学家阿罗（Arrow）提出医疗市场中医疗需求的不稳定性、医疗市场供给的不确定性以及供需双方之间的信息不对称（Information Asymmetry）会导致道德风险（Moral Hazard）、第三方支付

---

① 韩德辉：《世界健康保险沿革》，《中国卫生政策》1991 年第 9 期。
② 赵竹岩：《泰国的医疗保障制度》，《中国卫生经济》1995 年第 10 期。
③ 杨艺、庞雅莉、吕玉莲：《韩国等亚洲国家农村医保制度改革对我国的启示》，《中国卫生经济》2003 年第 12 期。
④ 邹力行、孟建国：《印尼、泰国、菲律宾农村健康保障制度及对我们的启示》，《中国卫生经济》1995 年第 8 期。

和逆向选择（Adverse selection）①。美国发展经济学家舒尔茨（1976）认为，在人力资本投资的各种方式中，通过投资于健康来改善人力资本存量的质量是提高人口素质、增加穷人福利的重要手段，同时也是促进经济增长的主要动力。20世纪80年代以后，研究的重点是如何在追求公平的同时实现效率的最大化，如何彻底破解医（医疗保健服务方）、患（参加保险的病人）、保（医疗保险公司）之间的逆向选择和道德风险问题，同时越来越多地关注贫困人口的医疗救助。

综合来看，按照提供服务内容的不同，国外合作医疗可分为五种模式：一是初级医疗合作社。它是由一个特定社区的消费者成立，以社区为基地为居民提供综合、持续的医疗服务。会员医疗卡上有不同医生的医疗记录、治疗和保健策略等内容，作为病人的个人记录，由病人自行保存。二是社区医院合作社。社区医院合作社因消费者希望引入或者维持本地的医院服务而成立。它的运作可以是社区医疗保健中心，资金可以来自社员会费和部分政府资金。三是医疗保健服务和产品购买合作社。它是由医疗保健服务和产品的消费者，通过与供货商洽谈并签订合同后成立。它既可以和供货商议价，以保证其会员以较优惠的价格获得产品和服务，也可以和政府有关部门商议，建立另类保健计划。四是医疗保险合作社。医疗保险合作社的成立是为会员提供医疗保险服务，实行成员之间的风险分担，也可向其他商业或医疗保险合作社购买再保险，或者组织协会网络，更好地管理风险。五是综合服务与保险合作社。它是由保险供给者（保险公司）和服务供给者（合作社）组成联盟，要求消费者以预付方式购买服务套餐，然后向提供者购买标准医疗保健服务。融购买者与提供者角色为一体的好处是能提供预防性的医疗保健，方便医疗照顾的持续性和综合性的财政安排模式，同时消费者监管架构又能够减少对消费者的不利。

（三）不同经济发展水平国家医疗保障制度

经济发达国家的农村医疗保障制度，按照保险缴费的渠道不同，有四种模式：一是福利保险型模式。作为最早实行福利型医疗保险管理模

---

① K. W. Arrow, "Uncertainty and the Welfare Economics of Medical Care", *American Economic Review*, Vol. 53, No, 5, Dec. 1963.

式的国家，英国医疗保险管理体制实行的是政府统一管理，卫生部统一
分配资源，地区卫生局主要负责制定计划，地段卫生局是卫生服务的执
行部门。该模式的特点是政府直接管理医疗保险事业，政府收税后拨款
给公立医院，医院直接向居民提供免费或低价服务。二是社会保险型模
式。德国医疗保险基金实行社会统筹、互助共济，主要由雇主和雇员缴
纳，政府酌情补贴。参保人的配偶和子女可不付保险费而同样享受医疗
保险待遇。德国没有统一的医疗保险经办机构，而是以区域和行业划分
为七类组织，各医疗保险组织由职工和雇主代表组成的代表委员会实行
自主管理。三是商业保险型模式。美国商业保险模式的主要特点是参保
自由，灵活多样，适合参保方的多层次需求。这种以自由医疗保险为
主、按市场法则经营的以营利为目的的制度，优点是受保人会获得高质
量、有效率的医疗服务，但这种制度公平性较差。四是储蓄保险型模
式。新加坡筹集医疗保险基金是强制性地把个人消费的一部分以储蓄个
人公积金方式转化为保健基金，政府拨款建立保健信托基金，扶助贫困
国民的保健费用的支付。这种医疗保险模式，有效地解决了劳动者晚年
生活的医疗保障问题，但过度储蓄可能会导致医疗保障需求的减弱。

　　中等收入国家医疗保障制度大致有三种类型：一是免费医疗保障制
度。主要有马来西亚、南非等 6 个原英殖民地国家。在这种制度下，政
府对乡村地区的成员提供免费基本医疗服务，贫困地区以及医疗条件差
地区的住院病人可以全免，除此之外的其他人员均要负担非基本医疗服
务费用。二是全民医疗保险制度。以巴西为典型代表。早在 1976 年巴
西就制定包括医疗保险在内的、面向城乡居民的基本医疗免费制度。在
经费投入方面，坚持以政府投入为主，同时实行多种渠道筹集资金；在
卫生服务网布局上，着力重建遍及城乡的三级医疗服务体系，分别解决
初级卫生保健服务、常见病和多发病及疑难杂症诊治、医学的教学科研
三个层次医疗需要。巴西的医疗保险事业由社会福利部管理，下设国家
医疗保险协会，该协会自办保险医疗机构。保险医院分为高、中、初三
个层次，除自办保险医疗机构外，还有一些合同私人医院和医生。医疗
保险基金采用集中收缴、分散包干使用的办法，即中央社会福利部通过
银行和财政筹集，根据各州和地区按接诊人次上报的实际需要，经社会
福利部审查和综合平衡，将经费下拨到州，各州再根据预算，分层下拨

经费。三是城乡有别的社会医疗保险制度。这些国家包括智利、韩国以及泰国等。总体来看，这些国家乡村医疗保障制度建设相对滞后。20世纪90年代以来，都着手重建国家健康保险制度，逐步建立起面向城乡各个阶层的疾病保障制度，减少政府在社会保险方面的直接参与作用，而代之以对社会保险的法律保证以及制度规范与监督。

（四）医疗保险福利危机及其调整

自20世纪50年代西方各国普遍推行扩张性社会保障政策以来，相继出现医疗保险费用支出过度膨胀、医疗资源浪费严重、医疗服务质量下降等问题。20世纪70年代后，各国纷纷采取各种降低经营成本的措施，以提高医疗服务质量。如德国1977年颁布《医疗成本控制法案》，将医疗开支与整体经济情况挂钩，并规定医疗支出的上限，1989年开始执行《药物参考价格体系法案》，2002年颁布《医药费用控制法》，控制日益上涨的医疗费用。

在采取加强医疗保险服务机构的管理和监督、引入市场竞争、医疗保险机构自办医院等经验基础上，美国于20世纪70年代采用管理式医疗保险模式。在此模式计划中，病人按规定程序找指定的医疗服务提供者治病时，可享受优惠。医疗保险组织对医生的行医过程进行复查，医生在做一些重大手术或为病人提供额外服务前需要得到保险组织的批准。此种集医疗服务提供和保险服务为一体的医疗模式，极大激励了医疗服务者，降低了医疗服务费用。有数据显示，与传统的保险公司单纯依据服务多少而后收费的方式相比，此模式要少支出15%—40%的医疗费用[1]。

（五）中国农村医疗保障制度研究

20世纪90年代以后，随着农村医疗保障制度的衰落，国外学者研究重点集中在对医疗保健发展状况的不平等与参合意愿层面。Van Ginneken的研究证实，即便一个国家建立了社会保障制度，仍存在着被排除在正式保障体制之外的群体[2]。Zhang Xiaobo等分析了中国区域、城

---

[1] 段昆：《美国管理式医疗保险组织评介》，《消费导刊》2007年第10期。
[2] Van Ginneken W.，"Social Security for the Informal Sector: A New Challenge for the Developing Countries"，*International Social Security Review*，Vol. 52，No. 1，Jan. 1999.

乡间医疗卫生的不平等现象[①]。Liu Yuanli 和 William C. Hsiao 等人考察中国经济体制转轨所引起的医疗卫生领域的变化，重点分析此种变化给城乡医疗服务效用的不平等、收入不平等和医疗服务可及性的不平等现象[②]；Sun 等（2009）通过对山东省临邑县 3101 户家庭数据的分析，研究合作医疗对灾难性卫生支出的影响，认为在合作医疗补偿后，灾难性卫生支出由 8.98% 下降至 8.25%，但新农合平均 17.8% 的补偿所产生的经济保护作用不大，自付医疗费用仍是沉重负担[③]。Wagstaff 等人（2007）等人运用 differences-in-differences（DID）方法和倾向评分匹配法（Propensity Score Matching），评价新农合对疾病经济负担的作用。认为新农合增加了门诊和住院服务的利用，但没有降低门诊和住院的自付费用，没有降低灾难性卫生支出风险[④]。

关于参合意愿，Licheng Zhang 等（2006）运用 2002 年中国营养与健康调查数据，借助 Logistic 回归方程研究认为，在政府给予参与合作医疗（以下简称参合）农民补贴的情况下，农民的参合意愿只能达到 50%[⑤]。Hong Wang，Winnie Yip 等人（2006）通过对贵州省 1173 户参合家庭数据的分析，认为收入是影响农民加入新农合与否的重要因素；在降低疾病经济负担方面，新农合对穷人和富人住院费用的补偿程度大体相当，在门诊费用补偿上存在较大的不公平性。富裕的病人比健康的穷人会获得更多的净收入，这会影响农民持续参合的积极性[⑥]。

---

① Xiaobo Zhang, Ravi Kanbur, "Spatial Inequality in Education and Health Care in China", *China Economic Review*, Vol. 16, No. 2, Feb. 2005.

② Yuanli Liu, William C. Hsiao, Karen Eggleston, "Equity in Health and Health Care: The Chinese Experience", *Social Science&Medicine*, Vol. 49, No. 10, Nov. 1999.

③ Xiao Yun Sun, Sukhan Jackson, Gordon Crmichel and Adrlan C. Sleigh., "Catastrophic Medical Payment and Financial Protection in Rural China: Evidence from the New Cooperative Medical Scheme in Shandong Province", Health Economics, Vol. 18, No. 1, Jan. 2009.

④ Wagstaff Adam, Magnus Lindelow, Gao Jun, Xu Ling and Qian Juncheng, "Extending Health Insurance to the Rural Population: An Impact Evaluation of China's New Cooperative Medical Scheme", Joural of Health Economic, Vol. 28, No. 1, Jan. 2009.

⑤ Zhang, L., H. Wang, et al., "Social Capital and Farmer's Willingness-to-Join A Newly Established Community-Based Health Insurance in Rural China", *Health Policy*, Vol. 76, No. 2, Apr. 2006.

⑥ Hong Wang, Winnie Yip, Licheng Zhang, Lusheng Wang, William Hsiao, "Community-Based Health Insurance in Poor Rural China: The Distribution of Net Benefits", *Health Policy and Planning*, Vol. 20, No. 6, Nov. 2005.

## 二  国内研究动态

在世界银行、世界卫生组织等国际组织援助下，国内有关机构组织做了大量的先行性调查研究和探索。1986 年上海医科大学与上海市卫生局合作，在金山县亭新乡引入保险机理，由保险公司参与试办合作医疗健康保险的研究[①]。1987 年卫生部医政司和安徽医科大学卫生管理学院联合进行了两省一市（山东省、湖北省及北京市）50 个样本县农村合作医疗保健制度的系列研究[②]。1988—1990 年，在卫生部政策与管理研究专家委员会主持下，中国农村医疗保健制度课题组对不同经济水平 16 个省 20 个县的农村医疗保健制度的基础、可行性及政策管理等方面做了研究[③]。1995—2000 年，卫生部、上海医科大学和北京医科大学与美国兰德公司合作，在河南、山西、贵州、福建 4 个省 8 个项目县试点乡镇进行了中国农村卫生服务筹资和农村医生报酬机制研究[④]。1996 年，在国家自然科学基金委员会基金资助下，上海医科大学在山东、江苏、江西三个省开展了解决农村居民因病致贫社会现象的政策研究[⑤]。由于本书侧重西部新农合制度运行困境与机制优化的研究，仅将涉及西部新农合的研究文献进行梳理。

（一）传统合作医疗衰退原因的分析

20 世纪 80 年代末期，农村合作医疗制度逐渐衰退甚至解体。学术界对此原因的解释不尽相同：饶克勤（2004）[⑥] 指出，合作医疗政策变化、集体经济支持力量弱化、农村社会经济结构变化以及合作医疗制度

---

① 潘才良、包吉庭：《合作医疗引入保险机制的实践与探讨》，《中国初级卫生保健》1996 年第 10 期。

② 朱敖荣：《中国农村合作医疗保健制度的研究》，《中国农村卫生事业管理》1988 年第 8 期。

③ 中国农村医疗保健制度研究课题组：《中国农村医疗保健制度研究》，科学技术出版社 1991 年版。

④ 杨辉、王斌：《中国农村卫生服务筹资和农村医生报酬机制研究系列报告之一——问题的提出和研究背景》，《中国初级卫生保健》2000 年第 7 期。

⑤ 郝模、姜晓朋、章滨云等：《农村大病统筹医疗保险方案的关键技术和操作步骤研究概述》，《中国初级卫生保健》1999 年第 11 期。

⑥ 饶克勤、刘远立：《中国农村卫生保健制度及相关政策问题研究》，载卫生部统计信息中心编《卫生改革专题调查研究——第三次国家卫生服务调查社会学评估报告》，中国协和医科大学出版社 2004 年版。

本身的缺陷是合作医疗发展起伏的原因；李和森（2005）认为，合作医疗自身的制度缺陷以及制度的管理问题是制度难以生存和发展的关键和决定因素①；王红漫（2004）从大环境因素、卫生服务需求因素、医疗服务因素和政府因素方面，分析合作医疗难以发展壮大的原因②；刘启栋（2005）认为新农合的制度化缺陷有五点：过分强调参与的自愿性原则，以低水平筹资换取广覆盖，基金征缴尚无切实可行的方式，不计成本的短期行为威胁着持续发展，过度的政府干预③；陈秋霖（2003）认为是医疗卫生服务需求与供给因素所致，医疗机构的管理层次、补偿水平、服务内容落后于农民需要④。当然，还有学者提出，政府责任不到位与农民不信任制度等也是主要原因。

（二）关于新农合重建模式的分析

有关新农合重建模式的思路主要有以下几种。第一种认为在制度类型上，只能选择风险型（保大不保小）、福利型（保小不保大）以及福利风险型（既保大又保小）中的一种，建立城乡统一的农村合作医疗制度⑤。第二种认为根据农村发展水平存在显著差距的现实，确立三种健康保障模式：经济发达地区建立以大病为主的住院医疗报销制度，实行城乡医疗保险制度的逐步并轨；经济欠发达地区选择适合当地经济状况和承受能力的筹资机制、合作模式，重点是提高农民的支付意愿，扩大合作医疗的补偿范围；经济落后地区实行较低的筹资标准、报销比例和较高的补助比例，通过医疗救助制度确保农民得到基本医疗卫生服务，减少因病致贫现象的发生。第三种认为应创办合作组织。按照社会学思路，中国社会保障研究课题组提出以培育农民的合作组织为重点的

---

① 李和森：《中国农村医疗保障制度研究》，经济科学出版社 2005 年版。

② 王红漫：《大国卫生之难：中国农村医疗卫生现状与制度改革探讨》，北京大学出版社 2004 年版。

③ 刘启栋：《认同尴尬折射制度缺陷——漫谈新型农村合作医疗的制度缺陷及对策》，《卫生经济研究》2005 年第 5 期。

④ 陈秋霖：《农村合作医疗为何推行困难——需求角度的一种解释》，《社会科学战线》2003 年第 4 期。

⑤ 也有人把我国农村医疗保障模式划分为传统合作医疗、合作医疗保险、大病统筹、医改型合作医疗模式、商业医疗保险和特困人口医疗救助和家庭合同保健 6 种基本模式。参见饶江红、刘雪斌等《农村医疗保障制度模式选择的比较研究》，《南昌大学学报》（人文社会科学版）2003 年第 6 期。

建设思路。核心是培育农村互助合作组织，参合农民以群体方式购买医疗保健服务，行使控制医疗费用的监督作用。第四种认为应尽快实施医疗救助制度。有学者认为，农村健康保障制度建设最基本的应是医疗救济制度，救助方式包括医疗减免、临时救济、专项补助、医疗救助基金、团体医疗互助及慈善救助等。

可以看出，第一种具有传统合作医疗路径依赖的印记，第二种考虑到区域经济社会发展不平衡的实际情况，第三种是一种有别于国家倡导的大病补偿为主的新农合制度，第四种仍是将医疗救济看作农村医疗保障体系的辅助制度，而不能成为主导制度。

（三）新农合实施中政府角色与作用研究

关于政府责任的主要观点，英国萨塞克斯大学发展研究所研究员 G. 布罗姆（Gerald Bloom）与英国利物浦大学的汤胜兰（Shenglan Tang）（1999）通过分析得出：中国合作医疗制度的持续性发展离不开政府的积极参与，政府必须坚持多渠道筹资卫生资金，以保障贫困人口获得卫生服务和抵御高额费用的风险[1]。朱玲（2000）强调政府的公共支持不应仅限于投资，还包括医疗机构准入制度、卫生监督和执法制度等内容：重建村级公立卫生室；投资教育培训村卫生员；增加投资于农村防疫防病、健康教育和生活习惯干预项目；实施医疗救助计划，缓解因病致贫和因病返贫的现象；直接设立医疗救济基金扶助贫困人群等政府干预项目[2]。林闽钢（2001）在分析苏南农村合作医疗制度发展过程中遇到的困难和挑战的基础上，得出结论：政府对农村合作医疗制度的有效介入和积极支持是发展农村合作医疗制度的关键，政府公共卫生支出应向农村倾斜，尽快立法，把农村合作医疗纳入社会保障体系中[3]。陈健生（2005）认为，中央政府应在新农合筹资中承担更多的责任、在地方筹资中应明确以省级财政承担主要责任，增加社区筹资功能[4]。徐正华、张发祥（2005）提出减少相关政策之间的摩擦成本，加强对

① Bloom G. & Tang Shenglan, "Rural Health Prepayment Schemes in China: Towards a More Active Role for Government", *Social Sciences & Medicine*, Vol. 48, No. 7, Apr. 1999.

② 朱玲：《政府与农村基本医疗保健保障制度选择》，《中国社会科学》2000 年第 4 期。

③ 林闽钢：《苏南农村合作医疗制度发展面临的挑战和选择》，《中国农村观察》2001 年第 1 期。

④ 陈健生：《新型农村合作医疗筹资制度的设计与改进》，《财经科学》2005 年第 1 期。

新农合组织建设，引导、完善和强化相应的管理和监督机制①。孟宏斌等（2007）认为，政府作为资金筹集的责任主体，必须发挥领导职责，利用科学合理的方法解决新农合资金筹集中遇到的各种困难②。

（四）农民支付意愿与支付能力研究

支付意愿的研究重点多集中于分析农户合作医疗支付意愿的影响因素。一是收入水平。毛正中（2001）根据对云南、四川、贵州、安徽、甘肃、陕西、内蒙古和山西8个省（自治区）的10个国家级贫困县的2976个农户的调查资料，运用 Logistic 回归模型对贫困地区农民合作医疗支付意愿的研究表明，收入和实际医疗支出都对农民的支付意愿和行为有显著影响。二是心理认知。刘远立等人（2002）利用联合国儿童基金会对我国8个省10个农村合作医疗试点县干预性研究的调查数据，分析了影响农村贫困地区合作医疗建立和可持续发展的主要因素，认为农民对合作医疗管理的不信任、对村卫生室和乡镇卫生院技术水平满意状况、对乡镇干部的信任度是影响农民是否参合的主要因素。李振红等（2010）通过宁夏和山东两地比较研究发现，农民参与意愿呈现被动参合到主动参合的转变，说明对新农合制度的认识和信任度逐渐提高③。三是补偿方案。汪和平等（2000）研究表明，不同收入水平的家庭都倾向于选择门诊和住院都保的方案，补偿保障程度越高，农民的参合意愿越强。李振红等（2010）研究发现，个别农民不愿意参合主要与补偿制度设计及管理不足有关，建议形成科学的补偿机制，并加强监督管理，促进新农合制度的可持续发展④。

支付能力研究大多是总体评价而少有定量分析。汪宏（1992）在抽样调查数据的基础上，分析合作医疗的需求价格弹性系数绝对值大于1（富有弹性），说明价格是影响农民参合的重要因素。龚向光、胡善联、程晓明（1998）根据中国农村贫困地区合作医疗干预试点研究的

---

① 徐正华、张发祥：《试论新型农村合作医疗制度中的政府责任》，《东华理工学院学报》2005年第1期。

② 孟宏斌、王征兵：《新型农村合作医疗筹资机制与利益相关主体博弈研究》，《中国农业大学学报》（社会科学版）2007年第1期。

③ 李振红、严非、王伟等：《宁夏山东6县农民参与新农合的意愿变化分析》，《中国卫生资源》2010年第4期。

④ 同上。

基线调查数据，利用扩展线性支出系统研究 10 个国家级贫困县 2972 个农户对合作医疗的客观支付能力。研究结果表明，农民年均纯收入在 488 元以下时，对合作医疗无支付能力，约占样本总数的 1/2，说明贫困地区的农户总体上对合作医疗的支付能力较差①。

（五）农村合作医疗的运行研究

该类研究集中探讨新农合制度的筹资机制和补偿机制层面。

1. 筹资层面的研究。1985—1988 年，由世界银行贷款、卫生部与美国兰德公司联合在四川省眉山、简阳两县进行了中国农村健康保险试验项目研究（卫生Ⅱ项目）。该研究在国内首次应用保险精算法建立了科学、适用的农村健康保险费测算方法，分析了不同补偿比对医疗服务利用及医疗费用的影响，为科学测算合作医疗的筹资水平提供有益借鉴②。1994—1998 年，由国务院政策研究室、卫生部和世界卫生组织发起中国农村合作医疗改革研究，认为筹资水平高低与筹资计划和农民意愿有密切关系；管理信息系统的建立和完善是合作医疗巩固和发展的一项基本条件③。关于参合原则，学术界有不同看法：自愿参加会导致逆向选择④，简单的强制性原则可能会引发农民负担反弹及管理人员的道德风险⑤。关于参合影响因素，主要有资源禀赋、疾病风险特征、医疗资源状况和制度环境等，当然，贫困地区农户对参合费用的支付能力不足也成为参合的重要限制因素⑥。

2. 补偿层面的研究。主要分为两个方面：一是补偿范围或模式。刘兴柱等（1998）认为经济发展水平低的地区宜实行预防保健补偿为主、医疗费用补偿为辅的合作医疗补偿模式；经济发展水平中等的地区

①　龚向光、胡善联、程晓明：《贫困地区农民合作医疗支付能力研究》，《中国卫生经济》1998 年第 10 期。
②　中国农村健康保险研究组：《中国健康保险试验项目技术报告》，《中国农村卫生事业管理》1994 年第 3 期。
③　中国农村合作医疗改革研究课题组：《中国农村合作医疗改革研究》，《中国农村卫生事业管理》1998 年第 4 期。
④　朱信凯、彭廷军：《新型农村合作医疗中的"逆向选择"问题：理论研究与实证分析》，《管理世界》2009 年第 1 期。
⑤　方黎明、顾昕：《突破自愿性的困局：新型农村合作医疗中参合的激励机制与可持续发展》，《中国农村观察》2006 年第 4 期。
⑥　陈玉萍、李哲、Henry Lucas 等：《农户参加新型农村合作医疗项目的影响因素分析》，《中国软科学》2010 年第 6 期。

宜实行以预防保健补偿和医疗费用补偿并重的合作医疗补偿模式；经济发展水平高的地区宜实行以社会保险为主，社会化程度高的全方位的合作医疗补偿模式[1]。靳晓曼（2005）关于农民对合作医疗需求的研究表明，农民更加倾向于小病自理、大病报销的补偿模式。二是不同补偿方案的比较。杨鸿涛等（2006）发现，家庭账户和门诊统筹两种模式各有优势和不足，但门诊统筹模式更符合农民的需求，效果总体优于家庭账户模式[2]。毛正中等认为，设置梯级分布的起付线比水平分布的起付线更有优势[3]。左延莉、胡善联等（2008）通过对 7 个试点县的抽样调查发现，门诊统筹更注重规范医生行为、控制医疗费用，能促进农民有病及时就医，但门诊统筹模式的住院率低于家庭账户模式[4]。在补偿方案调整方面，王小万等（2005）根据贵州铜仁市和湖南长沙县试点数据，探讨住院补偿比例与起付线间的关系与作用[5]。封进、李珍珍（2009）利用中国健康和营养调查数据（CHNS）分析新农合的各种补偿模式效果，认为仅报销住院费用，不能从根本上减轻农民的精神负担和经济负担，应将门诊费用也纳入新农合报销范围之内[6]。焦克源、李魁（2010）通过对甘肃省五种新农合补偿模式（住院统筹＋家庭账户、住院统筹＋家庭账户＋大额门诊、住院统筹＋大额门诊、单纯住院统筹及住院统筹＋门诊统筹）的比较，认为从公平与效率的角度出发，欠发达地区应选择"住院统筹加大额门诊补偿"的模式[7]。谭晓婷、钟甫宁（2010）基于江苏、安徽两省的实证调查认为，对于低收入群体而言，

---

① 刘兴柱、成昌慧、边风国等：《农村经济发展水平与合作医疗模式的关系》，《中国初级卫生保健》1998 年第 6 期。
② 杨鸿涛、许聪恩、刘永等：《大理州新型农村合作医疗两种门诊统筹模式运行效果分析》，《卫生软科学》2006 年第 5 期。
③ 周晓媛、毛正中、蒋家林等：《对新型农村合作医疗补偿方案中起付线的探讨》，《中国卫生经济》2008 年第 1 期。
④ 左延莉、胡善联、刘宝等：《新型农村合作医疗门诊补偿模式对卫生服务利用和管理方式的影响》，《卫生经济研究》2008 年第 2 期。
⑤ 王小万、刘丽杭：《新型农村合作医疗住院补偿比例与起付线的实证研究》，《中国卫生经济》2005 年第 3 期。
⑥ 封进、李珍珍：《中国农村医疗保障制度的补偿模式研究》，《经济研究》2009 年第 4 期。
⑦ 焦克源、李魁：《新型农村合作医疗制度补偿模式的分析、比较与选择——基于甘肃省的实践调研》，《农村经济》2010 年第 8 期。

"住院统筹"或"住院加门诊统筹"的补偿模式比家庭账户更有利①。

（六）新农合运行后果

新农合实施效果的研究主要集中在三个方面：对健康的影响、对医疗服务利用的影响和对医疗费用支出的影响。Wagstaff 等（2007）利用中国健康和营养调查（CHNS）的跟踪调查数据，并用倍差法（DID）和倾向评分匹配（PSM）相结合的方法评估新农合的政策效果，认为新农合总体上提高了住院和门诊的利用程度（20%—30%），但对低收入家庭的医疗支出和医疗服务利用无明显影响，效果极其有限②。张琴、赵丙奇（2009）评价和分析浙江省新农合补偿制度的实施效果，认为"福利—风险型"模式使新农合参合率、参合农民覆盖面、受益程度、补偿率都得到提高③。

关于如何提高新农合运行绩效的研究，申曙光、周坚（2008）从制度经济学和社会保障等理论层面，分析了新农合在制度目标、制度机制、制度内容、制度环境等方面的缺陷，提出改进制度设计的方向和总体思路④。孙翠芬（2009）运用灰色理论建构灰关联评价模型，分析2007 年全国 8 省市新农合推广绩效，提出加大中央财政支持力度、提高新农合运行过程中的基金管理和相关法规的透明度、建立医疗管理人员绩效考核体系等具体措施⑤。

（七）贫困地区合作医疗研究

针对贫困地区合作医疗的研究主要体现在三个方面。

1993—1997 年，由美国国际卫生政策研究项目（IHPP）、加拿大国际发展研究中心（IDRC）共同资助，英国塞克斯大学发展研究所

---

① 谭晓婷、钟甫宁：《新型农村合作医疗不同补偿模式的收入分配效应——基于江苏、安徽两省 30 县 1500 个农户的实证分析》，《中国农村经济》2010 年第 3 期。

② Wagstaff A., Yu S., "Do Health Sector Reforms Have Their Intended Impacts? The World Bank's Health VIII Project in Gansu Province, China", *Journal of Health Economics* Vol. 26, No. 3, May 2007.

③ 张琴、赵丙奇：《新型农村合作医疗制度"福利—风险型"模式的绩效分析——基于浙江省鄞州的实证研究》，《经济体制改革》2009 年第 2 期。

④ 申曙光、周坚：《新型农村合作医疗的制度性缺陷与改进》，《中山大学学报》2008 年第 3 期。

⑤ 孙翠芬：《基于灰关联的新型农村合作医疗推广绩效评价》，《中国农村经济》2009 年第 9 期。

（IDS）提供技术援助、上海医科大学公共卫生学院负责实施中国贫困地区农村医疗保健制度项目研究。课题组在陕西旬邑、广西东兰、贵州施秉3县进行，认为合作医疗是适合我国国情的农民医疗保障制度，在贫困地区开展合作医疗，要设计好方案并加强管理与监督①。

1996—2000年，在卫生部、联合国儿童基金会、世界卫生组织等机构共同策划与资助下，由中国卫生经济培训与研究网络10个医学院校和美国哈佛大学公共卫生学院共同合作实施贫困地区卫生保健筹资与组织项目。该项目1996年选择中国中西部地区8个省10个贫困县22个乡进行，1997年对3103户农民进行的基线调查认为，财政投入设立专项基金是农民医疗保障可持续的关键，在贫困地区加大集体经济扶持和政府支持力度，中央及地方各级公共财政要增加社会保障支出的预算②。

1998—2004年，由世界银行贷款、中国政府实施的加强中国农村贫困地区基本卫生服务项目（卫生Ⅷ项目），选取安徽、重庆、甘肃、贵州、河南、青海、山西7省（市）的71个贫困县作为项目县。在英国国际发展部的资助下，项目的合作医疗中央专家组自2000年相继开展了卫生Ⅷ项目地区合作医疗社会学调查与研究③、农村税费改革与农村医疗保障制度研究④、合作医疗筹资方式与监督机制的研究⑤、中西部地区农村合作医疗社会心理研究⑥等课题研究，认为改善农村贫困地区基本卫生服务最有效的办法是建立农民基本医疗保障制度，合作医疗是农村贫困地区农民的基本医疗保障制度。

① 顾杏元：《中国贫困农村医疗保健制度社会干预试验研究》，上海医科大学出版社1998年版。
② 中国卫生经济培训与研究网络：《中国贫困地区卫生保健筹资与组织课题研究总结》，《中国卫生经济》2001年第4期。
③ 叶宜德、王洁、刘茂伟等：《卫生Ⅷ项目合作医疗社会学调查研究报告（项目咨询材料之二）》，合肥科伟社会与卫生发展研究所，2000年6月。
④ 叶宜德、胡毅烈、汪和平等：《农村税费改革后合作医疗的改革与发展（项目咨询材料之三）》，合肥科伟社会与卫生发展研究所，2000年10月。
⑤ 叶宜德、王洁、汪和平等：《合作医疗筹资方式与监督机制专题研讨会资料汇编（项目咨询材料之五）》，合肥科伟社会与卫生发展研究所，2001年5月。
⑥ 叶宜德、汪和平、汪时东等：《中西部地区5县（市）新农合制度社会心理研究背景与设计要点》，《中国卫生经济》2003年第5期。

### 三　研究述评及问题提出

通过对现有文献的梳理发现，学术界对新农合制度试点问题的研究成果具有重要的学术价值，为本书的深入研究奠定了一定基础。但已有的研究成果中，从研究视角看，对新农合一般共性研究较多，对西部新农合制度的研究比较缺乏，还没有从制度供需利益主体的理论视角专门研究新农合制度的持续规范性运行机制的理论专著，相关的学术论文也较少。从研究方法看，多侧重于从合作医疗作为卫生事业领域，从社会学、卫生经济学角度展开的统计性技术研究，而忽略对制度环境尤其是制度运行人文环境的研究，缺乏对新农合制度的系统思考分析。从研究内容看，对新农合制度本身的研究较多，而对制度运行的利益主体关系研究较少，尤其是对农民主体在新农合制度建设和完善中的参与机制研究的较少。由此，无法充分解释西部新农合制度的深层次矛盾和问题，制约了对完善政策的框架思路。

那么，现阶段西部新农合制度发展的深层次矛盾问题及其制约原因何在？是否会重蹈传统合作医疗制度的覆辙？经济发达的东部省区新农合的经验模式是否适用于西部省区？西部省区新农合的特殊性体现在哪些方面？西部新农合的发展趋向如何？

因此，为找出制度实施效果与设计预期目标的偏差，科学厘清影响新农合惠农政策效果的各种因素，本书结合西部省区新农合调研数据及相关统计资料，从医（医疗服务机构）、患（参合农民）、保（医疗保障机构）、管（地方政府）四方利益主体的视角，分析西部新农合运行中的问题困境，在此基础上针对性地提出制度完善的政策建议，以提升西部新农合制度的惠农政策效果。

## 第三节　研究对象内容与技术方法

### 一　研究对象与主要内容

（一）研究对象界定

本书研究的对象界定有三个：

一是西部农村。一般情况下，地区是指特定的地理空间范围，在社会学中通常被定义为区域，是指按照一定标准划分的连续的有限空间范围，是具有自然、经济和社会特征的某一方面或几个方面的同质性的地域单位。按照中国东、中、西三大区域的划分标准，结合西部大开发省份"10＋2＋3"的界定，本书研究的西部地区包括陕西、甘肃、宁夏、青海、新疆、云南、贵州、四川、重庆、西藏、内蒙古、广西 12 个省自治区、直辖市及湖南湘西土家族苗族自治州、湖北恩施土家族苗族自治州和吉林延边朝鲜族自治州 3 个比照开发开放区①。按照哈佛大学公共卫生学院萧庆伦教授对中国农村"三个世界"的划分标准，本书研究的西部农村属于供方缺医少药、需方支付能力差第三世界的贫困地区。

二是农村医疗保障制度。医疗保障是国家为广大国民提供某些或全部基本的医疗健康服务，以改善他们健康状况的一种社会保障制度。从类型看，医疗保障有广、狭义之分：狭义的医疗保障指国家和社会为社会成员提供的用于患病、受伤、生育、年老的治疗费用及服务帮助的一种社会保险制度；广义的医疗保障既包括患者及其家庭成员自己提供的自我保障，或购买商业医疗保险而获得的保障，也包括社会以各种形式提供的社会保障。从内容看，医疗保障主要包括医疗费保障、医疗服务内容和医疗水准保障、预防医疗和保健卫生保障、医疗机构和医务人员保障以及生活环境保障五方面的内容。按照传统理解，医疗费保障是主体部分，预防医疗和保健卫生保障是辅助部分②。农村医疗保障制度是政府通过制度安排与保护、基金筹措与给付、公共服务与监督，保障农村居民获得基本医疗和预防保健服务的一种医疗保障制度。既包括医疗支付需求的保障制度，也包括预防保健和基本医疗服务供给的保障制度。农村医疗保障体系一般由农村合作医疗、农村医疗救助、大病救助、商业医疗保险共同构成。本书中的西部新农合，类型上属于有别于

---

① 当然，侧重指享受国家财政按西部新农合补助标准的地区，包括部分非西部省区，如福建省长汀县等。

② 近年来世界各国已经出现医疗保障从治病医疗向预防医疗和增进健康方向转换的新趋势。

商业医疗保险及家庭医疗保障的农村医疗保险①，即狭义医疗保障范畴，在内容上属于医疗保障体系中的医疗费保障，即政府倡导的大病补偿模式的新农合。

三是西部新农合制度运行机制。机制一词源于希腊文（mēchanē），原意是指机器的构造和工作原理，在自然科学中引申为事物或自然现象的作用原理、作用过程及其功能。郑杭生教授于20世纪80年代中期将机制一词引入我国的社会学研究中。运行机制是指在新农合有规律的发展过程中，影响这种过程的各组成因素的结构、功能及相互联系，以及这些因素产生影响、发挥功能的作用过程和作用原理。运行机制是新农合制度建立的根基，也会直接影响到新农合制度的持续发展。本书研究的新农合运行机制主要侧重筹资补偿机制、风险监管机制及主体联动机制三方面。

（二）主要内容

本书选取西部新农合制度由试点推广向持续规范发展转型作为背景视角，通过经济学与社会学的交叉研究，对西部新农合持续运行的制度基础与环境进行制度分析，探寻影响新农合制度持续规范运作的关键问题症结所在。针对内在机制缺陷，从制度的需求方、供给方及监管方三者间的博弈关系出发系统分析研究，提出以优化改革筹资补偿、风险监管、主体联动三大机制为着力点，构建参合农民、地方政府和医疗机构三方不同运行主体之间的利益均衡运行机制，奠定西部新农合制度持续规范发展的内在制度基础。

按照上述研究思路，内容结构由导论、六章主体内容和余论共八章构成。第一章为导论。主要阐述本书的研究背景、目的和意义，相关文献的简要综述，并阐述研究思路、方法与内容安排，以及可能的创新及进一步研究拓展的方向。第二章为理论基础探析。阐述新农合制度的理论基础，并从医疗产品一般属性、新旧制度纵向历史比较、不同类型制度横向比较及东西部新农合的区域比较四方面界定西部新农合的制度特性。第三章为实践探索及试点困境分析。在对西部新农合试点概况、初

---

① 农村医疗保险是指农民在患病或者受到伤害后，社会保险机构对其所需的医疗费用给予适当补贴或报销，使农民恢复健康和劳动能力，尽快投入社会再生产过程的一种社会保障制度。

步成效、典型体制模式介绍基础上，从利益相关主体角度分别对参合农民被动参合、政府公共服务职能缺失及医疗服务机构保障不足的博弈困境进行实证分析。第四章为新农合持续运行的制掣因素剖析。从宏观运行环境制约、中观的制度设计内在缺陷、微观利益主体间动态博弈三层面分析试点困境的理论根源。第五章为筹资补偿机制构建。筹资机制的持续性从筹资的主体渠道、筹资的方式、筹资的模式、筹资的统筹层次等方面展开；补偿支付机制的适宜性分别从对医疗服务需求方和供给方的补偿两层面进行；在此基础上，对筹资补偿标准比例进行实际测算。第六章为风险防范监控机制构建。在分析新农合主体风险与基金风险基础上，提出重点从基金风险预警、医疗服务供方费用控制及农民参合行为监督三方面对新农合运行风险进行防范监管。第七章为利益主体联动机制构建。从医药卫生体制改革、队伍人力配置、服务质量与价格及信息系统建设等方面，构建医疗服务的供给机制；从重塑农民的参合主体地位意识，提升参合农民的参与意愿与能力等方面，构建医疗需求主体农民的参与机制；从政府公共服务职能、立法支持机制、制度安排、财政刚性投入机制等方面，构建政府的公共服务供给机制。第八章为基本结论与研究展望。对主要观点归纳总结，并指出进一步研究的方向。

## 二　研究技术框架和方法

（一）研究的技术框架

本书以"一条主线、两个层面、三大运行机制、四方相关利益主体、八大对策建议"的思路展开，具体框架为：以新农合持续运行为整体研究的一条主线，剖析西部新农合制度的试点困境表现与问题根源制约两个层面，着眼于新农合制度运行中的地方政府、参合农民、医疗服务机构及医疗保障机构四方利益主体关系，探讨构建筹资补偿机制、风险防范监管机制及利益主体联动三大运行机制建设，最终提供操作性较强的八大对策建议（见图1-1）。

（二）研究方法

本书综合采用多种研究方法与分析技术，重点突出以下六类方法的综合运用。

1. 跨学科交叉研究法

合作医疗制度、医疗保障制度、社会保障制度及社会经济制度之

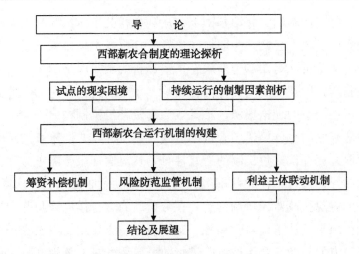

导　　论

↓

西部新农合制度的理论探析

↓

试点的现实困境　　　持续运行的制掣因素剖析

↓

西部新农合运行机制的构建

↓

筹资补偿机制　　风险防范监管机制　　利益主体联动机制

↓

结论及展望

图 1 - 1　本书研究技术框架

间，是层次递进、归属包含的大制度系统。本书综合运用社会保障学、社会学、保险学、卫生经济学及经济管理学等多学科的理论与方法，把新农合制度作为一项独立的制度系统，注重新农合制度的系统要素之间的关联性分析，将研究制度自身与研究制度环境综合考虑。对新农合制度试点存在问题、拓展方向及持续规范发展途径进行较全面的研究。

2. 比较制度分析法

对于社会保障制度这样一种多样性的综合制度，本书的比较研究一般分两个层面：一种是对一定时间跨度内相同事物的纵向比较，另一种是对一定空间范围内相似事物的横向比较。新农合制度的产生及发展受到本身制度环境的影响，本书在宏观层面分析时，采用制度经济学的研究方法和框架，分析制度环境变迁对新农合制度的影响。同时通过对我国新旧合作医疗制度的纵向对比、不同类型制度横向比较及东西部新农合的区域比较，分析西部新农合的独特属性。

3. 抽样调查法

研究以结构性问卷调查为主，抽样选取除西藏、内蒙古以外西部10省（自治区、直辖市）17个县（区）的850个农户作为调查样本，并在2009年1—3月开展入户问卷调研。调研主要采用典型个案访谈、座谈方式，调研对象主要是新农合制度的管理经办部门、医疗卫生部门及参合农民。调研内容主要了解农民医疗需求、支付能力状况，新农合试点运行以及医疗服务质量供给的基本情况等。通过采用大样本调查方式，取得 780 份样本数据资料，针对性分析西部新农合的运行现状和主要问题所在。

4. 文献梳理研读法

首先搜集梳理国内外医疗保障的相关经典案例模式，探寻出吸取的教训和值得借鉴的经验；查阅中央及各级地方政府所制定并实施的有关新农合的政策文件，了解相关方针政策；同时查阅梳理国家和西部省份社会、经济、卫生资源及新农合政策文件统计数据等方面的资料，尤其是详细查阅卫生部四次卫生调查资料和历年《中国农村统计年鉴》《中国卫生统计年鉴》及《中国卫生统计提要》等资料。

5. 实证计量分析法

理论研究必须回归到实践中去检验其正确性，更需要从实践中发现新问题和经验，以补充和匡正理论。实证计量分析主要是分析课题组调查问卷数据及相关资料，在对收集信息分析的基础上，对新农合中参合农民、医疗机构、合管办及政府四方运行主体面临的现实困境进行了实证分析；利用保险精算技术的实证计量等研究方法，定量研究西部新农合的筹资补偿比，提出较为合理科学的筹资补偿标准及操作性较强的运行机制方案，为西部新农合制度的可持续发展提供实证依据。

6. 宏观分析与微观分析结合

宏观分析主要是对新农合制度的总体分析，微观分析包括对运行环节内容的分析。在分析新农合持续发展的制约因素时，从宏观角度分析了社会人文环境、医疗卫生环境、支撑配套改革环境的外在影响，同时从微观角度分析了新农合制度设计层面的内在制度缺陷以及三大运行主体间的博弈困境。

# 第四节　资料来源及数据处理

## 一　资料来源

本书中资料主要来源两个方面：一是正式出版的统计资料。由于不同行业部门公布的统计数据有细微差异性，使相关统计资料的搜集工作富有挑战性。有关卫生医疗的数据，主要根据 2005—2012 年《中国卫生统计年鉴》、2009—2012 年《中国卫生统计提要》及国家第一次（1993 年）、第二次（1998 年）、第三次（2003 年）和第四次（2008 年）《卫生服务调查资料》整理，个别未有新资料的暂采用 2003 年第三次国家卫生服务调查数据；有关西部农村的相关数据，主要根据 2008—2012 年《中国农村统计年鉴》中西部条目搜集整理，个别未有西部数据的只能采用全国性数据说明。二是实地调研的数据。实地入户问卷调查、入户访谈工作，获得了 780 份的一手调研数据。

## 二 调查问卷的对象、内容

### （一）调查对象

本问卷调查对象选择西部省区中参加新农合的农村居民。因客观条件所限，本调查选择了除西藏、内蒙古以外的西部 10 省（自治区、直辖市）17 个县（区）作为问卷调查地点。采用定额分层抽样的方法，选取调查对象。首先，按照经济收入水平不同，把西部省区分为高、中、低三个水平组；其次，在每个水平组内，随机抽样选取确定调查总样本数为 850 名（见表 1－2）。

表 1－2 西部新农合调查区域份数统计①

| 调查地区 | 经济水平 | 发放问卷份数 | 回收有效份数 |
| --- | --- | --- | --- |
| 陕西省宝鸡市岐山县雍川镇 | 低收入水平组 | 50 | 46 |
| 陕西省宝鸡市凤县河口镇 | 低收入水平组 | 50 | 47 |
| 甘肃省渭源县莲峰镇 | 低收入水平组 | 50 | 47 |
| 甘肃省静宁县威戎镇 | 低收入水平组 | 50 | 45 |
| 云南省宣威市希泽镇 | 低收入水平组 | 50 | 46 |
| 云南省保山市昌宁县田园镇 | 低收入水平组 | 50 | 46 |
| 贵州省遵义市高桥镇 | 低收入水平组 | 50 | 43 |
| 贵州省毕节市田坝桥镇 | 低收入水平组 | 50 | 47 |
| 青海省西宁市互助县红崖子沟镇 | 低收入水平组 | 50 | 46 |
| 新疆维吾尔自治区伊宁市霍城县清水河镇 | 中收入水平组 | 50 | 46 |
| 新疆维吾尔自治区塔城市额敏县上户乡 | 中收入水平组 | 50 | 42 |

---

① 以下文中数据，未做特别说明的，均为本次调查问卷数据处理结果。

续表

| 调查地区 | 经济水平 | 发放问卷份数 | 回收有效份数 |
|---|---|---|---|
| 广西壮族自治区来宾市兴宾区良江镇 | 中收入水平组 | 50 | 46 |
| 宁夏回族自治区固原市原州区三营镇 | 中收入水平组 | 50 | 46 |
| 宁夏回族自治区石嘴山市平罗县陶乐镇 | 中收入水平组 | 50 | 47 |
| 四川省资阳市乐至县金顺镇 | 高收入水平组 | 50 | 46 |
| 四川省成都市崇州县大划镇 | 高收入水平组 | 50 | 48 |
| 重庆市铜梁县金德镇 | 高收入水平组 | 50 | 46 |
| 合计 | | 850 | 780 |

（二）问卷调查内容

问卷在初步了解对象性别、年龄、民族、户籍所在地、婚姻、受教育程度、职业、经济收入等社会经济学特征的基础上，对以下几方面做了重点调查。

（1）受访农户的健康状况及医疗服务需求；

（2）农户所在乡、村级医疗机构的建设概况；

（3）新农合农户享受医疗服务的可及性与便利性；

（4）新农合农户对新农合政策知识的知情度与信任度；

（5）新农合农户年人均收入与年人均医疗费用支出；

（6）新农合农户对各级医疗机构卫生服务的满意度；

（7）新农合农户对现行制度政策的看法及合理化建议。

（三）调查方法

问卷调查按照制作问卷—组织调查—处理数据—结果分析的程序展开。本调查问卷采取结构式问卷形式层层深入，以封闭式题目为主，个别开放式题为辅，采用"自填式"现场问卷的方法，由调查员"一对一式"念题选答。

## 三　调查的实施与质量控制

（一）调查的预实施

2008 年 5 月，课题组主要成员在陕西省西安市户县、榆林市神木县选取 2 个村镇的 40 名农户进行问卷调查，同时邀请专家对调查表的信度和效度进行评价，根据预调查出现的问题及专家的意见修改完善调查问卷。调查前，由专家就新农合相关知识集中培训，使调查员明确调查的整体思路、目的、内容、方法及调查技巧等。同时，通过调查员间的角色扮演相互展开模拟调查，为正式调查积累经验。

（二）调查的实施、检查

2009 年 1—3 月，集中进行入户问卷调查与走访结合。在调查实施过程中，及时与调查员沟通联系，定期抽样检查以跟踪调查员的调查过程。问卷回收后，由专职复审人员对各调查小组的问卷进行检查验收，对合格的调查问卷统一排序编号，对填写项不全的调查表及时返回进行补充调查。

（三）问卷数据的质量控制

本次调查共发放问卷850 份，回收832 份，回收率为97.8%。为提高问卷质量，基于以下三原则对不合格问卷予以剔除：整体问卷有多处未填缺失项；不同问卷之间有明显的雷同之处；同一问卷不同题的选项有明显的规律性选答。共剔除无效问卷52 份后，有效问卷780 份，有效率93.7%。

## 四  数据的输入处理

1. 数据输入

问卷收集统一编码后，采用 Excel 2003 软件录入数据建立数据库，"双录入"完成后，将两个数据库核对，把两遍录入结果不一致的原始问卷找出后对数据库进行校正修改，然后形成最准确的数据库。

2. 数据处理

对所获数据运用 SPSS11.5 统计软件包进行深入的统计分析，同时对访谈资料进行定性分析。

## 五  调查问卷的人口学特征

1. 性别结构

在回收的有效问卷中，男性 478 名，占 61.3%，女性 302 名，占38.7%（见表1-3）。

表 1 - 3　　　　　　　　　　　调查农户的性别结构

| 性别 | 频数（名） | 百分比（%） |
|------|------------|-------------|
| 男 | 478 | 61.3 |
| 女 | 302 | 38.7 |
| 合计 | 780 | 100.0 |

2. 年龄结构

在回收的有效问卷中，18—30 岁组有 156 名，占 20.0%，31—45 岁组有 340 名，占 43.6%，46—60 岁组有 226 名，占 29.0%，60 岁以上组有 58 名，占 7.4%（见图 1 - 2）。可以看出，调查参合农户年龄结构以中年人群为主。

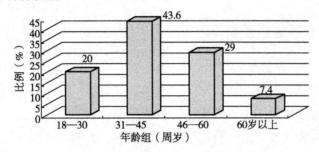

图 1 - 2　调查农户年龄结构

3. 文化程度

此次有效回收的问卷调查显示，调查参合农户文化程度以初中学历为主，占 47.0%，其次为小学及以下占 34.0%，高中占 12.0%，大中专及以上占 7.0%（见图 1 - 3）。可见，西部农村居民的受教育程度相对偏低。

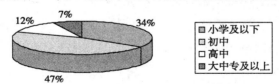

图 1 - 3　调查农户文化程度结构

4. 年人均纯收入

此次有效回收的问卷调查显示，调查参合农户年人均纯收入普遍偏低。其中，2000 元以下的农户高达 566 户，达到 72.6%，3000 元以上的农户有 92 户，仅占 11.8%（见图 1-4）。

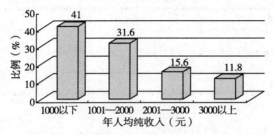

**图 1-4　调查农户人均纯收入分组比例**

# 第五节　创新点及不足

## 一　本书的创新点

### （一）研究框架特色

本书按照"一条主线、两个层面、三大运行机制、四方相关利益主体、八大对策建议"的思路展开，具体框架为：以新农合持续运行为整体研究的一条主线，剖析西部新农合制度的试点困境表现与问题根源制约两个层面，着眼于新农合制度运行中的政府、参合农民、医疗服务机构及医疗保障机构四方利益主体关系，探讨构建筹资补偿机制、利益主体联动、风险防范监管机制三大机制建设，最终提供操作性较强的八大对策建议。

### （二）研究视角特色

本书把新农合制度作为一项独立的制度系统，选取制度长效运行及持续发展为突破点，注重制度建设中的不同利益主体的关联性分析，对新农合制度试点存在问题、拓展方向及持续规范发展途径进行了较全面的研究。

### （三）研究方法特色

本书综合采用多种研究方法与分析技术来完成研究任务，重点突出大样本调查法。课题以结构性的问卷调查为主，抽样选取除西藏、内蒙古以外西部 10 省（自治区、直辖市）17 个县（区）的 850 个农户作为调查样本。通过与各政府职能部门（如卫生厅、民政厅等）建立良好的合作互动关系，高效开展较大规模的抽样调查、案例访谈及实证观察研究，取得

了有关农村医疗保障的 780 份样本数据资料，为开展实证研究奠定了坚实
基础。

（四）研究观点特色

一是提出西部新农合的功能定位。鉴于西部农村经济水平落后及地方
病、慢性病多发的现实，提出西部新农合制度的功能定位，应是"预防
小病为主、兼顾大病补偿"，补偿范围和水平应由单一的大病补偿模式向
重视保小转变，把门诊补偿与住院补偿都纳入新农合补偿范围。

二是提出了西部新农合供给主体存在双重供需关系。医疗服务提供方
（医院）与服务接受方（农民）间的医疗服务供需关系，这种关系是解决
医疗服务的可及性问题，即保障患病农民可以方便地获得质量可靠的服
务；医疗保障提供方（新农合经办机构）与医疗保障需求方（参合农民）
间的医疗保障供需关系，这种关系是解决医疗服务的可得性问题，即保障
参合农民可以及时获得足够的医疗费用补偿服务。

三是区分界定了西部新农合持续运行存在的问题表现与问题根源两个
不同层次。选取西部新农合制度逐渐由试点推广向持续规范发展转型作为
研究背景视角，对制约新农合持续运行的因素分析上，区分了存在的关键
问题表象与内在的原因根源，认为新农合制度设计缺陷及政府公共服务职
能缺失是关键根源所在，并针对性提出解决思路建议。

四是定量分析西部新农合筹资补偿标准比例。在调研数据统计的基础
上，利用保险精算技术的实证计量等研究方法，构建了简单的筹资补偿比
例测算模型公式，并对云南省 2006 年新农合筹资补偿比例进行客观的定
量测算分析，得出人均筹资额为 99.47 元的结论，与当年实际筹资标准基
本一致。

## 二　本书的不足

鉴于选题及学科所限，本书未能就西部不同省份筹资补偿标的差异性
进行精确测算比较。同时，在新农合与农村医疗救助制度的有效衔接、城
乡医疗保障体系的整合统筹、探索监管独立性的有效途径以及西部新农合
制度实施效果评估等领域也有待继续深入研究。加之西部省区不同地区的
经济发展水平和生活方式的差异性，本次调查发现结论成果的代表性及适
用性，还有待进一步验证。

# 第二章

# 新农合制度的理论探析

农村医疗保险是国家对农村居民提供某些或全部基本的医疗健康服务，以改善他们健康状况的一种社会保障制度①。从广义的农村医疗保障种类看，既包括政府提供的新农合制度、医疗救助，也包括患者家庭自己提供的自我保障以及市场提供的商业医疗保险等形式。新农合制度属于国家以保险形式对劳动者因疾病引起的损失予以补偿的强制性社会医疗保障制度。理论上讲，新农合制度应属于社会保障体系中的社会保险层次，但我国合作医疗的实践经验却是将新农合的发展纳入卫生服务体系框架之中。由此，有必要对西部新农合制度的理论基础加以深入分析探究。

## 第一节　新农合的理论基础

### 一　福利经济学理论

作为现代经济学的重要分支之一，福利经济学（Welfare Economics）成为社会保障理论的鼻祖和主流思想。萨缪尔森（Samuelson）认为，福利经济学是一门关于组织经济活动的最佳途径、收入的最佳分配以及最佳税收制度的学科②。福利经济学以社会公平为出发点来

---

① 社会保障是指国家和社会依据一定的法律和规定，通过国民收入的再分配，对社会成员的基本生活权利予以保障的一系列有组织的措施、制度和事业的总称。我国社会保障体系是由社会保险、社会救助、社会福利、优抚安置构成的有机统一体。其中的社会保险由医疗保险、养老保险、失业保险、工伤保险及生育保险构成，是社会保障体系的核心层次。

② 孙月平、刘俊、谭军：《应用福利经济学》，经济管理出版社 2004 年版。

研究社会福利最大化的实现问题，主要研究内容包括社会资源配置达到最优状态的条件与社会成员经济福利达到最大化的国民收入分配方案两方面。

（一）理论渊源

福利经济学的理论渊源可追溯到亚当·斯密（Adam Smith），他在 1776 年出版的《国民财富的性质及其原因的研究》一书中，论述了通过"看不见的手"来推动个体利益和社会福利的共同增长，进而实现社会整体福利水平提高的思想。新古典经济学创始人马歇尔（Marshall）在 1890 年出版的《经济学原理》一书中，也论述了通过改革收入分配以增进社会福利以及对贫穷者进行救济的问题。1906 年，皇家特别调查委员会曾发表过一个由费边社会主义代表人物韦伯夫妇起草的"少数派报告"。报告认为，导致贫困的原因并非个人懒惰，而是个人无法控制的环境、老年、伤残、疾病、低额工资以及失业率上升等原因。报告建议，国家的职责不仅仅是收容乞丐，而应该成为保障公众福利的工具；主张以温和的方式实行社会改良，由国家举办各种社会福利，保障工人的基本生活水平，最终实现改良的社会主义。

（二）旧福利经济学说

英国经济学家庇古（Pigou）1920 年出版的《福利经济学》一书代表旧福利经济学的诞生。庇古认为，福利是对享受或满足的心理反应，福利有社会福利和经济福利之分，社会福利中只有能够用货币衡量的部分才是经济福利。他根据边际效用基数论提出两个基本的福利命题：国民收入总量越大，社会经济福利越大；国民收入分配越平均，社会经济福利也越大。庇古认为，具有收入再分配性质的社会保障政策可以扩大一国的经济福利。据此，他提出了通过实行普遍的社会保障制度，使劳动者的患病、残疾、失业和养老都能得到适当的物质帮助和社会服务；或者按照最低收入标准进行补贴的制度，以求通过有效的收入转移支付实现社会公平，这成为现代西方国家建立社会保障制度的理论基石。

（三）新福利主义的国民保障权利论

20 世纪 30 年代经济大危机之后，以卡尔多、希克斯、伯格森和萨缪尔森等为代表的英美等国的一些经济学家对庇古的福利经济学进行修改和补充，形成了建立在帕累托理论基础上的新福利经济学。新福利主义认为，社会保障的目标在于对每个公民由生到死的一切生活及风险，诸如疾病、老年、生育、死亡以及鳏、寡、孤、独、残等都应给予安全保障①。此后，福利经济学的社会保障理论进一步发展为福利国家理论，后者的基本主张是，政府必须提供旨在提高文明水准所必不可少的社会服务和基础设施，包括社会保障、公共卫生保健、住房和文化教育等内容。

1942年，英国牛津大学教授威·贝弗里奇勋爵提出了著名的《贝弗里奇报告——社会保险和相关服务》的报告。认为社会保障就是对收入达到最低标准的保障，国家所组织的社会保险、社会救济的目的在于保证以劳动为条件获得维持生存的基本收入。主张通过建立一个全社会性的国民保险制度，对每个公民提供失业、伤残和培训保险金，退休养老金，生育保险金，妇女保险金（对孕妇、寡妇和被丈夫遗弃妇女的补助和救济），监护人保险金，扶养补贴，子女补贴，工伤养老金，一次性补助金（包括结婚、生育、丧葬和工亡四种补助金）九种社会保险待遇②。贝弗里奇报告提出的普遍性（社会保障的实施范围应包括所有公民）、统一管理（政府通过国民收入再分配形式组织实施社会保障措施）、全面保障（所谓"从摇篮到坟墓"社会保障体系）三原则树立了系统实行社会计划化而不零敲碎打地解决个别需要的政策典范③。"二战"后，英国政府按照贝弗里奇的设计，1948年颁布了国民卫生保健服务法，全面实施了覆盖全体国民、政府直接举办、保障项目齐全的医疗保障制度，宣告建成世界上第一个福利国家，此后的大多数发达国家陆续走上了福利国家的道路。

（四）"二战"后的新发展

"二战"后，有关福利经济学的典型论述主要分化为三种：一是以罗宾逊夫人为代表的新剑桥学派，主张用累进税改变分配结构，给低收入家庭以补助，加强社会福利措施以解决国民收入分配不均问题。二是以弗里德曼为代表的货币主义学派，主张采用负所得税，既帮助低收入者维持最

---

① 任保平：《当代西方社会保障经济理论的演变及其评析》，《陕西师范大学学报》（哲学社会科学版）2001年第2期。

② ［英］贝弗里奇：《贝弗里奇报告——社会保险和相关服务》，何平译，中国劳动社会保障出版社2004年版。

③ 岑子彬：《贝弗里奇报告的社会保险理念及其启示》，《重庆科技学院学报》（社会科学版）2010年第5期。

低生活水平，又不挫伤人们的工作积极性。三是以拉弗为代表的供给学派，主张大量削减社会支出，停办不必需的社会保险和福利计划，降低津贴和补助金额，严格限制领受条件，同时主张通过人寿保险来弥补社会保险的不足。

福利经济学的另一重要代表人物霍布森提出"有机福利"概念，认为福利计算不是以个人而应以社会福利来计算，衡量时不能看财富多少，而是要看财富分布状况和结构①。就"三农"问题严重的中国来说，农民社会福利的实现与满足，成为衡量我国社会福利水平的主要标准之一。新农合制度的重建和推广在增强农民抵御疾病风险、保障农民健康权利的同时，更有利于改善社会福利的分配状况和结构，从而提升全体社会成员的福利水平。在西部省区实施新农合制度，为收入水平相对较低、健康保健状况恶化的农村居民提供最基本医疗保障，也是福利经济学思想的集中体现。

总体看，福利经济学的社会保障理论对包括医疗卫生服务在内的社会保障政策的制定及实施产生深远的影响。福利主义所主张的公平性、普遍性和福利性的基本价值取向，也为研究新农合提供一种分析框架与理论支撑。

## 二　健康经济学理论

健康经济学（Health Economics）又称卫生经济学，是应用经济学原理和分析方法来解释或研究如何使政府最大限度地合理配置有限资源②，产生出最佳经济效益的一门应用经济学科。1909 年，费雪（Fisher）提交国会的国家健康报告中，提出从广义角度看，健康首先是财富的一种形式。1963 年，阿罗（Kenneth Arrow）发表的经典论文《不确定性和福利经济学》标志着健康经济学的正式确立。此后，健康经济学发展成为主流经济学的一个重要应用分支。

（一）疾病风险与医疗保险理论

追求健康是一项基本人权，是人类生存和发展的基本要素。因受自然

---

①　方福前：《福利经济学》，人民出版社 1994 年版。
②　这些资源包括人力（医生、护士、医学科学家）、物力（医院、实验室、各级医疗机构）、药力（各种西药、中药、新药等）、财力（资金、各种资产）等各种资源。

环境和社会环境等多因素影响，人类不可避免地要遭遇疾病风险。风险是指某种不幸事故及其损失发生的不确定性，风险的大小取决于事件本身所致概率分布的期望值和标准差。疾病风险指疾病发生及所造成损失的不确定性。狭义的疾病风险指由于人体所患疾病引起的风险；广义的疾病风险指除了疾病带来的生理痛苦外，还包括因疾病而丧失的工作时间、花费在治疗上的成本等风险。疾病风险具有偶然性、突发性、客观性和严重性的特点。其特殊性在于：疾病风险的危害对象是人而非物质财产，它的危害程度很难用经济方法进行衡量；疾病有较大随机性和不可预知；疾病损失具有外延性，如果不采取措施预防，部分具有传染性疾病往往会传至健康人群，造成难以估量的损失①。

　　为应对疾病风险，除采取医疗干预措施外，个体与社会保险是分担疾病风险和疾病经济损失的重要措施。对疾病风险的防范，通常采用包括预防、医疗、康复、保健、健康咨询、营养指导等在内的广义医疗保险。从提供主体看，医疗保险既可以是由政府提供的社会医疗保险，也可以是由市场提供的商业医疗保险，还可以是由第三部门提供的合作医疗保险。由于信息不对称而存在的逆向选择和道德风险问题，医疗保险成为一种机会合同，消费者能否得到医疗补偿取决于在保险期间是否患病，因此消费者在决定是否购买、购买何种类型医疗保险时就具有不确定性。由此，不买保险的人口比例会逐年增加，这也是主张政府推行社会保险的重要理由之一。

　　(二) 健康贫困与反贫困理论

　　自英国本杰明·郎特里 (Rowntree) 在 1901 年的《贫困：对城市生活的研究》一书中开始研究贫困问题以来，不同学者对贫困的定义是仁者见仁，智者见智。世界银行《2000—2001 年世界发展报告》认为，贫困是指福利的被剥夺情况，即贫困不仅是指物质的匮乏，还包括低水平的教育和健康，而且还包括风险和面临风险时的脆弱性，以及不能表达自身的需求和缺乏影响力。作为一种客观社会现象，贫困是指在一定条件下，人们长期内无法获得足够收入来维持生理上要求的、社会文化可以接受

---

① 仇雨临、孙树菡：《医疗保险》，中国人民大学出版社 2001 年版。

的、社会公认的基本生活水准状态①。广义上的贫困可以分为物质生活、精神生活、政治生活三个方面，如果不能过像样的生活、没有健康的身体、缺乏受教育机会以及政治受歧视，都可以认为是贫困。

从不同角度、以不同标准可以将贫困分为多种类型。一是绝对贫困与相对贫困。绝对贫困又称生存贫困，是指在特定社会生产方式和生活方式下，个人或家庭靠劳动所得的其他合法性收入，不能维持其基本的生存需要；相对贫困指在同一时期，由于不同地区间、社会阶层间、社会阶层内部不同成员间的收入差别而产生的低于社会认定的某种水平的状况。二是狭义贫困与广义贫困。狭义贫困指的是经济上的贫困；广义贫困是与人们需求普遍相连的，涉及经济、社会、文化等方面的综合因素。三是长期贫困与暂时贫困②。长期贫困指的是陷于贫困而长时间无法摆脱的状态；暂时贫困指的是由于自然灾害、疾病或其他突发性事件造成的贫困。

对于贫困成因的解释主要从能力和权利层面，贫困的根本原因在于贫困群体缺乏生存与发展的能力，他们既缺乏对自身人力资本进行投资的支付能力，也缺乏提高自身能力的外在物质条件（主要指公共教育和公共福利）。消除贫困关键在于重视个人的能力建设，要求政府在基础教育、医疗保障、社会参与和政治权利等方面做出改革和努力。

随着反贫困理论的发展，对健康状况、健康投资与贫困之间关系的认识越来越深刻：健康贫困是一种参与健康保障、获得基本医疗预防保健服务的机会丧失和能力剥夺而导致的健康水平低下，从而又带来收入减少和贫困发生或加剧的状况。西部农村地区因病致贫、因病返贫问题严重，许多农民因为疾病、得不到相应的医疗保障而陷入循环贫困。

（三）人力资本理论与健康投资理论

在阿瑟·刘易斯的二元结构论、缪尔达尔的"循环因果关系理论"等众多反贫困理论中，美国发展经济学家舒尔茨（Theodore Schultz）提出的人力资本反贫困理论尤为重要。

人力资本（Human Capital）是与物力资本（Material Capital）相对应

---

① 赵冬缓、兰徐民：《我国测贫指标体系及其量化研究》，《中国农村经济》1994 年第 3 期。

② 郑功成：《社会保障学》，商务印书馆 2003 年版。

的一个概念。1962 年 10 月，舒尔茨在《政治经济学》杂志号增刊发表《对人的投资》（"Investing in People"）的论文，将资本概念由物质资本拓展到人力资本，并真正形成了比较完善的人力资本理论，成为人力资本理论诞生的标志。舒尔茨认为，人力资本指存在于人体之中、后天获得的具有经济价值的知识、技能、能力和健康等质量因素之和。贫穷国家落后的根本原因不在于物质资本的短缺，而在于人力资本的匮乏和自身对人力资本的过分轻视。

舒尔茨将人力资本投资范围和内容归纳为卫生保健设施和服务、在职培训、正规教育、成人教育计划及迁移适应的就业机会五个方面[①]。作为人力资本的一个重要方面，健康投资在人力资本投资中居于基础性地位。舒尔茨（1997）认为，健康和生产率有密切关系，用于改善人口素质的投资能极大促进经济繁荣和提高穷人的福利。世界银行（1993）明确提出，良好的健康状况可以提高个人的劳动生产率，提高各国的经济增长率；卫生事业的发展不仅是一个国家经济发展所导致的结果，还是促进经济发展重要手段[②]。

米切尔·格罗斯曼（Michael Grossman）极大地推进了人力资本模型在健康方面的应用，他将健康视为能提高消费者满足程度的耐耗资本品，提出健康生产函数（Production Function of Health）的概念——消费者在市场上购买各种医疗保健服务，并结合自己的时间生产健康，即通过医疗保健服务、生活方式、环境教育等生产健康的方式补充健康资本的消耗[③]。由于医疗保健中不确定性的存在，任何健康保险制度都在降低消费者生病的财务风险和使医疗资源能够有效配置两个目标间寻求均衡，兼顾公平与效率的目标。所以说，健康投资是人力资本投资中不可或缺的组成部分，它确保了高质量的人力资本的实现，其重要性不亚于教育投资。社会保障被看作打破贫困恶性循环的主要方式，新农合为农村居民提供最基本的医疗服务保障，成为西部农村居民摆脱长期恶性循环贫困的重要

---

① Schultz. T. , "Investment in Human Capital", *American Economic Review*, Vol. 51, No. 1, Mar. 1961.

② World Bank, *World Development Report 1993: Investing in Health*, New York: Oxford University Press, 1993.

③ Grossman M. , "On the Concept of Health Capital and the Demand for Health", *Journal of Political Economy*, Vol. 80, No. 2, Apr. 1972.

途径。

## 三　公共经济学理论

公共经济学（Economics of the Public Sector）也被称为政府经济学、公共部门经济学，作为经济学的分支学科，它以市场机制和政府机制都有缺陷为理论前提，以公共产品的需求和供给为核心内容，专门研究经济领域中政府与公共组织行为的规律，回答政府需要做什么及应该怎么做的问题。

（一）政府职能理论

自由主义的政府职能论。洛克在 1680—1690 年的《政府论》中提出，政府的任务主要是保护个人自由和财产。亚当·斯密在 1776 年发表的《国富论》中，从经济角度界定了政府"守夜人"保护性职能。近代自由主义者斯宾塞在 1843 年出版的《政府作用的范围》中指出，政府作用应限于保障个人的生命财产，为个人谋福利。进入 20 世纪，近代自由主义演变成当代自由主义。20 世纪 30 年代以后，由于受到凯恩斯经济学说的冲击，经济自由主义一度消沉下去，直至 60 年代再度兴起。概括看，所有自由主义者（无论古典、近代，还是当代）在政府职能问题上都恪守以下原则：政府是必要的邪恶，最好没有但又不能没有；政府的最低职能是守夜人，最高职能是有限弥补市场缺陷；政府绝不能直接从事企业经营等微观经济活动；政府应积极去干公众不愿干的或干不好的事项。

干预主义的政府职能论。19 世纪末，德国新历史学派提出国家责任论，认为国家职能不仅在于保障个人人格、生命财产安全，而且应依据公正概念"矫正"国民收入，采取措施改善公共卫生，保护老、幼、贫、病和工人的安全等，强调通过国家的社会政策达到社会改良和阶级调和的目的。1936 年，凯恩斯发表的《就业、利息和货币通论》提出，政府应承担起社会福利责任，主张通过实行社会保障和社会福利提高普通消费者的消费能力和消费需求。20 世纪 70 年代，美国著名哲学家约翰·罗尔斯把政府分成配给、稳定、分配和转让四个部门，并指出"这些划分不等于政府的通常组织机构划分，而应被理解为政府机构的不同功能"①。

---

① ［美］约翰·罗尔斯：《正义论》，何怀宏等译，中国社会科学出版社 2001 年版。

1985 年，保罗·A. 萨缪尔森对政府干预主义作了完整阐述：政府要承担确立法律框架、改善经济效率、促进收入公平以及支持宏观经济稳定四个方面的具体职能[①]。总体来看，干预主义的政府理论认为，政府在克服市场失效方面要承担提供共用品、克服外部性、克服市场的不完全性、制定产业政策及解决分配不平等职能。

第三种政府职能论。提出此种理论的人首推产权制度理论创始人、诺贝尔经济学奖得主科斯。1960 年发表的《社会成本问题》提出"科斯定律"：如果交易费用为零，那么法律对权力的初始界定就与最后的权力安排无关。通俗说，只要产权明确界定，自愿交易总能产生最优结果。政府职能一方面是维护明晰产权，另一方面是去干预产权不易界定或市场自身界定不清的经济领域，以使交易费用尽量减少。诺贝尔经济学奖得主道·诺斯在 1973 年出版的《西方世界的兴起》一书中把政府界定为保护产权的一种组织，公民雇佣政府建立、实施和保护产权，因为它为此付出的成本低于私人自愿团体所花费的成本。

比较来看，自由主义的政府职能理论强调对政府作用施以必要的限制，国家干预主义的政府职能理论主张通过政府社会职能和经济职能的发挥来弥补市场的缺陷与不足，而第三主义的政府职能论则强调以组织协调取代政府的行政管理职能。

（二）公共产品理论

公共产品（Public Goods）是与私人产品（Private Goods）相对应的概念，特指用于满足公共消费的物品或劳务。1954 年，美国经济学家萨缪尔森在《公共支出的纯粹理论》著名论文中提出，纯粹的公共品，即每个人消费这种物品或劳务不会导致别人对该种物品或劳务消费的减少[②]。斯蒂格利茨认为[③]，公共产品是这样一类物品，在增加一个人对它分享时，并不导致成本增长，而要排除任何个人对它的分享却要花费巨大成本[④]。可以看出，公共产品具有三大特性[⑤]：一是效用的不可分割（Non-

---

①　[美] 萨缪尔森、诺德豪斯：《宏观经济学》，萧琛译，人民邮电出版社 2008 年版。

②　黄恒学：《公共经济学》，北京大学出版社 2005 年版。

③　[美] 斯蒂格利茨：《经济学》，梁小民等译，中国人民大学出版社 2000 年版。

④　转引自 [美] 斯蒂格利茨《经济学》，梁小民等译，中国人民大学出版社 2000 年版。

⑤　高培勇：《公共经济学》，中国人民大学出版社 2004 年版。

divisibility）。指公共产品具有共同享用或联合消费的特点，不能由个别消费者分割占有。二是消费的非竞争性（Non-rivalness）。指任何人对公共产品的享用，不会导致他人对该物品消费的减少。三是受益的非排他性（Non-excludability）。指在公共物品或服务的消费过程中，供给者在技术上很难把"免费搭车者"或拒绝付费者排除在外①。

按照非排他性和非竞争性的完全性，可以把社会总产品分为纯公共产品、准公共产品及私人产品（见表 2 - 1）。纯公共产品是指完全具备非排他性和非竞争性特点的产品，如国防、社会治安、行政管理、立法、司法等。纯公共产品由公共成员共同使用，使用权归群体或集体所有，在技术上无法排除不付费者的享用。私人产品既具有排他性又具有竞争性的特性，当一个人享用该产品后就会减少、甚至排除他人对该产品的享用，实行谁享用谁付费、多用多付原则。

**表 2 - 1　　　　　纯公共产品、准公共产品与私人产品的区别**

| 特点 | 纯公共产品 | 准公共产品 | 私人产品 |
|---|---|---|---|
| 供给方式 | 政府提供 | 政府与市场双边提供 | 市场提供 |
| 分配原则 | 政治投票 | 政治投票与市场购买 | 市场价格 |
| 购买方式 | 间接支付 | 部分间接部分直接 | 直接支付 |
| 有无选择自由 | 没有 | 几乎没有 | 有 |
| 购买后能否独享 | 不可以 | 基本不可以 | 可以 |
| 不购买可否享用 | 可以 | 部分可以 | 不可以 |
| 消费时能否分割 | 不可以 | 部分可以 | 可以 |
| 是否可以鉴定好坏 | 不容易 | 不太容易 | 容易鉴定 |
| 使用时的浪费情况 | 不容易 | 较多 | 较少 |

资料来源：余永定、张字燕、郑秉文主编：《西方经济学》，经济科学出版社 1997 年版。

在现实生活中，纯公共品并不普遍存在，大量存在的是准公共产品。准公共产品是指那些具备了非排他性和非竞争性两个特征中的一个，或者虽然两个特征都不充分，但具有外部收益的产品。这种物品可分为两大类：一类是自然垄断性公共产品，如下水道系统、供水系统、电力系统、铁路运输系统、公路交通系统、煤气、通信、道路照明、警察消防、基础科学研究等；另一类是优效产品，即那些无论人们的收入水平如何都应该

---

① 弗里德曼将非排他性定义为："它一旦被生产出来，生产者就无法决定谁来得到它。"

消费或得到的公共产品，如中小学教育、卫生保健、养老保险、住房、传染病免疫、自来水等。在消费过程中，这类公共物品带有较明显的私人物品特征，具有一定的竞争性与排他性，但又具有较明显的公共性和外部性，需要通过集体供给。

从生产角度看，公共产品的这些特征决定公共产品的生产和供给不可能完全由私人部门或企业提供。因此，公共产品一般由政府向公众提供，不以追求经济效益为目的，以补偿成本为原则。西部农村合作医疗具备消费上的排他性、明显的竞争性和一定的外部性，属于准公共产品范畴。特别是其在防范疾病风险方面具有的外部性特征，不仅对农民家庭自身，更对整个西部地区的反贫困工作，具有重大的现实带动意义。

新农合医疗服务属于使用权和受益权残缺的准公共产品。新农合大病统筹原则和严格报销手续的政策，可被视为对过度竞争的限制措施，即以参合农户对新农合医疗服务使用权、受益权和就医选择权的残缺，来保持新农合运行资金的充足和抑制寻租行为。在大病统筹原则下，医疗服务的所有权属于全体参合农户，而使用权、受益权则属于符合患大病报销条件的参合农户，就医选择权属于新农合管理机构。符合报销条件的任何参合农户使用医疗服务，不会直接阻碍其他符合报销条件的农户享受医疗服务。

（三）公共选择理论

公共选择理论是用经济学方法研究由政治理论家研究的非市场决策问题。按照公共选择原理，个人对公共物品或政治的需求既可通过投票和选举来实现，也可通过集团、组织和阶级等其他途径实现。在民主社会政策决策过程中，当公民规模超过一定限度，难以直接通过公民投票做出选择时，就需要以集体身份委托受托人来代理。

公共选择理论的创始人诺贝尔经济学奖得主詹姆斯·布坎南（James Buchanan）认为，人类社会由经济市场和政治市场两个市场组成。尽管经济市场中的主体是消费者和厂商，而政治市场中的主体是政治家、政客、选民和利益集团，但他们的行为目标都是谋求利益最大化。利益集团是指在利益多元化的社会中，具有相似观点或利益要求的人们组成的影响公共政策实现以维护自身利益的社会团体。按性质不同，利益集团可分为私人利益集团（也称职业性利益集团，如农业利益集团、劳工组织和工商业利益集团等）和公共利益集团（也称非职业性利益集团，如环保组织、妇女运动组织等）两大类。

20 世纪 70 年代，布坎南等人首次成功地将经济学用于政府决策研究，将官员作为古典经济学中的经济人，重点研究政府官员的行为决定。并认为在公共选择中存在利益集团、立法者联盟和行政机构的"铁三角"关系。在公共决策中，由于委托人利益诉求的多样性及各种利益集团间的相互制约性，代表利益集团的微观主体（企业和居民）与代表立法者联盟的上级政府和代表行政机构的地方政府间在公共利益问题上很难达成一致意见。政府决策在很大程度上受政治家和官员的动机支配而可能产生偏差，难以实现社会福利的最大化。

利益集团的存在为公共政策做出了不可或缺的贡献，它们履行着特定的政策制定功能，集中了各种利益，提高了政府的政绩。但利益集团的影响也可能给公共政策带来不可忽视的负面效应：利益集团与公共政策执行主体间的竞争与互动集中了较大多数社会主体的利益要求，使公共政策制定与执行在利益上偏向那些组织严密、成员众多、资金充沛、领导有方的利益集团，难以对处于社会弱势的群体和个人进行公平对待与必要的政策扶助，因而有悖于公共政策执行的公平原则。

在公共选择的理论框架下，农村医疗卫生属于公共产品范畴，政府财政的支持政策同样是公共选择的过程。政府对公共产品的提供，实际成为各种社会利益主体进行政治角逐与政治竞争的结果。如何使各种利益相关群体获得自己意愿表达的渠道，是实现政策良好初衷的保证。在新农合决策体系中，各级政府的行为约束及医疗卫生领域利益主体的影响，使农民没有任何利益表达渠道，政府未能作为委托人为代理人农民诉求利益，政策设计漠视了农民的医疗保障权力。

## 四　制度经济学理论

制度是一系列被制定出来的规则、守法程序和行为的道德伦理规范①。制度经济学（Institutional Economics）是把制度作为研究对象的一

---

① ［美］道格拉斯·诺思：《经济史中的结构与变迁》，陈郁、罗华平等译，上海人民出版社 1994 年版。

门经济学分支，它研究制度对于经济行为和经济发展的影响，以及经济发展如何影响制度的演变。

以 20 世纪 50 年代为分界线，制度经济学派分两个发展阶段。第一阶段是 20 世纪 50 年代以前以凡勃伦、康芒斯和加尔布雷斯等为代表的制度主义经济学或老制度主义（Old-Institutional Economics，OIE），第二阶段是 20 世纪 50 年代以后以科斯、诺思为代表的新制度经济学或新制度主义（Neo-Institutional Economics，NIE）。新制度经济学是 20 世纪 60 年代以来快速发展起来的一个重要经济学分支，它运用经济学框架考察制度、制度变迁与经济绩效的相关关系，主要内容有产权理论、交易成本理论、委托代理理论和制度变迁理论。

交易费用概念是科斯在《企业的性质》（1937 年）中提出的概念。科斯认为，交易费用是通过价格机制组织生产的最明显的成本，就是所有发现相对价格的成本。交易成本具有社会性（发生在人与人的社会关系中）、非生产性（不直接发生在物质生产领域）和一般性（除生产成本外一切资源的消耗）等特征。由此可见，交易费用可以看做是包括信息成本、监管成本和制度结构变化成本在内的一系列制度成本。按科斯的理论，产权包括对财产的所有权、使用权、收益权和转让权（或处置权），产权制度的安排就是制定约束竞争的规则，产权的界定有利于节约交易费用。

诺思对新制度经济学的贡献主要是制度变迁理论。诺思认为，制度变迁是一个复杂系统的开放性演化的动态过程，是制度的替代、转换和交易的过程，是一种效率更高的制度代替另一种制度的过程。制度变迁的产生在于制度与各种组织之间的互动，制度带来的报酬递增及信息不完全市场两个因素决定了制度变迁路径的多样性。制度主体初始选择的差异会导致制度变迁及创新路径的不同，如果初始制度选择不正确，将导致低效制度的长期持续，反之亦然。实现制度变迁的途径，有赖于消除既得利益者和对外开放，克服路径依赖现象。

总之，制度经济学的基本原理和分析工具为研究新农合制度提供了有力的帮助。本书将新农合视为一种政府为农户设计的农村医疗保障正式制度，将其放在与商业医疗保险及家庭等非正式保险制度背景下进行研究。建立持续高效的新农合制度，需要研究总结制度变迁过程中的路径依赖、制度效率递减的表现及其原因，同时评价现有制度的效率和功能，并据此进行制度创新，最终构建合理的医疗保障制度。

## 五　信息经济学理论

作为信息科学的分支学科，信息经济学（Information Economy）是对经济活动中信息因素及其影响进行经济分析的经济学，也是研究信息技术产业对经济生活改变的经济学。美国经济学家奈特（F. H. Knight）在1921 年出版的《风险、不确定性和利润》一书中，发现了信息是一种重要的商品，并注意到各种组织都参与信息活动且有大量投资用于信息活动。

信息经济学起源于 20 世纪 40 年代，但作为一门独立的经济学科发展始于 70 年代末。1961 年，美国经济学家斯蒂格勒（George J. Stigler）在《政治经济学杂志》上发表《信息经济学》一文，研究了信息的成本和价值，以及信息对价格、工资和其他生产要素的影响，标志信息经济学的诞生。与此同时，1972 年度诺贝尔经济学奖得主阿罗（K. J. Arrow）、1996年度诺贝尔经济学奖得主维克里（W. Vickrey）和莫里斯（J. Mirrlees）对信息经济理论的贡献很突出：阿罗把信息同经济行为、经济分析、风险转移联系起来，对信息的特性、成本以及信息在经济中的影响等问题作了开拓性研究，并于 1984 年出版了《信息经济学》论文集；莫里斯在维克里研究的基础上建立和完善委托代理关系间的激励机制设计理论。从本质上看，信息经济学是信息不对称博弈论在经济学上的应用，其所有分析框架都是建立在委托—代理（Principal – Agent）基础上。

不同于标准竞争性市场，医疗服务市场有信息不完全及信息不对称两类突出的信息问题，由此会出现逆向选择、道德风险及诱导需求的现象。医疗保险的信息不对称是指在医生和患者之间对于医疗服务产品的有关信息掌握程度不对等，一般是医生比患者掌握更多的信息。综合实证研究显示，医生可能有诱因过度夸张病情的不确定性，诱使患者对医疗服务的需求。医生引致需求现象的存在也表明，必须将需求层面的成本分担与供给面的成本分担制度结合，才能有效控制医疗费用的增长。

## 第二节 西部新农合的制度特性

### 一 合作医疗产品的一般属性

（一）医疗保险体系构成

医疗保险指参保人可从保险机构获得因疾病所发生的医疗费用的补偿制度。按照风险集合范围和组织方式，医疗保险又可分为社会医疗保险、社区医疗保险和商业医疗保险等形式。其中，社会医疗保险是国家以保险的形式和方法对劳动者因疾病引起的损失予以补偿的强制性保障制度；社区医疗保险是以社区为基础建立起来的以互助共济、风险共担为主要特征的健康保障制度；商业保险是指保险双方在自愿协商的基础上订立合同，被保险人向保险人缴纳一定的保险费，保险人则在被保险人发生疾病时给付医疗费的经济补偿制度。

（二）农村医疗服务产品

根据公共产品理论和农村医疗卫生服务的属性，农村医疗卫生服务分为三类：具有纯公共产品特征的公共卫生服务、具有准公共产品特征的基本医疗服务和具有私人产品特征的非基本医疗服务三个层次[1]。公共卫生服务主要包括计划免疫、传染病控制、妇幼保健、环境卫生、食品安全及健康教育等，具有完全的非竞争性和非排他性，属于纯公共产品，这部分产品的提供主体是政府财政资金，居民可免费享用；基本医疗服务主要包括传染病与地方病的治理、常见病与慢性病的防治等能够保证社会成员基本健康的医疗服务，虽然这部分产品具有竞争性，但其效益具有外部性——对于特殊困难群体，政府可给予补贴，减免部分自付费用；非基本医疗服务主要包括特约特护、特种病房、美容整形、私人保健、大病医疗服务等，具有竞争性和排他性，属于纯私人物品，这类医疗产品的供给一般以个体为主，政府不提供统一保障。

---

① 世界银行对公共卫生和基本临床服务的内容的界定认为，公共卫生服务至少包括基于人口的服务（主要是防疫、卫生普查等）、营养、生育、烟草与其他毒品、家庭内外环境和艾滋病六方面内容；基本临床服务主要包括流产及分娩保健、计划生育、病儿管理、结核病治疗、性传播疾病病人管理及小伤小病治疗六方面的服务。世界银行：《1993 年世界发展报告——投资于健康》，中国财政经济出版社 1993 年版。

与三个层次相对应，医疗服务的方式大体可以分为社会预防、医疗诊治和社区医疗保健三种类型。社会预防是指在传统的治病基础上增加控制和预防急慢性传染病的措施，以改善卫生条件，提高人类平均寿命。医疗诊治以诊疗治病为中心，是医疗服务的主要方式。社区医疗保健是指社区开展的卫生教育、疾病预防和保健工作，具体包括妇幼保健、学校保健、老人及残疾者保健、精神卫生、健康咨询、预防接种、计划生育、营养指导、卫生教育、急救等工作。

从公共物品消费的非竞争性和受益的非排他性两个特征来分析，农村医疗保险满足消费的非竞争性要求——参合农民对新农合的消费并不会减少其他人的消费量，但不符合非排他性要求——对于流行性疾病、传染性疾病以及预防保健等公共卫生来说，无法排除不买保险的农户受益。医疗保险存在着明显的外部性——又称外部效应、外部经济，指人的经济行为对他人或社会所产生的利益或成本影响。个人获得医疗保险服务后，也具有明显的社会效益，是介于私人物品和公共物品之间的一种准公共物品。许多国家为遏制医药价格的高涨而实行价格控制，但有时也会导致产品短缺、质量恶化和黑市交易①。

（三）西部农村医疗服务市场

西部农村医疗服务市场具有很强的排他性、竞争性、外部性和非对称性。从排他性看，疾病关系个人身体健康，对其他人不产生直接影响，遵循谁受益谁负担的原则。从竞争性看，由于医疗资源的稀缺性，必然导致对一般医疗保障的消费具有很强的竞争性。从外部性看，农民对农村医疗保险具有支付能力的有效需求严重不足，可能导致正的或负的社会效益。根据马斯洛的需求层次理论，人们在没有满足最低层次生存需要时，不可能产生对更高层次的生产、生活安全需要。在西部农村，由于低收入水平限制，农民一旦患病便会因支付力不足得不到有效治疗而丧失劳动能力，继而无法取得更多收入，形成恶性循环。由此，不仅影响西部农民的劳动力成本优势，甚至带来个人和家庭的贫困。从非对称性看，传统医疗体制下的定点公立医院在信息、技术、规模处于垄断地位，在信息不对称基础

---

① Thomassowell, *Applied Economics：Thinking Beyound Stage One*，Newyork：Basicbooks，2004.

上的委托代理关系中，医生在经济利益激励下，可能提供过度医疗服务，引发供给诱导需求问题。

（四）西部新农合制度

新型农村合作医疗制度（New Cooperatives Medical Scheme，简称 NC-MS）是指由政府倡导并资助，农民自愿参加，个人、集体和政府多方筹资，以大病统筹为主的农民医疗互助共济制度。政府倡导资助，表明了政府承担组织、宣传、动员及资金支持责任，农民自愿参加，表明应尊重农民意愿。作为农村医疗保障的主体部分，新农合制度是介于社会保险制度与商业保险制度之间的一种社区医疗保险制度，体现社区互助与风险共担原则，既具有强制性、互济性及社会性等医疗保险的一般特征，又具有广覆盖、低标准及高效率等合作保险的独有特征。非营利性、公平性及风险分担的保险原则三种性质，使新农合制度成为社会保障体系的初级形式，具有了社会保险的基本特征。虽因农民自愿参加而不属于典型意义的社会医疗保险制度，但从发展趋势看，新农合制度将完成由社区保障向社会保险医疗制度过渡，最终形成与城市医疗保障制度相衔接统一的城乡医疗保障体系。

## 二 不同类型医疗保障的横向比较

从广义的农村医疗保障种类看，与新农合制度相关的医疗保障，既包括政府提供的贫困人口医疗救助、患者家庭自己提供的自我保障，也包括市场提供的商业医疗保险等医疗保障形式。

（一）新农合制度与商业医疗保险制度

新农合属于基本医疗保障范畴，商业医疗保险是前者的重要补充。两者的区别主要有五方面：一是性质与目标取向不同。新农合以社会价值为目标，以国家财政作为经济后盾，由政府统一组织实施，具有非营利性质；商业保险由保险者与被保险者双方按照自愿原则签订契约来实现，具有以利润最大化为目的的营利性质。二是权利义务关系不同。新农合的参合对象缴纳同等参合费用，享受相同医疗保障，对于特困户和五保户可通过医疗救助途径获得参合权利；而商业医疗保险按权利义务对等原则订立保险合同，投保人缴纳的保费越高，享受的医疗保障越多。三是资金来源与支出不同。新农合基金由中央、地方财政及个人分担，在西部地区以政府出资为主，基金全部用于农民患病补助，支出由卫生财政双签章；而商业医疗保险的参保费用全部由被保险人或投保人缴纳，政府不予补助，支出保费中要先扣除人员及办公经费。四是政府承担的责任不同。新农合基金若出现风险后，政府最终承担兜底责任；商业保险受市场竞争机制制约，政府依法监管，保护投保人利益，但不承担直接经济责任。五是保障范围、水平及方式不同。新农合更具人性化，政府作为拥有强制权力的国家主体，根据各地经济发展水平的差异性，给予不同的补偿水平，在全社会范围内分散风险，以此分享社会经济发展的成果；商业保险给付水平的确定只考虑保险人缴费额的多少，而不考虑福利方面的内容，对于战争、灾害及经济衰退等社会性风险，商业医疗保险无能为力。

（二）新农合制度与医疗救助制度

农村医疗救助是民政部门对贫困农民家庭因患病无力医治、普通农民因患重大疾病导致因病致贫，给予无偿援助和经济支持的惠农救助制度。两者的区别主要有三方面：一是管理部门。农村医疗救助由民政部门管理并组织实施，而新农合主要由卫生行政部门负责组织实施。二是保障对象。医疗救助实际是针对特殊困难群体实行的一种免费医疗制度，目的是解决少部分人大病负担过重的问题。医疗救助主要对象是五保户和贫困农民家庭，新农合对象是全体参合农民。三是补偿内容。新农合制度主要是为参合农民进行大病门诊和住院补偿，而农村医疗救助制度主要是资助贫困人口参合并在新农合补偿之外给患大病特困群体进行费用补助（详见表2-2）。

表2-2　　　　　新农合制度和农村医疗救助制度的比较

| 内容 | 新农合 | 农村医疗救助 |
|---|---|---|
| 制度属性 | 属于社会保险范畴 | 属于社会救助范畴 |
| 管理部门 | 卫生行政主管部门 | 民政部门 |
| 保障对象 | 自愿参合的农民 | 农村五保户和农村贫困户家庭成员 |
| 基金来源 | 政府补助与参合农民缴费结合 | 政府投入为主，辅之以社会捐赠 |
| 补偿范围 | 为参合农民进行大病门诊和住院补偿 | 贫困患大病特困群体进行费用补助 |
| 保障目标 | 提高农民卫生服务利用的可及性 | 实现卫生资源公平分配 |

资料来源：参见涂饶萍、吴小南《公平视角下农村医疗救助与新型农村合作医疗衔接的必要性》，《中国卫生事业管理》2008年第11期。

（三）新农合制度与城镇职工医疗保险制度

始建于 1998 年的城镇职工基本医疗保险制度与新农合的区别主要有四方面：一是管理模式不同。城镇职工基本医疗保险是由人力资源与社会保障部及下属机构负责管理；而新农合目前主要由卫生行政部门负责。

二是保障目标不同。城镇职工基本医疗保险是国家法定的强制性社会保障制度，是属于保门诊也保住院的医疗保险模式，即按比例补偿门诊、住院医疗费和药费；新农合是互助合作性质，实行"保住院、放门诊"的模式，即只报销大额医疗费用，个人要自付门诊费用和大额医疗费用的一部分。

三是筹资方案不同。城镇职工基本医疗保险费筹资为强制用人单位和职工分别按职工工资总额的 6% 和 2% 共同缴纳，个人缴纳的 30% 与用人单位缴纳的 70% 共同用于建立统筹基金，并随职工工资变动自然调整；新农合制度为各级财政强制筹资，参合农民以家庭为单位自愿缴费，参合费由政府根据农民收入增长和财政的收入增长状况，定期予以调整。

四是补偿比例不同。城镇职工基本医疗保险统筹基金的起付标准、最高支付限额一般控制在当地职工年平均工资的 10%、400% 左右。城镇职工医疗保障是大病小病基本能够兼顾，受益者能够享受到基本医疗服务待遇。新农合以"大病统筹为主"，补偿机制在不同程度上引入了扣除机制、共付机制和限额机制，参合农民只能利用基本医疗服务中的最基本服务。一般来说，同级医疗机构按相同比例补偿，费用越高补偿比越高；医院级别越高，起付线越高，报销比例越低。由于筹资标准与城镇职工医疗保险相比较低，新农合制的补偿水平总体比较低（详见表 2 - 3）。

表 2 - 3 　　　　　新农合制度与城镇职工基本医疗保险的比较

| 内容 | 新农合 | 城镇职工基本医疗保险 |
| --- | --- | --- |
| 法律依据 | 中共中央、国务院关于建立新型农村合作医疗制度的意见（2002 年） | 国务院关于建立城镇职工基本医疗保险制度的决定（1998 年） |
| 管理部门 | 卫生行政主管部门 | 人力资源与社会保障部门 |
| 保障对象 | 农村居民 | 城镇所有用人单位职工 |
| 基金来源 | 政府、集体、个人 | 企事业单位、个人 |
| 补偿范围 | 以补偿"大病"为主 | 补住院（门诊建立个人账户） |
| 实施方式 | 以自愿为基础，政府出面引导 | 强制性 |

资料来源：毛正中、蒋家林：《新型农村合作医疗制度的特征及目前面临的挑战》，《中国卫生经济》2005 年第 1 期。

## 三　新旧合作医疗制度的纵向历史比较

### （一）概念含义

传统合作医疗制度是指在人民公社制度下，依托集体经济和群众筹资，遵循自愿、受益和适度的原则，通过多种合作形式，民办公助，互助共济，建立起来的满足基本医疗保健需求的农村健康保障制度，它属于社区合作医疗保障模式①。2002 年的《意见》指出，新农合制度是由政府组织、引导、支持，农民自愿参加，个人、集体和政府多方筹资，以大病统筹为主的农民医疗互助共济制度。

### （二）服务目的

在缺医少药的现实环境下，传统合作医疗将预防保健与门诊医疗结合，主要解决小伤小病，仅在有条件的地方实行住院保险，抗风险能力差。新农合试图以较少经济投入保障农民能够获得基本的医疗预防保健服务，重点缓解农民因患大病而出现的因病致贫、因病返贫问题。从政治意义上，建立新农合制度不仅作为整体推进农村卫生改革和发展的切入点，而且作为统筹城乡协调发展进而实现全面小康社会目标的重要措施。

### （三）制度基础

任何一种政策、制度都有其一定经济环境。传统的农村合作医疗制度嵌入在计划经济时代"政社合一"合作社（人民公社）体制中，依托强有力的村集体经济组织建立起来。集生产、分配及政治权利于一身的人民公社为合作医疗提供财力支持及组织资源，高效筹集合作医疗基金。新农合制度嵌入在市场经济体制中，人民公社不复存在、集体经济衰退甚至解体，家庭正日益成为农村基本的生产和生活单位。在此基础上出现的新农合制度，实行市场化的医疗服务供给，筹资采用以家庭为单位自愿参合的原则。

### （四）合作性质

传统合作医疗在陕甘宁边区出现萌芽后，最初的合作是指社区居民自

---

① 社区合作医疗保障模式，指依靠社区的力量，按照"风险共担、互助共济"原则，在社区范围内通过群众集资建立集中的医疗基金，采取预付方式支付参保人及其家庭的医疗、预防保健等服务费用的综合性基本医疗保健措施。

愿的医疗消费合作，最能体现合作性质的"集体互助保险"。到人民公社
化以后，合作医疗成为政府主导的强制性社会合作制度。改革开放以来，
重建的合作医疗筹资仍然在乡村及农民个体，仍没有脱离社会保障的性
质。新农合制度中的"合作"，不仅包括农民间的合作，还包括各级政府
财政资金、集体经济组织参加的多元"合作"和"社会合作"，具备社会
保障意义上的社会互助保险性质。

（五）政府责任

新农合的显著特征是强调政府在投入上的经济责任和强化组织职
责。与传统合作医疗只强调个人和集体共同筹资相比，新农合确定由
政府、集体、农民为主的多方筹资原则，特别是增强了政府制度安
排、资金支持及调控农村医疗卫生服务供给和需求的责任力度。通过
中央财政转移支付以及地方政府的配套，对中西部地区和欠发达地区
的合作医疗给予投资。既对医疗服务提供方给予财政支持，又对新农
合需求方进行补助，从而保证参合农民得到实惠，体现了较强的社会
保障功能。

（六）筹资内容

传统合作医疗是由农业生产合作社、农民群众共同筹资建立，合作医
疗的资金主要靠个人缴纳和村级集体经济补贴，政府各级财政不负担筹资
责任，有一定的强制性。具体来源是从农业社公益金及村集体收入中扣除
提取15％—20％，外加农民每年所交的少量保健费以及药品经营的利润，
社员看病时免收"四费"（挂号费、注射费、换药费、出诊费）[1]。新农
合制度的资金来源实行农民个人缴费、集体扶持、政府资助相结合、主要
以政府投入为主的多方筹资机制，农民以家庭为单位"自愿"缴纳参合
金。具体筹资比例为：2006年以前，中央财政和地方财政各占1/3，农民
个人缴纳1/3，2006年以后，中央财政和地方财政各占2/5，农民个人缴
纳1/5，增强新农合筹资的稳定性。

---

① 宋春霞：《我国农村建立多层次医疗保险模式探讨》，《郑州航空工业管理学院学报》
（社会科学版）2002年第4期。

（七）保障模式重点

传统的合作医疗保障有三种模式①②：一是合医不合药，参加者就诊的"四费"全免或某些检验、检查收费按比例减免，而药费全部自费，合作医疗资金主要用于支付乡村医生的报酬、预防保健服务费用及办公费用等；二是合药不合医，合作医疗参加者就诊的医疗费全部自费，药费按比例减免，合作医疗资金主要用于支付药费减免款；三是合医又合药，合作医疗参加者就诊的医疗费及药费均按比例减免，合作医疗资金主要用于支付医药费减免款项、乡村医生报酬等。总体来看，三种形式的保障重点仍是小病。新农合制度遵循互助共济、风险分担原则，重点解决农民的大病、重病医疗费用问题，不让其因病致贫、因病返贫。而且，资金实行分级、分段、分项支付的原则。分级支付，指不同级别医疗机构补偿标准不一，级别越高、补偿比例越低；分段支付，指将发生的住院费用根据不同的数额分段，每段的报销比例不同，住院费用越多，报销比例越高；分项支付，指门诊发生的药费和医疗费用均按规定比例报销。

（八）统筹管理层次

传统合作医疗基金归集体所有，即"集体所有、集体办理"，具体有村办村管、村办乡管、乡办乡管等统筹管理模式。村办村管模式是指以村为单位举办，由村合作医疗管理委员会负责行政管理、业务管理及财务管理，核算、管理在村一级。村办乡管，即由乡镇政府统一筹集经费，以村为核算单位和管理主体，设立专项账户，统一管理、使用资金。乡办乡管是传统合作医疗最主要的管理形式，即以乡镇为单位举办合作医疗，由乡镇合作医疗管理委员会统一筹集、管理合作医疗保健资金；村一级设立合作医疗管理小组，小病由村医务室诊治，疑难杂症到乡卫生院就诊，并建立逐级转诊制度。新农合采用"国家所有、政府办理"的模式，试点初期一般采取以县（市）为单位进行统筹，全县制定统一章程和工作方案，统一筹资标准，各级的资金由县划入统一账户，资金统一调动，统一结算，共同承担风险。筹集资金、登记造册、支付费用等具体工作委托乡镇

---

① 黄志民：《合作医疗保健制度的类型》，《上海预防医学杂志》1994 年第 5 期。

② 郎晓东、刘凤翔：《浅谈目前我国合作医疗的基本模式》，《中国初级卫生保健》1997 年第 6 期。

承担，县与乡镇每月结算一次，按统一费率筹资并建立基金在全县范围内分担风险。

**表 2 - 4　　　　　　新农合制度与传统农村合作医疗制度的比较**

| 内容 | 新农合 | 传统合作医疗保险 |
|---|---|---|
| 组织结构 | 政府组织、引导、支持 | 乡村或社区自行组织 |
| 实施方式 | 以自愿为基础，政府出面引导 | 自愿（具有实际上的强制性） |
| 保障对象 | 农村居民 | 农村居民 |
| 基金来源 | 政府投入为主 | 个人缴纳和村集体补贴结合 |
| 补偿范围 | 以补偿"大病"为主 | 解决小病 |
| 统筹和管理层次 | 县级统筹和管理 | 乡办乡管或村办村管 |
| 经营管理费用来源 | 从合作医疗基金中抽取 | 地方政府承担，不得挤占、挪用合作医疗基金 |

资料来源：根据相关文献资料综合整理。

## 四　东西部合作医疗的区域比较

### （一）制度基础

20 世纪 80 年代后期，合作医疗在全国范围内衰退甚至解体，西部部分地区的合作医疗依靠国际项目扶持得以存在。由世界银行、卫生部与美国兰德公司实施的中国农村健康保险试验项目研究（卫生 II 项目），选取四川省眉山、简阳两县研究；美国、加拿大及上海医科大学合作实施的中国贫困地区农村医疗保健制度项目，选取陕西旬邑、广西东兰、贵州施秉 3 县进行研究；由世界银行、中国政府实施的加强中国农村贫困地区基本卫生服务项目（卫生 VIII 项目），选取甘肃、贵州等 7 省（市）71 个贫困县作为项目县研究。总体来看，这些合作医疗都具有试点研究的短期性。而在东部经济发达地区，传统合作医疗制度赖以生存的集体经济蓬勃发展壮大，合作医疗制度一直存续。尤其是在苏南、上海等经济发达地区，合作医疗模仿城市医疗保险制度模式，试行住院医疗保险，实行城乡医疗保险制度的逐步并轨，具有社会化程度高、抗风险能力强、形式多样等特点[①]。

---

① 沈慰如：《发达地区新型农村合作医疗实践探索》，《卫生经济研究》2004 年第 4 期。

（二）政府筹资责任

按照《决定》和《意见》最初规定，在个人缴费、集体扶持和政府资助相结合的筹资机制下，从 2003 年起，中央与地方财政对西部地区参合农民每年人均补助 20 元；2009 年起，中央与地方财政对西部地区参合农民补助增加到 80 元。政府筹资水平的不断加大，体现政府对东西部地区新农合支持的差异性原则。东部新农合筹资基本仍以集体个人为主体，2004 年江苏昆山新农合筹资由市、镇、村、个人四级负担，人均筹资总额 200 元。其中，个人交纳 50 元（25%），村集体补助 20 元（10），市、镇两级财政补助 130 元（65%）。综合看，东、西部地区政府与农民筹资比例分别为 3：1、4：1，这也印证了政府对西部新农合筹资额度的增加幅度。

（三）制度覆盖人群

从地理条件看，西部地广人稀，农民大多居住在环境恶劣、交通闭塞的山区和边远地区，土壤贫瘠、水资源匮乏，交通、运输、通信等基础设施落后。从经济社会条件看，由于农业生产的基本条件不具备，西部大量青壮劳动力外出打工，留守在农村的大多为老弱病残群体。由于许多流动农民工既不可能在原户籍地登记参合，也不会被暂居地新农合制度所覆盖，成为"两不管"的制度外群体。这不仅使西部新农合筹资出现瓶颈制约，而且使许多西部农民无法享受到新农合制度的好处，更会从长远上增加西部新农合持续运行的难度。

（四）实际补偿水平

东部经济发达地区新农合补偿力度大。江苏省昆山市新农合补偿由四部分构成：一是住院风险统筹基金，用于 3 万元以下住院费用的补偿；二是大病救助基金，用于 3 万元以上的住院费用的补偿及为低保人员代交参合费；三是门诊补偿基金，补偿比例为 20%，最高补偿金额达 2000 元；四是个人账户基金，每年人均投入 150 元，用于 60 岁以上参合人员在社区卫生服务机构就诊费用的补偿[①]。此外，江阴与镇江模式最高补偿标准

---

① 　宋松、刘华：《从昆山实践看如何完善农村新型合作医疗》，《农村经济与科技》2005 年第 7 期。

分别达到 0.8 万元和 2 万元[1][2]。相比而言，西部补偿额度欠缺，以首批试点的陕西省洛川县为例，乡、县级及县级以上医院补助比例分别只有 60%、50%、40%，封顶线 8000 元，特殊病例（癌症）最多 1.5 万元。经济条件相对较好的西部试点县市尚且如此，经济落后的西部贫困县市补偿额度更低，更难以满足参合农民实际医疗需求。

　　总体来看，作为农村医疗保障的主体部分，新农合制度体现社区互助与风险共担的原则，既具有强制性、互济性及社会性等医疗保险的一般特征，又具有广覆盖、低标准及高效率等合作保险的独有特征。从制度属性层面讲，新农合制度应属于社会保障体系中的社会保险层次，从区域层面看，西部新农合又具有与中东部省份不同的特色属性。

---

　　① 吴建龙、江莉玲、朱敏：《江阴市推行农村住院医疗保险制度的情况思考》，《中国农村卫生事业管理》2002 年第 3 期。

　　② 魏众：《农村住院医疗保险制度分析——以江阴为例》，《中国人口科学》2003 年第 6 期。

# 第 二 篇

# 西部新农合制度试点困境
# 及制约因素剖析

# 第三章

# 西部新农合实践探索及试点困境分析

经过十多年试点运行，西部新农合实现了全覆盖并取得了初步成效。但与此同时，即使不考虑物价上涨因素，新农合的开展并没有真正减轻农民的经济负担①，制度的经济绩效和惠农政策效果并不明显②。制度政策与实践效果间形成的反差，促使我们探寻西部新农合运行的制度变迁历程及其现实困境问题。

## 第一节　西部新农合的实践探索

### 一　新农合的制度变迁

新经济制度理论认为，制度是一系列被制定出来的规则、守法程序和行为的道德伦理规范，制度变迁是制度的替代、转换与交易过程。制度变迁大致可以分为诱致性变迁与强制性变迁两种方式：诱致性变迁由个人或一群人，在响应获利机会时自发倡导、组织和实行，而强制性变迁则由政府命令和法律引入和实行③。总体而言，西部新农合的制度变迁，是一种从传统计划经济体制向市场经济体制转换过程中，政府主导型医疗制度的

---

① 郑蕾、郑少锋：《西部新农合可持续发展费用控制问题研究》，《西安电子科技大学学报》（社会科学版）2010 年第 2 期。

② 熊吉峰、丁士军：《西部贫困地区新农合制度补偿经济绩效及影响因素》，《求索》2010年第 1 期。

③ 林毅夫：《关于制度变迁的经济学理论：诱致性变迁与强制性变迁》，载科斯、阿尔钦、诺思等著《财产权利与制度变迁——产权学派与新制度学派译文集》，上海人民出版社 1994 年版。

变迁过程。具体以社会经济体制改革发展进程为纵线，以城乡二元结构为横线，大致分四个阶段。

（一）改革开放前的萌芽兴盛阶段（1938—1979 年）

1. 初步萌芽阶段（1938—1955 年）

农村合作医疗制度首先萌芽于 20 世纪 30 年代初。1929 年 9 月，中华平民教育会设立卫生教育部，以河北省定县作为实验点发展农村医疗卫生工作。采取自下而上的策略，在村、区、县建立三级医疗保健网，同时重视预防医学与治疗医学，在全县设保健所，并为农村培养保健员，为保健员配备药箱并发酬金①。三级医疗保健网的模式及农村改水改厕、预防接种的经验，此后一直被继承和采纳。1938 年，为解决陕甘宁边区日益严重的药品短缺问题，边区政府广泛发动群众，创建保健药社，1939 年在此基础上又创建更加规范的卫生合作社。1944 年，因伤寒、回归热等传染病流行，边区政府应群众委托，要求当时的商业销售机构——大众合作社办理合作医疗。资金由大众合作社筹集，并吸收团体和私人股金，政府也赠送一些药材，是一种民办公助的医疗机构。在群众踊跃参与和政府积极支持下，1946 年医药合作社发展到 43 个。由于这些保健社基本采用的是合作制和群众集资，不具有医疗保险的性质，可以看作农村合作医疗制度的萌芽阶段。

2. 探索确立阶段（1955—1965 年）

新中国成立初期，广大贫穷农民看不起病、吃不起药的现象普遍存在，在土地改革后的农业互助合作运动启发下，一些地方由群众自发集资创办具有公益性质的保健站和医疗站。1955 年年初，山西省高平县米山乡采取社员群众出保健费与生产合作社提供公益金补助相结合的办法，建立农村合作医疗制度。随后在河南省正阳县王庄乡团结村及河北部分农村出现一批由农业生产合作社举办的医疗保健站。随着米山乡经验在全国部分地区的推广，湖北麻城市县麻溪河、河南登封县城关、河南正阳县吕河店、贵州义兴县靖南等人民公社，建立以集体组织为依托，由集体与个人共同出资，互助互济的集体保健医疗站、合作医疗站或统筹医疗站。1956 年 6 月 30 日，全国人大一届三次会议通过的《高级农业生产合作社示范

---

① 张大庆：《中国近代疾病社会史（1912—1937）》，山东教育出版社 2006 年版。

章程》，规定了合作社对于因公负伤或因公致病的社员应负责医治，并酌量给以劳动日作为补助，首次赋予集体承担农村成员疾病医疗的职责。1959 年 11 月，全国农村卫生工作会议在山西省稷山县召开，认为合作医疗有利于开展预防保健，保证社员有病能及时治疗和巩固公社的医疗卫生组织，正式肯定农村合作医疗制度。1960 年 2 月 2 日，中共中央转发了卫生部《关于农村卫生工作现场会议的报告》，称这一制度为集体医疗保健制度。此后的农村合作医疗制度得以迅速推广和发展，全国行政村（生产大队）举办合作医疗的比重，从 1958 年的 10% 上升到 1960 年的 32%，进而到 1962 年迅速扩张到 46%[1]，基本形成县、乡（公社）、村（生产大队）三级农村医疗卫生网。

此阶段合作医疗的运作方式是：在乡政府领导下，由农业生产合作社、农民群众和医生共同筹资建保健站；在自愿原则下，农民每人每年交纳 0.2 元、农业社公益金提取 15%—20% 及药品利润共同构成保健站经费来源，社员免费享受预防保健服务及免收四费（挂号费、出诊费、换药费、注射费）；保健站坚持预防为主、巡回医疗、医生分片负责所属村民的预防和医疗工作；采取记工分与发现金结合的办法，合理解决医生报酬。可以看出，农村合作医疗是合医、合防不合药的医疗制度，卫生部以"无病早防、有病早治、省工省钱、方便可靠"的优点肯定农村合作医疗制度并逐渐推广。

3. 发展兴盛阶段（1965—1980 年）

1965 年 6 月 26 日，毛泽东同志做出"把医疗卫生工作的重点放到农村去"的指示。同年 9 月，中共中央批转卫生部党委《关于把卫生工作重点放到农村的报告》，强调加强农村基层卫生保健工作的极端重要性，极大地推动了农村合作医疗事业的发展。到 1965 年年底，山西、湖北、江西、江苏、福建、广东、新疆等十多个省（自治区）的部分县市实行合作医疗制度，合作医疗逐步成为全国农民享受医疗保障的基本形式。1966 年，毛泽东肯定了湖北省长阳土家族自治县乐园公社办合作医疗的经验，称赞"合作医疗好"。1968 年 12 月 5 日，《人民日报》头版头条发表了湖北省长阳土家族自治县乐园公社实行合作医疗制度的经验——

①　周寿祺：《探寻农民健康保障制度的发展轨迹》，《国际医药卫生导报》2002 年第 6 期。

《深受贫下中农欢迎的合作医疗制度》的调查报告，高度赞扬合作医疗"是医疗战线上的一场大革命"、"解决了农村群众看不起病、买不起药的苦难"、"值得在全国推广"。此后，合作医疗在全国农村如火如荼地蓬勃兴起。

1969 年以后，农村合作医疗制度发展到它的鼎盛时期。截至 1976 年，全国农村约有 90% 的行政村（生产大队）实行合作医疗制度，卫生保健服务覆盖了全国 85% 以上的农村人口[1]，农民基本上做到了"小病不出队、中病不出社、大病不出县"，形成了三级预防保健网，从而基本解决了农村人口在医疗保健方面缺医少药问题[2]。农民的人均预期寿命从 20 世纪 30 年代的 34 岁提高到了 70 年代末的 68 岁，增长了一倍[3]。合作医疗（制度）与农村保健站（机构）及数量巨大的赤脚医生（队伍）一起，被国际社会誉为中国农村医疗卫生的"三件法宝"，被世界银行和世界卫生组织誉为"发展中国家解决卫生经费的唯一范例"[4]。1978 年 3 月 5 日五届人大通过的《中华人民共和国宪法》提出："国家逐步发展社会保险、社会福利、公费医疗和合作医疗等事业，以保证劳动者享受这种权利。"据此，1979 年 12 月卫生部、农业部、财政部等部委联合下发《农村合作医疗章程（试行草案）》，标志着合作医疗的制度化。

此阶段合作医疗的运作方式是：在资金筹集方式上，公社卫生院的经费由社队财务提供，大队卫生室的房屋和器械由大队投资，流动资金和人员经费主要由生产队拨款；在补偿方式上，群众看病每次交 5 分钱的挂号费，服务费免收，小病药费报销。此外，各医疗单位广泛开展"三土四自"（土药、土方、土法，自采、自种、自制、自用）、一根针（针灸）、一把草（草药）和发动群众参与采药献药活动，以此弥补医药费的不足。

（二）改革开放初期的衰退解体阶段（1980—1992 年）

20 世纪 80 年代以后，农村经济体制发生深刻的结构性变革，"三级所有、队为基础"的人民公社模式被"统分结合、双层经营"的家庭联产承包责任制模式代替，农村集体经济迅速萎缩。加之合作医疗在运行过

---

① 周寿祺：《探寻农民健康保障制度的发展轨迹》，《国际医药卫生导报》2002 年第 6 期。
② 世界银行：《1993 年世界发展报告——投资于健康》，中国财政经济出版社 1993 年版。
③ 王延中：《试论国家在农村医疗卫生保障中的作用》，《战略与管理》2001 年第 3 期。
④ 世界银行：《中国卫生模式转变中的长远问题与对策》，中国财政经济出版社 1994 年版。

程中存在的管理不善、监督不力等弊病，群众对这一制度逐渐失去信心，参加合作医疗的人数越来越少，曾经轰轰烈烈的合作医疗出现严重滑坡甚至跌入低谷：全国实行合作医疗的行政村由 1980 年的90%猛降到 1985 年的 5%及 1989 年的 4.8%，中国农村合作医疗制度面临解体。当然，在集体经济比较发达的东部沿海地区（如江苏常州、泰兴及浙江鄞县等），合作医疗制度得以在一定程度上保留下来，基本未间断过。据统计，到 1988 年苏南农村人均年收入已达 960 元，而人均合作医疗费也达到 36 元，其中来自乡镇企业"以工补医"的投入占到合作医疗总费用的一半以上①。可以说，从 20 世纪 80 年代开始，中国农村医疗保障制度就几乎处于旧制度已瓦解而新制度未建立的状态，农民医疗保障又回到了自费式的家庭保障模式。

（三）市场经济时期的恢复重构阶段（1993—2002 年）

面对农村医疗保障日趋严峻的形势，党和政府认识到恢复重建农村合作医疗的必要性，并为此进行积极探索。1993 年十四届三中全会《关于建立社会主义市场经济体制若干问题的决定》和八届人大第一、二、三、四次会议等都明确提出要在农村因地制宜发展和完善合作医疗制度。从 1994 年到 1996 年，国务院研究室和卫生部在全国范围内进行广泛的调查研究，撰写《加快农村合作医疗保健制度改革和建设》的研究报告，提出在广大农村建立和完善合作医疗保健制度，以实现"人人享有卫生保健"的目标。1996 年 7 月，19 个省、自治区、直辖市共选择 183 个县（市、区）作为省级合作医疗试点。到 1996 年年底，全国开展合作医疗的行政村已上升到 17.59%，达到 1983 年以来的最高水平。1996 年 12 月，中共中央、国务院在北京召开全国卫生工作会议，肯定了合作医疗的历史作用与现实意义，认为"加强农村卫生工作，关键是发展和完善农村合作医疗制度"。

1997 年 1 月，中共中央、国务院出台《关于卫生改革与发展的决定》，提出要积极稳妥发展和完善合作医疗制度。根据卫生部门提供的汇总数据，1997 年年底全国开展合作医疗的行政村和人口覆盖率分别为 23.57%和 22.23%，在上海、江苏等一些发达地区，覆盖率恢复到

---

① 王俊华：《论 21 纪苏南农村医疗保障体系的创新》，《学海》2000 年第 6 期。

70%—80%①。尽管如此，1998 年农村的自费医疗占农村医疗保障的比例高达 87.44%②，部分家庭因求医看病出现了因病致贫、因病返贫问题，进一步加剧农民的生存风险甚至激化社会矛盾。

1999 年 1 月 17 日，国务院批准卫生部等部门《关于改革和加强农村医疗卫生工作的请示》，提出稳步推行合作医疗保健制度，为实现人人享有卫生保健提供社会保障。2000 年在苏州召开的全国农村卫生改革研讨会上，290 多名专家学者联名要求全国人大将农村合作医疗纳入《中华人民共和国社会保险法》中。2002 年，北京等地开始探索新农合制度，将以前由农民出资为主变为由政府出资为主，并放宽了报销的范围和额度。2002 年 12 月 28 日，经九届人大第 31 次会议审议通过的《中华人民共和国农业法》规定，国家鼓励支持农民巩固和发展农村合作医疗和其他医疗保障形式，提高农民健康水平。至此，发展和完善农村合作医疗制度有法可依了。

（四）新世纪后的试点阶段（2003— ）

进入 21 世纪后，更多人深刻认识到，"三农"问题是关系中国改革开放和经济社会发展全局的重大战略问题，是整个现代化进程中面临的长期问题。不解决好农民的医疗保障问题，就无法实现全面建设小康社会的目标，建立新农合制度势在必行。

2002 年 10 月 19 日，中共中央和国务院联合发布了《关于进一步加强农村卫生工作的决定》（中发〔2002〕13 号），提出到 2010 年，要在全国建立起以大病统筹为主的新农合制度和医疗救助制度，使农民人人享有初级卫生保健，主要健康指标达到发展中国家的先进水平。2003 年 1 月 16 日，国务院批转卫生部、财政部和农业部《关于建立新型农村合作医疗制度的意见》（国办发〔2003〕3 号），再次推出了建立新农合的政策，并初步确立了到 2010 年在全国普及的目标。2003 年 1 月 23 日，国务院办公厅转发卫生部、财政部和农业部所发的《意见》，要求从 2003 年起，各省、自治区、直辖市至少要选择两到三个县（市）先行试点，取得经验后逐步推开。2003 年 12 月 4 日至 5 日，全国新农合试点工作会议

---

① 乔益洁：《中国农村合作医疗制度的历史变迁》，《青海社会科学》2004 年第 3 期。
② 王延中：《建立农村基本医疗保障制度》，《经济与管理研究》2001 年第 3 期。

在湖北省宜昌市召开。此后，中央政府按照经济社会发展的地区差异性不同，选取浙江、湖北、云南等8省304个县（市）进行试点，积累经验并向全国推广新农合制度。2006年1月，卫生部等七部委下发《关于加快推进新型农村合作医疗试点工作的通知》（以下简称《通知》），要求全国试点县（市、区）2006年数量达到全国县（市、区）总数的40%左右，2007年扩大到60%左右，2008年在全国基本推行，2010年实现新农合制度基本覆盖农村居民的目标。

2008年3月5日，国务院召开的全国新型农村合作医疗工作会议提出今后新农合的工作方向，即开展新农合以地市级为统筹层次、开展大病统筹与门诊统筹相结合、开展新农合与城镇居民基本医疗保险相衔接、开展新农合与医药卫生体制改革相衔接及组织开展老少边穷地区巡回医疗、远程医疗五项试点工作。2008年12月22日，第十一届全国人大常委会第六次会议传出消息：新农合首次纳入《社会保障法》（草案），未来医疗市场会出现城镇居民、城镇职工和新农合三足鼎立的局势。2009年2月6日，卫生部办公厅发布《关于印发2009年农村卫生工作要点的通知》，提出推动三项试点工作、加强定点医疗机构监管、加强基金监管、推动新农合立法工作等重要内容。2010年3月，国务院发布《国务院关于印发医药卫生体制改革近期重点实施方案（2009—2011年）的通知》，同年4月，中共中央、国务院发布《关于深化医药卫生体制改革的意见》（中发〔2009〕6号），提出重点抓好五项改革①的基础上，要求"全面实施新型农村合作医疗制度，逐步提高政府补助水平，适当增加农民缴费，提高保障能力"、"逐步解决城镇职工基本医疗保险、城镇居民基本医疗保险、新型农村合作医疗制度之间的衔接问题"。

## 二　西部新农合试点取得的成效

回顾西部新农合制度的发展历程，在一定程度上有效解决了农民"因病致贫、因病返贫"问题，基本取得了"农民得实惠、卫生得发展、政府得民心"的"三赢"效果。

---

①　一是加快推进基本医疗保障制度建设，二是初步建立国家基本药物制度，三是健全基层医疗卫生服务体系，四是促进基本公共卫生服务逐步均等化，五是推进公立医院改革试点。

（一）试点迅速稳步展开

经过十年的试点运行，西部新农合发展速度迅猛，新农合覆盖范围不断扩大。从 2004 年至 2011 年年底，全国开展新农合试点的县（市、区）达到 2637 个，占全国总县（市、区）的 92.4%；参合农民 8.32 亿人，覆盖农业人口 8.53 亿人，参合率达到为 97.5%（见图 3-1）。2011 年，中西部开展新农合的县（市、区）达到 1897 个，占总数的 96.2%，参合农民 5.96 亿人，参合率达到 90.7%（见表 3-1）。

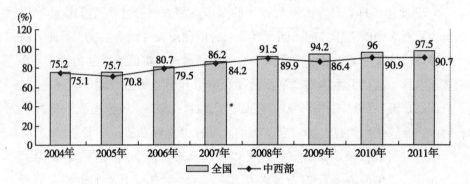

图 3-1　2004—2011 年中西部与全国新农合参合率比较

表 3-1　　　　　　　　2004—2011 年全国及中西部新农合试点概况

| 年份 | | 区县数（个） | 区县比例（%） | 参合农民（亿） | 覆盖人口（亿） | 参合率（%） |
|---|---|---|---|---|---|---|
| 2004 | 中西部① | 233 | 10.7 | 0.47 | 0.62 | 75.1 |
| | 全国 | 333 | 11.6 | 0.80 | 1.07 | 75.2 |
| 2005 | 中西部 | 343 | 15.8 | 0.74 | 1.05 | 70.8 |
| | 全国 | 343 | 15.8 | 0.74 | 1.05 | 70.8 |
| 2006 | 中西部 | 891 | 41.1 | 2.35 | 2.96 | 79.5 |
| | 全国 | 1451 | 50.7 | 4.10 | 5.08 | 80.7 |
| 2007 | 中西部 | 1637 | 82.9 | 5.03 | 5.96 | 84.4 |
| | 全国 | 2451 | 85.6 | 7.26 | 8.48 | 86.2 |
| 2008 | 中西部 | 1919 | 97.1 | 5.77 | 6.42 | 89.9 |
| | 全国 | 2729 | 95.3 | 8.15 | 8.91 | 91.5 |

①　表中的中西部数据根据 2005—2012 年《中国卫生统计年鉴》及《卫生统计提要》综合整理而成；2009—2011 年的覆盖人口数及参合率根据《中国农村统计年鉴》2012 年整理。

续表

| 年份 | | 区县数<br>（个） | 区县比例<br>（％） | 参合农民<br>（亿） | 覆盖人口<br>（亿） | 参合率<br>（％） |
|---|---|---|---|---|---|---|
| 2009 | 中西部 | 1999 | 90.5 | 5.94 | 6.89 | 86.4 |
| | 全国 | 2716 | 95.3 | 8.33 | 8.84 | 94.2 |
| 2010 | 中西部 | 2098 | 96.9 | 6.10 | 6.71 | 90.9 |
| | 全国 | 2678 | 93.7 | 8.36 | 8.71 | 96.0 |
| 2011 | 中西部 | 1897① | 96.2 | 5.96 | 6.57 | 90.7 |
| | 全国 | 2637 | 92.4 | 8.32 | 8.53 | 97.5 |

数据来源：综合卫生部《中国卫生统计年鉴2012》《2012中国卫生统计提要》及《中国卫生事业发展公报》整理。

2008年，陕西省新农合试点县（区）发展到104个，提前三年实现国务院确定的发展目标，成为全国第三个新农合全覆盖省份。与2004年相比，2011年陕西省参合农民由65.5万人上升为2631.66万人，覆盖农业人口由70.54万人增加至2724.91万人，参合率上升为97.3％，除个别年份外，陕西新农合的平均参合率均在90％以上（见图3-2）。

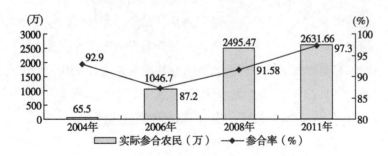

图3-2　2004—2011年陕西省新农合覆盖农业人口与参合农民数量

数据来源：综合2008—2012年《陕西省统计公报》整理。

（二）运行框架基本形成

从新农合试点开始，政府非常注重制度化建设，各地已建立了"政府领导、卫生部门主管、相关部门配合、经办机构运作、医疗机构服务、

---

① 表中的区县数据2011年之所以有所下降，与很多地方因城镇化拓展而缩减农村数量有关。

农民群众参与"的运行机制，基本建立了筹资机制、补偿报销办法、诊疗规范、基金管理制度等各项规范的管理制度，指导新农合的供、需、管三方的诊疗、就医和管理行为，确保新农合制度的顺利运行。从纵向看，从中央到地方成立了专门的新农合管理机构及部门，新农合三级管理体系基本形成；从横向看，各地区结合本地的社会经济特点，积极探索制定新农合实施方案，并根据实际运行情况和农民反映对实施方案及时调整，探索适宜的补偿模式与报销办法。既保证了基本制度框架的统一与因地制宜的结合，又为新农合制度化、规范化、法律化的管理奠定良好的基础。

（三）农民医疗需求得以实现满足

随着试点中健康意识和互助共济意识的增强，西部农民对新农合制度的认可度及参合率不断上升，新农合的保障作用也逐步显现。一是参合农民的医疗服务利用率明显提高。2006 年试点评估[1]显示，与未开展新农合地区相比，农民两周门诊就诊率提高了 8.3%[2]，住院率提高了 52.7%。以云南省弥渡县为例，2004—2005 年度，参合农民的门诊量由 54694 人次上升为 70675 人次，增长了 29.2%；参合农民的住院量由 5163 人次上升为 9003 人次，增长了 74.4%[3]。二是受益范围不断扩大。受益面是指补助人次占参合人数的比率，受益度是指补助金额占住院医疗费用总额的比率。随着筹资额及补偿额的增加，全国新农合的支出比例及受益比例均呈不断增加趋势（见表 3 - 2）。七年来的补偿资金累计 3363.56 亿元，平均支出比例 81.23%；受益人次累计达到 15.08 亿，平均受益率达到 68.13%。尤其是 2009 年支出比例与 2011 年受益比例分别达到 97.72% 和 160.5%（见图 3 - 3）。三是疾病负担有所缓解。自我保健意识的增强和

---

①  2006 年 3 月至 7 月，受国务院新型农村合作医疗部际联席会议办公室委托，由北京大学、中国社会科学院、农业部农村经济研究中心和卫生部统计信息中心组成的评估工作组，对 2003 年启动的 257 个新型农村合作医疗试点县的运行状况进行全面评估。评估收集了全国 29 个省、自治区、直辖市新型农村合作医疗管理机构、县医院和 238 个乡镇卫生院的机构资料，以及 17 个省 32 个县 19195 户（共 69208 人）的入户调查资料和 1471 人的补充调查资料，并在 18 个县开展了典型调查，进行了近 500 人（次）的深入访谈或专题小组讨论。分为 4 个专题评估小组（新型农村合作医疗制度、医疗服务提供方、医疗服务需求方利用、新型农村合作医疗制度和农村医疗救助相结合情况）对资料进行了系统分析和研究，并撰写了专题评估报告和总评估报告。

②  实施门诊统筹的地区，两周门诊就诊率提高了 33.2%。

③  唐松源、李迅、崔文龙等：《云南省弥渡县新型农村合作医疗补偿机制研究》，《中国公共卫生》2006 年第 3 期。

医疗服务利用率的提升，有利于将很多疾病控制在初发小病状态而不致酿成大病，在一定程度缓解农民因病致贫、因病返贫问题。课题组本次调查显示，认为参合后农民疾病负担减轻不明显的比例达到59%，而认为明显减轻的比例仅有27%，说明参合后农民疾病负担程度有所缓解，但成效不十分显著。

表3-2　　　　　　　　2004—2011年全国新农合筹资补偿及受益效果

| 年份 | 2004 | 2005 | 2006 | 2007 | 2008 | 2009 | 2010 | 2011 |
|---|---|---|---|---|---|---|---|---|
| 筹资额（亿元） | 40.13 | 75.35 | 213.59 | 428.3 | 785.0 | 944.4 | 1308.3 | 2048.5 |
| 支出额（亿元） | 26.36 | 61.75 | 155.81 | 346.63 | 662.31 | 922.9 | 1187.8 | 1710.8 |
| 补偿比例（%） | 62.52 | 81.95 | 72.95 | 80.92 | 84.33 | 97.72 | 90.79 | 83.51 |
| 受益人次（亿人次） | 0.76 | 1.22 | 2.72 | 4.53 | 5.85 | 7.59 | 10.87 | 13.35 |
| 受益率（%） | 95.0 | 68.2 | 66.3 | 61.6 | 71.8 | 91.1 | 130.0 | 160.5 |

数据来源：根据卫生部《中国卫生统计年鉴2012》《2012年中国卫生统计提要》整理。

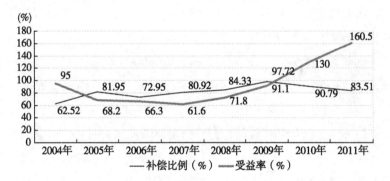

图3-3　2004—2011年全国新农合的补偿率与受益率变化

（四）医疗资源得以合理配置利用

新农合的实施对改善农村基层卫生机构卫生服务能力与管理能力、满足参合农民卫生服务需求起到积极的作用。新农合定点制度的建立，促使县、乡、村各级医疗机构不断改进服务条件、服务质量，乡镇卫生院服务利用程度有了很大程度的提高，收入也有较大幅度的增加。各级政府都加大了对农村卫生基础设施建设和公共卫生的投入，并在改善农村医疗卫生服务条件、改扩建乡镇卫生院和村卫生所、改进医疗设备、加强预防保健和疫情监测、城市卫生支农和卫生知识宣传以及加强农村卫生人才队伍建设等方面作了大量工作，极大改善农村医疗机构的服务条件，为农村卫生事业的稳定发展奠定了坚实的基础。农村居民选择在县级及以下医疗机构就诊的人数逐渐增多，特别是乡镇医疗机构就诊人数显著增加，业务收入大幅度增长，增强了乡村卫生院利用自筹资金提高医疗装备和改善房屋建设的信心，推动了农村基层卫生市场的良性循环发展。另外，新农合首诊、转诊制度的推行，使大量的小病、常见病分流到乡村卫生院（所），县以上大医院集中精力治疗重大疾病和疑难病症，初步实现了"小病不出村、大病不出乡"的目标。不同病人的有序分流，促进了县乡村之间卫生资源的合理分工，提高了各级医疗资源的使用效率，提升了农民医疗服务的可及性。

## 三　探索形成的典型模式

### （一）甘肃省定西县合作医疗模式

定西县属国家级贫困县，1996 年在定西县团结乡和鲁家沟乡开展了农村贫困地区合作医疗制度试点工作。两试点乡合作医疗均采用乡办乡管形式，在资金的筹集中，农民自筹资金为人均 8—10 元，村集体从公益金中每人投入 0.3—0.5 元，乡政府按乡财政收入的 2%—4% 提取（大约人均 1 元）。合作医疗在内容上实行合医合药，在补偿方式上实行补大兼补小。补偿资金分门诊和住院两部分，门诊病人就诊时凭合作医疗保健卡免收"四费"（挂号费、诊断费、注射费及出诊费）；住院病人医药费分层次按比例报销，起报点为 120 元，120—499 元补偿 50%，500—999 元补偿 55%，1000—1200 元补偿 60%，封顶线为 1200 元，超过部分费用自理[①]。

### （二）贵州省晴隆县合作医疗模式

1997 年，根据西南扶贫项目进度要求，晴隆县卫生局以"三保"（保证农民享受基本医疗服务、保证预防保健任务的落实、保证大病得到合理补偿）为目的，开始合作医疗试点。合作医疗的形式是"保大（大病补偿）又保小（基本医疗）"。合作医疗基金的管理由乡（镇）卫生院负

---

① 李士雪：《甘肃省定西县合作医疗制度调查报告》，《中国卫生事业管理》2001 年第 6 期。

责，专项建账，专款专用，以村核算。由县、乡、村分别设立县合作医疗管理委员会办公室、乡合作医疗管理委员会、村合作医疗管理小组，负责监督审核。医疗费用补偿报销采取两种办法：一是现场减免，即患者就诊时，根据补偿比例，立即进行费用总额减免。二是事后报销，即患者转诊到乡卫生院或县以上医疗单位住院，事后凭新农合证、转诊证明、医疗发票和病历资料等到乡合医办报销。具体补偿标准为：村级门诊、乡级住院、县级及以上住院医疗药品补偿比例分别为50%、30%、20%①。

（三）重庆市巫溪县合作医疗模式

重庆市巫溪县是卫生Ⅷ支持性项目（H8SP）试点县②，该县于1999年起，利用英国政府赠款，实施乡办乡管、合医合药的合作医疗。在资金管理上，遵循专款专用、专户储存、合理使用、科学管理、民主监督、滚动发展的原则，由乡合作医疗管理委员会管理，资金存入信用社，由乡财政专人、专户管理，乡合作医疗监督委员会对资金使用进行监督。2003年10月，巫溪县被纳入新农合首批试点县，推出了"自愿参加，多方筹资；大病统筹，小病补偿；公开公正，平等享有；科学管理，民主监督"的新模式。参合农民人均筹资标准45元，农民个人缴纳10元，进入家庭账户用于门诊医疗费用补偿。乡级、县级定点医疗机构起付线分别为100元、200元，补偿比例分别为50%、30%，住院医疗费用最高补偿额为10000元。

（四）陕西省洛川县合作医疗模式

2003年年底，陕西省洛川县作为全国首批试点县启动了新农合制度。此种模式实质是社区医疗保健为主、兼顾大病统筹的医疗服务模式。从大病统筹看，参合农民每人每年缴纳15元，其中10元划入农民个人账户，用于门诊医治或体检费用，5元纳入大病统筹基金。根据基

---

① 中国西南世界银行扶贫项目贵州办公室：《贫困地区合作医疗的持续性发展》，贵州人民出版社2001年版。

② 卫生Ⅷ项目覆盖我国中西部10个省（市/自治区）的97个国家级和省级贫困县的3486万人口，是我国涉及贫困地区范围较大、受益人口较多的卫生扶贫项目。为促进卫生Ⅷ项目的实施，英国政府国际发展部（DFID）提供了1501万英镑的赠款，于1998年10月正式启动卫生Ⅷ支持性项目（H8SP）。H8SP第一阶段，主要在重庆市黔江区、巫溪县，甘肃省临夏回族自治州康乐县、定西市岷县、陇南市宕昌县开展试点工作，以探索有效的干预措施；第二阶段项目覆盖范围将扩大到7个省的10个试点县。

金运行情况，2004 年两次下调农民自付段标准和上调补助比例，乡镇医院、县级医院及县外医院的起付线分别下调至 100 元、400 元、800元，补助比例分别上调至 60%、50%、40%。补助封顶线由最初的5000 元提高到 8000 元，特殊病例（癌症）由 1 万元提高到 1.5 万元。为解决农民看小病和日常预防保健的需要，从 2004 年 4 月 1 日，中国社会科学院社会政策研究中心发起的小病统筹社区卫生实验，也在洛川县旧县镇正式展开。小病统筹实验是由农民自己建立以乡镇社区为统筹单位的医疗合作社，人均每年 10 元，建立基本卫生服务统筹基金。由镇农民医疗合作组织代表全体社员集体签约购买镇卫生院下设的社区服务站提供的基本卫生服务，并对社区卫生服务站的服务进行监督，向社员提供价格相对低廉的社区医疗服务。

（五）陕西神木模式

2009 年 3 月，陕西省神木县颁布《神木县全民免费医疗实施办法》和《神木县全民免费医疗实施细则（试行）》，拉开了"全民免费医疗"帷幕——介于起付线之上、封顶线之下的住院免费医疗。覆盖对象为拥有神木籍户口并参加城乡居民合作医疗和职工基本医疗保险的城乡居民和职工，中央、省、市驻神木各单位、各企业职工参加并执行城镇职工基本医疗保险制度。筹资标准为每人每年 400 元，个人出资额为每人每年 10 元，政府兜底。报销方式实行门诊医疗卡和住院报销制：每人每年可享受 100 元门诊补贴，卡上结余资金可以结转使用和继承，住院报销按三级标准设置起付线报销，支付额度上限为 30 万元。在县康复工作委员会统一指导下，全民免费医疗工作由县医保办和合疗办具体实施，负责免费医疗制度的相关服务工作。卫生、社保、财政等多部门联合行动，监督全民免费医疗工作，确保基金安全运行。截至 2010 年 6月底，全县累计报销住院患者 51114 人次，累计报销住院医药费 1.96亿元；人均报销 3507.22 元，报销补偿率达 84.2%。由此可见，神木县"全民免费医疗制度"基本实现了城乡医疗均等化，有效缓解了群众看病贵的问题。

# 第二节　西部农民被动参合的困境

利益相关主体①意愿行为是新农合制度分析中常被忽视但也是最为关键的一个问题。按照博弈理论，在制度决定的博弈过程中，每个利益主体都试图使其收益最大化或更理性地实现他未来状态的最佳结果，而这又取决于相关利益主体的行动选择和目前的状态。由此，利益相关主体互动而内生成的均衡状态就构成新的制度规则②。就新农合而言，利益相关主体可以界定为农民（需求方）、医疗机构（供给方）及政府（监管方）三方。在政府主导型框架下，由于存在利益最大化目标的差异性，西部新农合制度运行陷入一些现实的问题困境。

## 一　医疗需要与参与意愿迫切

### （一）西部农民疾病状况严峻

在西部农村贫困地区，由于卫生环境恶化、公共预防保健缺乏等因素，公共卫生令人担忧，农民健康状况日益恶化（见图3-4）。

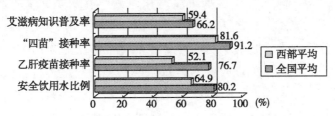

**图3-4　2003年西部农村公共卫生服务与全国平均水平比较**

一方面，西部农村碘缺乏病、氟中毒、大骨节病、血吸虫病等地方病病区分布广，病情严重，尤其是全国砷中毒（燃煤污染型）病例全部集中在经济水平落后的陕西、贵州两省，贵州、云南两省氟中毒（燃煤污染型）比例占全国57.5%，四川、云南两省克山病比例占全国

---

① 利益主体理论（Stakeholder Theory）的基本思想起源于19世纪，把利益主体理论应用于美国的先行者弗瑞曼（Freeman）认为"（一个组织的）利益主体是指任何可以影响该组织目标的或被该目标影响的群体或个人"。

② North D. C. , *Institutions, Institutional Change, and Economic Performance*, New York：Cambridge University Press, 1990.

29.3%（见表3－3）。根据卫生部《中国卫生统计年鉴2007》资料显示，在全国麻疹发病率最高的5个省区中，西部地区的新疆、贵州、甘肃、云南占有四席；脊髓灰质炎发病率最高的3个省区中，西部地区的青海和贵州占了2个①。

表3－3                            2008年西部地方病病区人数

| 地方病项目 | 西部该病种患者最多两省（万） | | 全国（万） | 占全国比例（%） |
|---|---|---|---|---|
| 大骨节病 | 陕西 614.0 | 甘肃 691.6 | 4132.7 | 15.0 |
| 血吸虫病 | 四川 1014.9 | 云南 185.0 | 6746.6 | 17.8 |
| 克山病 | 四川 1028.1 | 云南 747.0 | 5856.5 | 30.3 |
| 碘缺乏病 | 四川 4076.6 | 贵州 2984.3 | 15557 | 45.4 |
| 氟中毒（燃煤污染型） | 贵州 1557.7 | 云南 542.2 | 3624.2 | 57.9 |
| 砷中毒（燃煤污染型） | 陕西 27.1 | 贵州 4.0 | 31.1 | 100 |

数据来源：根据卫生部《中国卫生统计年鉴2009》及《2009年中国卫生统计提要》整理。

　　另一方面，西部农村出现了急性传染病、慢性严重疾病并存的状况。近年来，城乡居民疾病结构发生变化，恶性肿瘤、高血压、心脑血管病、糖尿病等严重慢性疾病成为威胁农民健康的主要病种。据卫生部《中国卫生统计年鉴2007》资料显示，甲乙类法定报告传染病发病率、死亡率及病死率由2002年的182.25/10万、0.39/10万、0.21/10万上升为2006年的266.83/10万、0.81/10万、0.30/10万。其中，在西部省份中，新疆、甘肃两省的发病率分别高达536.12/10万和464.26/10万，贵州、云南两省的病死率分别高达0.84/10万和0.41/10万。2006年农村居民患病率前五位病种依次为高血压、慢性胃肠炎、类风湿性关节炎、慢性阻塞性肺炎、胆结石（胆囊炎），主要疾病死亡率前四位病种及比例分别是恶性肿瘤25.14/10万、脑血管20.36/10万、呼吸系统疾病16.40/10万及心脏病13.87/10万。这些数据表明，西部地区农村居民的健康状况不容乐观。

---

　　① 胡鞍钢、邹平：《社会与发展——中国社会发展地区差距研究》，浙江人民出版社2000年版。

（二）西部农民健康存量指标低

健康是人类智力、体力和情感发育能力的基础，是人力资本的两大基石之一。依据人力资本理论，劳动者的人力资本存量主要由健康、知识、技能和工作经验等要素构成。每个人通过遗传都获得一笔初始健康存量，这种与生俱来的存量随着年龄渐长而折旧，但也能由于健康投资而增加。20 世纪 90 年代以来，随着医学水平的提高和医疗服务的改善，我国孕产妇死亡率、婴儿死亡率和 5 岁以下儿童死亡率三项衡量人口健康存量的指标呈逐年下降趋势。

据卫生部 2005—2009 年《中国卫生统计年鉴》显示，从 2004 年到 2008 年，我国农村孕产妇死亡率由 63.0/10 万下降到 36.0/10 万，5 岁以下农村儿童死亡率由 28.5‰下降到 22.7‰，农村婴儿死亡率由 24.6‰下降到 18.4‰。但与全国平均及城市人口健康存量相比，这些数据仍存在显著的城乡差异和区域差异（见表 3－4）。

表 3－4　　　　　2004—2008 年全国城乡居民健康存量指标比较

| 健康指标 | 全国平均 | | 农村 | | 城市 | |
|---|---|---|---|---|---|---|
| | 2004 | 2008 | 2004 | 2008 | 2004 | 2008 |
| 新生儿死亡率（‰） | 15.4 | 10.2 | 17.3 | 12.3 | 8.4 | 5.0 |
| 婴儿死亡率（‰） | 21.5 | 14.9 | 24.6 | 18.4 | 10.1 | 6.5 |
| 5 岁以下儿童死亡率（‰） | 25.0 | 18.5 | 28.5 | 22.7 | 12.0 | 7.9 |
| 孕产妇死亡率（1/10 万） | 48.3 | 34.2 | 63.0 | 36.0 | 26.1 | 29.2 |

数据来源：根据卫生部《中国卫生统计年鉴 2009》《2009 年中国卫生统计提要》整理。

以 2008 年孕产妇死亡率为例说明，全国平均水平为 34.2/10 万，西部的西藏、新疆、贵州、青海四省孕产妇死亡率分别高达 233.96/10 万、62.04/10 万、56.24/10 万、50.57/10 万，而最低的四个省份浙江、天津、上海、江苏比例分别只有 6.57/10 万、7.26/10 万、7.79/10 万、9.34/10 万。从人均期望寿命指标（2000 年）看，上海、北京、天津三个直辖市分别达到了 78.1 岁、76.1 岁、74.9 岁，而西藏、云南和贵州三省的此项指标分别只有 64.4 岁、65.5 岁和 66 岁，低于全国平均水平（71.4 岁）至少 5 岁，西藏与上海的差距更是达到了 14 岁。可见，西部农村居民遗传健康存量较低。从课题组本次调查情况看，农户对自身的健康状态基本清楚，当问及身体状况如何时，回答"不是很好"的比例高达 74.9%，仅有 23.6% 的人群认为"自身健康很好"；在 60 岁以上的人群中，身体较差和很差的比例达到 41.4%，认为自身健康很好的只有 17.2%（见表 3 - 5）。

表 3 - 5　　　　　　　　　　调查农户的身体健康状况

| 年龄组（岁） | 不同健康状况的比例（%） | | | | | 合计 |
|---|---|---|---|---|---|---|
| | 很好 | 一般 | 较差 | 很差 | 不知道 | |
| 18—30 | 30.8 | 62.8 | 3.8 | 0 | 2.6 | 100.0 |
| 31—45 | 29.4 | 63.5 | 4.7 | 1.8 | 0.6 | 100.0 |
| 46—60 | 11.5 | 64.6 | 11.5 | 9.7 | 2.7 | 100.0 |
| 60 岁以上 | 17.2 | 41.4 | 27.6 | 13.8 | 0 | 100.0 |
| 平均比例值 | 23.6 | 62.1 | 8.2 | 4.6 | 1.5 | 100.0 |

数据来源：本课题组调研数据整理。

### （三）参合需求意愿特别迫切

农村医疗卫生需求通常包括卫生服务需求和医疗保险需求两个方面：前者指在一定时期、一定价格水平下，消费者愿意并能够购买的卫生服务数量；后者指医疗保险需求方在一定时期内，在一定医疗保险费（价格）条件下，愿意并能够购买的医疗保险数量。

靳晓曼（2005）对浙江、江苏、山东、福建、广西、河南、四川、陕西等 11 个省份 1102 个农户的抽样调查数据研究表明，农民最担心自己或家人患病，对新农合有巨大的需求。在一项针对"建立新型农村医疗保障体系需要程度"问题的调查回答中，378 户问卷结果中有 332 户具有参与意愿，比例高达 87.8%[1]。在另一问卷调查对"建立新型医疗保障体系对生活有何影响"的回答中，有 19% 的被调查户认为有一般影响，50% 的被调查户认为能够提高医疗保健水平，28% 的被调查户认为能够改善生活质量，三项合计达到 97%；认为没有影响的仅占 3%。2003 年第三次国家卫生服务调查结果显示，一、二、三、四类农村地区的农户中，11.7% 明确表示不愿意参加新农合，17.4% 的农户表示说

---

[1]　叶宜德、岳青、罗珏等：《农民合作医疗的家庭调查报告》，《中国卫生经济》2003 年第 6 期。

不好，愿意参加的为 70.9%，特别是四类农村地区愿意参合的比例高达 75.2%（见图 3 - 5）。由此可见，西部农民对医疗需求的意愿十分强烈，建立新农合保障体系符合医疗需方利益。

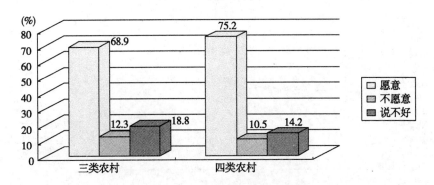

**图 3 - 5　西部农民参加新农合意愿分析**

资料来源：第三次国家卫生服务调查和西部卫生扩大调查等。参见卫生部统计信息中心《中国卫生服务调查研究——第三次国家卫生服务调查分析报告》，中国协和医科大学出版社 2004 年版。

## 二　支付能力与意愿不一致

支付能力（Ability to Pay）和支付意愿（Willingness to Pay）是新农合筹资及其可持续发展的主要支撑因素。支付意愿是指农村居民主观上是否愿意支付新农合费，支付能力是指农村居民客观上是否具有交纳新农合费的能力，两者是客观能力与主观态度的关系。

（一）医疗支付能力

家庭成员健康状况和患病程度是决定卫生服务需要的主要因素，而家庭经济状况则是决定卫生服务支付能力的主要因素。20 世纪 90 年代以来，农民的实际收入增长长期处于徘徊、停滞状态，来自农业的收入更是呈递减态势。与此相反，农村医疗保健支出费用越来越高，医疗支付能力十分低下。2009 年西部农民人均纯收入 3816.47 元，分别相当于东部与中部农民人均纯收入的 53.33% 和 79.63%，但医疗保健支出占纯收入比例分别相当于东部与中部的 1.36 倍和 1.29 倍（见图3 - 6）。对于人均纯收入较低的西部农民来说，落后的经济状况只能勉强解决吃

住温饱问题，根本无力去考虑健康保障问题。而且，一旦遭遇平均额
10 万元（相当于 40 年农村人均纯收入总额）左右的大病，更是债台高
筑甚至变卖家产，难以负荷的经济压力和心理压力，导致生活水平急剧
下降，引发因病致贫、因病返贫问题。

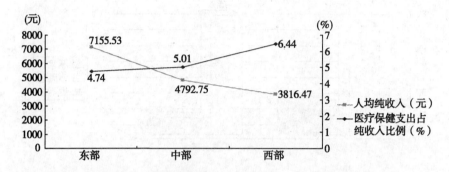

**图 3-6　不同地区医疗保健支出与纯收入比较**

数据来源：根据《中国农村统计年鉴 2009》《中国统计年鉴 2010》整理。

　　课题组本次调查显示，2008 年西部农户家庭医药费支出占年收入
10%—25% 的比例较高（平均达到 42.1%），且在不同收入组间的差异
较大：年收入 1000 元以下组别中，医药费支出占年收入 25% 以上的比
例高达 26.9%（见表 3-6）。在此情况下，农户对人均 20 元出资额的
承受能力必然有限，有 1/3（33%）的农户认为 20 元出资不能承受或
者影响基本生活（见图 3-7）。高昂的医疗保健支出费用导致医疗支付
能力十分低下，使得参合意愿不能有效转化为参合行为，最后表现为无
法参合。

表 3-6　　　　　调查农户不同经济收入水平组医药费用支出比例

| 年收入组 | 医药费占家庭年收入比例（%） | | | | 合计 |
|---|---|---|---|---|---|
| | 10% 以下 | 10%—25% | 26%—50% | 50% 以上 | |
| 1000 元以下 | 34.4 | 38.8 | 15.6 | 11.3 | 100.0 |
| 1001—2000 元 | 41.5 | 47.2 | 9.8 | 1.6 | 100.0 |
| 2001—3000 元 | 36.1 | 54.1 | 6.6 | 3.3 | 100.0 |
| 3000 元以上 | 63.0 | 23.9 | 8.7 | 4.3 | 100.0 |
| 平均比例值 | 40.3 | 42.1 | 11.5 | 6.2 | 100.0 |

数据来源：本课题组调研数据整理。

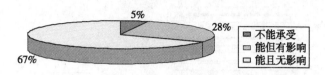

**图 3 - 7　农户对 20 元出资额的承受能力**

（二）有病不医的困境

作为自然生命个体，每个人的一生难免遇到各种各样的疾病风险。虽然世界卫生组织（WHO）把健康定义为完好的生理心理并具有社会幸福感的状态，而不仅仅指不虚弱和无病，但出于经济学上计算方便的缘故，人们通常用两周患病率和年住院率①两个指标考察患病的概率及严重性。有研究表明，经济因素和人口学特征是影响农村居民对卫生服务利用的两大主要因素，昂贵的医疗费用已成为抑制农民医疗需求的首要障碍。由于受收入水平限制，西部农民应就诊（住院）而未就诊（住院）的情况很严重。据 2003 年第三次国家卫生服务调查分析报告显示，三类及四类农村的两周未就诊率分别达到 46.7% 和 43.0%，应住院而未住院率分别达到 35.8% 和 31.2%，因经济原因应住院而未住院比例为 75.5% 和 73.6%②。内蒙古、青海两省两周应就诊而未就诊率高达 61.7% 和 62.4%，贵州省应住院而未住院比例达到 57.1%，几乎是全国平均水平的 2 倍（见图 3 - 8）。

还有调查表明，问题最为突出的青海省有 2/3 左右的患者不去医疗机构就诊，27% 的患者没有采取任何治疗措施，45% 的患者应住院而不住院③；云南省农村患病两周应就诊而未就诊率为 35.42%，其中，64.29% 是因为经济困难④。诸多数据再次说明，经济上的不可及导致低收入人群有病不敢进医院，小病扛成大病，增加了疾病风险，加剧了

---

①　两周患病率是指被调查者在调查前两周内自我报告患有各种疾病的居民占调查总人数的比率；年住院率是指年住院人次数占调查总人数的比率。

②　卫生部统计信息中心：《中国卫生服务调查研究——第三次国家卫生服务调查分析报告》，中国协和医科大学出版社 2004 年版。

③　仇雨临：《关注弱势群体的医疗保障》，《社会保障制度》2003 年第 3 期。

④　高梦滔、高广颖、刘可：《从需求角度分析新型农村合作医疗制度运行的效果——云南省三个试点县的实证研究》，《中国卫生经济》2005 年第 5 期。

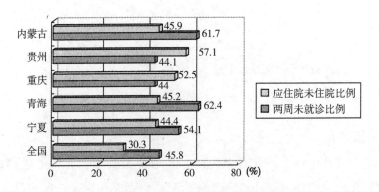

**图 3 - 8   2003 年西部农民有病不医的比例**

资料来源：根据第三次国家卫生服务调查主要结果和西部卫生扩大调查等整理。

因病致贫的程度。

（三）支付意愿与能力的不一致

参合态度是指农民参与新农合的综合倾向性，即农民对新农合的认知度和满意度及由此引发的参与倾向性，包括农民对新农合的认知、情感及行为倾向三个方面。它代表的是农民对新农合的真实个人态度，与个体对制度的主观信任和个体本身对制度的现实需要以及个体参合的现实可能性有关。在农民参加新农合的原因方面，可以分成三类：从获益角度出发的理性选择（认为对农民有好处而自愿参加）、受外部环境影响后的主动从众选择（村干部动员后参加和随大流参加）、受外力控制的被动选择（被强制要求参加）。

支付参与意愿是指农村居民在客观具备支付能力的前提下，主观上是否愿意支付新农合费并参加新农合的行为。总体来看，西部农民对新农合的支付意愿较低。汪宏等 2002 年对贵州省开阳县冯三镇进行调查时发现，中高收入者参合率是低收入者的 1.39 倍，低收入农民更不愿意参加新农合①。毛正中通过典型抽样的方式在云南、四川、贵州、安徽、甘肃、陕西、内蒙古和山西 8 个省（自治区）选择了 10 个国家级贫困县 900 户农民做了入户调查，发现样本人群对新农合的平均支付意

---

①  汪宏等：《中国农村合作医疗的受益公平性》，《中国卫生经济》2005 年第 2 期。

愿仅为每人每年 12.9 元①。相比之下，绝大部分农户每年在烟酒等可调
节性支出上的花费都高于对新农合制度的支付意愿。卫生部 2003 年对
2960 户农民的调查显示，有近 1/3（897 户）农户不愿意参加新农合。
在陕西省旬邑县原底乡 301 户的调查对象中，只有 36% 的农户对新农
合满意或比较满意，44% 的农户不表态，20% 的农户不满意；有 44%
的农户愿意参加新农合，56% 的农户不愿意参加②。一项对山西省汾阳
市农民参加新农合意愿的调查发现，被调查家庭的参与率仅为 56.9%，
而且其中 46.4% 是被动员参加③。

在实际参合过程中，参与行为除受意愿驱使外，还要受制于其他外
力因素的影响。一些农民可能具有参与意愿但不具备支付能力，或者有
支付能力但无支付意愿，使得参与意愿不能有效地转化为参与行为，最
后表现为没有参与。因此，参与行为与参与意愿、支付能力与支付意愿
之间并非完全一致④。

（四）参合率背后的隐忧

目前西部农民家庭参合率整体较高，但高参合率背后隐藏的问题至
少有两个：一是参合率在不同特征家庭间的分布不均衡。由于区位条
件、资源禀赋和人文历史等因素的共同作用，西部省区之间的经济发展
水平有所不同，收入水平高的地区，家庭的参合率也高。二是参合原因
中被动参合比例大。一项对参合农民参合原因的调查表明，仅有
33.9% 的家庭是因为风险意识强，为了抵抗疾病风险；有 34.4% 的家
庭是为了响应政府号召或随大流，他们参合是在非理性状态下的被动从
众行为。

西部新农合试点工作中，一些地方对建立新农合制度的宣传发动不
到位，部分农民担心医疗费用升高、报销手续复杂、基金被挪用，对新
农合持观望态度。根据卫生部信息统计中心的调查结果显示，在已经参

　　① 毛正中：《农民对合作医疗的支付意愿》，《卫生经济研究》2001 年第 4 期。
　　② 西部农村合作医疗服务体系研究课题组：《加强西部农村合作医疗服务体系建设研
究》，《经济研究参考》2007 年第 4 期。
　　③ 刘爱敏、韩颖、郑建中：《山西省农民参加合作医疗意愿及其影响因素分析》，《中国
农村卫生事业管理》2004 年第 9 期。
　　④ 王艳：《论医疗给付结构对农民参保合作医疗意愿的影响》，《中国农村观察》2005 年
第 5 期。

合的农民家庭中，有 2.5% 的农民家庭明确表示明年不愿意继续参加新农合制度，有 7.6% 的农民家庭持观望态度①。由此可见，一旦出现个人期望与实际所得出现偏差而导致退出，将对持续性参合构成威胁。

## 第三节　医疗机构供给保障不足的困境

### 一　医疗服务供给体系不健全

医疗卫生服务供给方是指向患者及人群提供医疗卫生服务产品（药品、器械等）和劳务（门诊住院、保健预防等）的综合卫生体系。世界卫生组织提出医疗系统的四个相互关联的功能子系统②：提供医疗服务（服务提供），筹集、汇总和分配用于购买服务的资金（医疗融资），对人员、建筑物、设备进行投资（医疗资源的生产），担当起所有这些资源、权力和期望的总管家（医疗系统的管理）。

（一）医疗服务机构体系建设

医疗服务机构体系是指提供医疗服务的组织系统，在外延上包括所有的医疗机构和药店。按照体制的不同，可以将医疗服务机构体系分为体制内供给者和体制外供给者两部分（见图 3-9）。

体制内供给者主要指县、乡、村三级医疗机构卫生服务的供给者，包括各类医疗卫生、预防保健机构（疾病控制中心、卫生监督机构、妇幼保健机构等）等以及各类医疗卫生技术人员；体制外供给者主要指非国有医疗机构卫生服务的供给者，包括民营医疗机构、个体行医者和非法游医等。新农合的服务供给方，是以县医院为龙头、以乡镇卫生院为核心、以村卫生室为基层的医疗卫生机构体系。由于参合农民只有接受定点医疗机构的服务才能受益，且药店在费用报销制度中处于边缘性地位。因此，新农合的服务体系基本上等同于体制内的定点医疗机构。

体制内的定点医疗机构体系是以县为龙头、乡为枢纽、村为网底的

---

① 卫生部统计信息中心：《中国新型农村合作医疗进展及其效果分析》，中国协和医科大学出版社 2007 年版。

② 世界卫生组织：《2000 年世界卫生报告：卫生系统改进业绩》，王汝宽等译，人民卫生出版社 2000 年版。

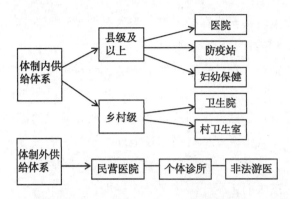

**图3-9 农村医疗卫生服务供给体系**

三级医疗卫生服务网络体系，承担着社会预防、医疗诊治和预防保健的任务。县级卫生机构包括县医院、卫生防疫站、妇幼保健站、卫生学校、中医院、药物检定所等，其中县医院、卫生防疫站和妇幼保健站是主体。乡镇卫生院是农村三级医疗预防保健网的枢纽，在县医院与村卫生室间发挥承上启下的纽带作用。一般设医疗和预防保健两大业务组，承担着疾病的诊断与治疗、卫生防疫、妇幼保健、计划生育、村卫生组织的业务指导等职能。村卫生室是农村三级医疗预防保健网的网底，负责村民疾病的简易治疗、预防接种、计划免疫、卫生宣传和卫生运动、传染病上报和管理、妇幼保健和计划生育等工作。

（二）机构设置重叠，资源未能有效整合

目前农村地区三级医疗卫生机构设置重叠，资源未能有效整合。在几乎所有农村地区（包括一些贫困县）的县乡两级，都设立了不同的医疗服务机构，如县医院、县中医院、防疫站、妇幼站、计生委服务站等，均配备了一定数量的医务人员和装备程度不一的医疗设备。大多医疗机构的人头费由财政提供，但他们却不愿向农民提供免费或低价的服务，而是按市场价格，用按服务付费的办法向农民提供门诊或住院服务并收取医疗费。例如，农村的许多计生办在经费、设备和人员有保障的基础上，纷纷开展有偿医疗服务，结果造成与乡镇卫生院在设备、人员等资源的重复浪费。

在这种情况下，许多农民对正规医疗服务的可及性下降，农民对医疗服务的正常需求被压抑，不得不转向村医乃至"游医"，结果又造成农村医疗机构普遍的工作负荷不足。负荷不足和经费困难又进一步导致医疗机构正常运转甚至生存的困难，陷入恶性循环。

（三）三级医疗卫生保健网络功能弱化

从历史经验看，农村三级卫生服务网、乡村医生队伍和合作医疗制度是构成农村卫生体系的"三根支柱"，为广大农民获得基本卫生服务提供了根本保障。根据卫生部的统计资料表明，我国原有的三级医疗预防保健网中，除县级医疗机构仍比较全外，作为为农民提供基本预防和医疗保障的乡、村两级卫生机构，"枢纽不灵、网底不牢"的现象已经很严重，农村三级卫生服务网建设令人担忧。

就乡镇卫生院而言，随着部分地方对乡镇医院转型、拍卖改革的推进，乡镇卫生院处于医疗资源配置不断恶化的窘境。据《中国农村统计年鉴2009》资料显示，从1995年到2008年，全国乡镇卫生院数量由51797个减少到39080个，卫生技术人员由918870名减少为863662名[1]。

由于既无村卫生室的便捷之利，又无县医院的技术力量和装备之优势，加之管理落后、设备短缺、业务技术低下等因素，服务能力对患者缺少吸引力，乡镇卫生院已远远不能适应农民的医疗保健需求。在交通日益发达的情况下，村民患小病去村卫生室，患大病去县城，许多卫生院生存发展十分艰难甚至濒临破产。2004年在甘肃肃州农村调查的结果显示，某乡卫生院1997年至2000年累计负债已达39万元，欠发职工工资近7万元[2]。

就村卫生室的医疗资源配置而言，据《中国农村统计年鉴2008》资料显示，从1985年至2007年的二十多年间，全国村卫生室数量由77.8万个减少到61.4万个，平均每村乡村医生和卫生员由1.80人下降为1.52人，每千农业人口乡村医生和卫生员由1.55人下降为1.06人。课题组本次调查显示，西部地区村卫生室建设不容乐观，无村卫生室及村医的比例达到17.4%（见图3-10）。在有村卫生室的地区，传

---

① 国家统计局农村社会经济调查司：《中国农村统计年鉴2009》，中国统计出版社2010年版。

② 景喆、李新文：《西北地区乡镇卫生院的现状及改革》，《卫生经济研究》2005年第2期。

统合作医疗衰落以后，村卫生室主要由个人承包和个体经营，同时还有
大量的个体诊所开业。这些村卫生室医疗硬件落后，有的甚至缺乏最基
本的诊疗设施，业务能力低、服务质量水平有限。更为严重的是，由于
利益的驱使和监管不足，部分村医往往把利润更大的药品卖给农民，有
的甚至卖劣质药和假药。村级医疗卫生机构的凋零状态，使其不可能提
供公共卫生和预防保健等服务，镇卫生院的预防触角又难以到达边远的
山村，这使得流行性疾病在边远山村肆虐。

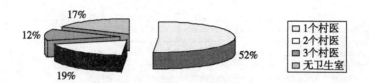

图 3 - 10　西部地区村卫生室建设及村医配备情况

可以说，由于包括村医、私人诊所、乡镇卫生院、社区医院在内的
初诊医疗机构不健全，设施陈旧、设备落后、医疗水平低下，加之就医
垄断、庸医假药、医药费上涨过快，导致西部农村卫生服务体系难以有
效承担基本医疗卫生保健任务，加剧看病难现象。

## 二　医疗资源配置水平落后

卫生资源是指在一定社会经济条件下，社会对卫生部门提供人力、
物力、财力的总称，包括卫生硬资源与卫生软资源两大类：卫生硬资源
指卫生人力、物力等有形资源；卫生软资源指医学科技、医学教育、卫
生信息、卫生政策及卫生法规等无形资源[1]。从西部来看，卫生资源稀
缺的现实状况制约了新农合制度效率的进一步提升。在公共医疗资源配
置严重向城市倾斜、城市医院走向贵族化的趋势下，西部农村医疗机构
却面临着医疗设施陈旧、专业人才匮乏、技术水平低下等卫生资源匮乏
的困难。

（一）设施设备奇缺，基本服务条件不具备

20 世纪 90 年代以来，农村地区卫生资源逐年下降。纵向来看，农

---

① 龚幼龙：《卫生服务研究》，复旦大学出版社 2001 年版。

村乡镇卫生院数量从 1995 年的 5.18 万下降至 2011 年的 3.73 万，降幅高达 27.9%，农村卫生室数量从 1995 年的 80.4 万下降至 2005 年的 58.3 万，降幅高达 27.5%，此后逐渐回升至 2011 年的 66.3 万，与 1995 年相比，降幅仍达到 17.5%（见图 3-11）。新农合卫生服务的专业技术人员主要由执业医师、执业助理医师、注册护士、基层医院医生和卫生员共同组成。平均每村乡村医生和卫生员人数，从 1995 年的 1.81 人下降至 2005 年的 1.46 人，降幅高达 19.3%，此后逐渐回升至 2011 年的 1.91 人（见表 3-7）。

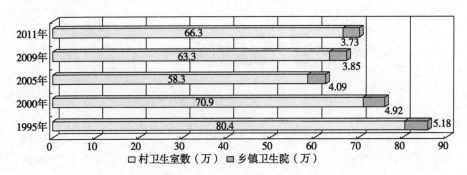

图 3-11    1995—2011 年全国农村医疗资源变化情况

表 3-7    1995—2011 年农村乡镇卫生院及村卫生室医疗资源情况

| 年份 | 1995 | 2000 | 2005 | 2006 | 2007 | 2008 | 2009 | 2010 | 2011 |
|---|---|---|---|---|---|---|---|---|---|
| 乡镇卫生院（万） | 5.18 | 4.92 | 4.09 | 4.00 | 3.99 | 3.91 | 3.85 | 3，78 | 3.73 |
| 床位（万） | 73.30 | 73.48 | 67.82 | 69.6 | 74.7 | 84.7 | 93.3 | 101.4 | 103.7 |
| 卫生人员数（万） | 91.88 | 102.62 | 87.05 | 100 | 103.3 | 107.5 | 113.1 | 115.1 | 115.3 |
| 村卫生室数（万） | 80.4 | 70.9 | 58.3 | 60.9 | 61.4 | 61.3 | 63.3 | 64.8 | 66.3 |
| 乡村医生和卫生员数（万） | 133.1 | 131.9 | 91.7 | 95.7 | 93.2 | 93.8 | 105.1 | 109.2 | 112.6 |
| 平均每村乡村医生和卫生员（人） | 1.81 | 1.81 | 1.46 | 1.53 | 1.52 | 1.55 | 1.75 | 1.68 | 1.91 |

数据来源：根据《中国卫生统计年鉴 2012》及《2011 年中国卫生统计提要》整理。

横向比较，西部农村医疗资源配置十分稀缺，医疗机构床位数、卫生人员数等指标均低于全国平均水平。就每千农业人口乡村医生和卫生员指标看，2007 年新疆、贵州及甘肃三省仅有 0.64 人、

0.75 人及 0.79 人，远低于全国平均水平 1.06 人，与山东 1.87 人、河北 1.57 人的水平差距更大。从陕西省来看，榆林市每千农业人口医疗机构数 0.08 个，每千农业人口卫生技术人员数 0.63 个；洛川县农业人口 16 万，仅有卫生机构 25 个，每千农业人口医疗机构数 0.16 个。2008 年年底，西部每千农业人口拥有乡镇卫生院拥有床位数、乡村医生卫生员数仅 0.93 张和 1 人，远远低于 0.96 张和 1.1 人的全国平均水平（见图 3－12）。

　　西部农村现有卫生机构大多房屋破旧、医疗基础设施及设施设备短缺、老化且严重不足。村级卫生室大多是利用自有房屋开设的个体诊所，达不到"三室"（治疗室、诊断室、药房）分开的要求，大多还仅靠老三件（血压计、体温计、听诊器）勉强维持开展低水平的医疗服务。根据财政部 2002 年对西部农村医疗卫生状况进行的调查，平均每个村级医疗服务拥有 0.96 个听诊器、0.81 个血压计和 0.16 个冰箱。此种医疗设备根本无法适应村级卫生室承担的预防保健工作要求，难以提供有效的医疗服务。

　　除日常诊疗工作外，还要承担包括建立农村居民健康档案、统计公共卫生情况、完成健康教育与宣传工作、疫苗接种、儿童保健、老年人保健、孕产妇保健、建立居民健康档案、健康教育、预防接种、传染病防治、慢性病管理等系列工作，村卫生工作室负荷过重。

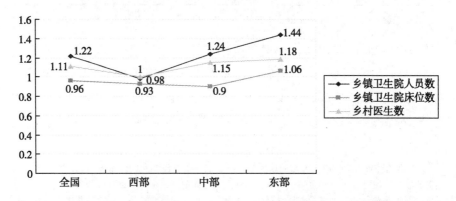

**图 3－12　2008 年西部每千农业人口医疗资源与全国差距**

数据来源：根据卫生部《中国卫生统计年鉴 2009》及《2010 年中国卫生统计提要》整理。

**（二）医疗卫生服务的资金供给不足**

资金供给关系到医疗卫生服务的数量和质量水平。衡量卫生保健筹资水平的常用指标主要是卫生总费用和卫生事业费用。卫生总费用是指全社会为提供卫生保健服务所消耗的活劳动和物化劳动的货币表现，按照筹资主体不同，可分为政府预算卫生支出、社会卫生支出和个人现金卫生支出三部分。政府预算卫生支出指各级政府用于卫生事业的财政拨款①；社会卫生支出指政府预算外社会各界对卫生事业的资金投入；个人现金卫生支出指城乡居民在接受医疗卫生服务时的个人现金支付。卫生事业费是指各级政府用于卫生部门所属卫生机构的财政预算补助。包括用于卫生部门所属各医疗机构的补助经费，及其他卫生事业机构的事业费和其他各项经费。

表 3 - 8　　　　　　1990—2007 年全国卫生总费用与卫生事业费支出

| 年份 | 卫生总费用及构成 | | 卫生事业费②及比例 | | |
| --- | --- | --- | --- | --- | --- |
| | 合计（亿元） | 占 GDP 比例（%） | 合计（亿元） | 占国家财政支出比例（%） | 占科教文卫事业费比例（%） |
| 1990 | 747.39 | 4.00 | 86.06 | 2.79 | 13.94 |
| 1995 | 2155.13 | 3.54 | 176.92 | 2.59 | 12.06 |
| 2000 | 4586.63 | 4.62 | 296.05 | 1.85 | 10.82 |
| 2005 | 8668.19 | 4.73 | 628.14 | 1.85 | 10.29 |
| 2007 | 11289.50 | 4.52 | 794.26 | 1.96 | 10.07 |

数据来源：根据卫生部《中国卫生统计年鉴 2009》《2009 年中国卫生统计提要》整理。

1990—2007 年以来，全国卫生总费用与卫生事业费支出保持总量递增，但结构比例严重不合理。1990 年以来，卫生总费用占 GDP 比例忽高忽低，尤其是 2003 年以来，卫生总费用占 GDP 比重直线下降；卫生事业费占国家财政支出比例由 1990 年的 2.79% 下降到 2005 年的

① 政府预算卫生支出按经济用途划分为公共卫生服务经费和行政事业单位医疗经费。公共卫生服务经费指各级政府为防病治病、保障人民身体健康，由政府财政预算向社会全体成员提供的卫生服务经费，可以看作是政府对卫生服务供给方的财政支持；行政事业单位医疗经费指各级政府为部分人群提供的医疗卫生费用补助，可以看作是政府财政对卫生服务需求方的支持。

② 卫生事业费系财政决算数，不包括公费医疗经费、中医事业费、医学教育与科研经费。

1.85%，卫生事业费占科教文卫事业费比例从 1990 年的 13.94% 下降到 2007 年的 10.07%（见表 3－8）。可见，20 世纪 90 年代以来，全国卫生总费用与卫生事业费支出形成的医疗卫生服务资金供给，尤其是政府预算卫生支出比例的逐年下降，更减弱了医疗卫生服务资金供给的能力，直接影响到农村医疗卫生事业的发展。

（三）人员队伍年龄知识老化严重

作为卫生资源的重要组成部分，农村医疗卫生机构专业技术人员是能否提供充分、高效医疗服务的关键，更是反映一个国家和地区卫生服务水平的重要标志。截至 2000 年年底，我国有乡村医生 106.7 万人，平均每村乡村医生数为 1.56 人，乡村医生培训合格率为 86.01%。其中 45 岁以下的乡村医生接受"两化教育"（系统化、正规化中等医学教育）合格比例达到了 82.27%；46 岁及以上的乡村医生接受中专水平、逐项业务培训合格比例达到了 89.77%[1]。

西部农村医疗机构在专业技术方面不仅存在学历低、职称低、无学历比例高"两低一高"的现象，而且普遍存在年龄老化问题。从 2005 年乡镇卫生院卫生技术人员年龄结构看，25 岁以下人员比例为 6.2%，25—34 岁人员比例为 45.1%，35 岁以上人员比例高达 48.7%，队伍老化严重（见图 3－13）。

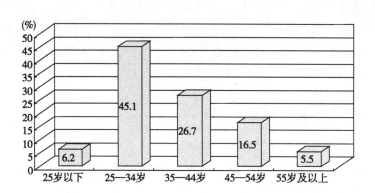

图 3－13　2005 年乡镇卫生院卫生技术人员年龄构成

数据来源：根据卫生部《中国卫生统计年鉴 2009》整理。

---

[1] 吕兴权、刘凤芝、解江林等：《我国乡村医生教育基本情况的调查研究》，《实用乡村医生杂志》2002 年第 3 期。

学历结构中，根据卫生部公布的第四次国家卫生服务调查结果显示，乡镇卫生院和村级卫生组织中卫生技术人员中，中专及以下和无学历人员比例分别达到 63% 和 90%①。职称结构中，高级职称者仅占 1.6%，中级职称者占 19.4%，初级职称及以下者高达 79%，中高级职称者与初级职称及以下者比例达到 1：4，职称水平及技术能力偏下（见图 3 - 14）。以陕西省洛川县为例，2004 年全县共有卫生人员 898 名，有卫生专业技术职称的人员 516 人，其中高级职称 25 名、中级职称 160 名、初级职称 331 名，高级职称比例不到 0.5%，初级职称比例高达 60%。

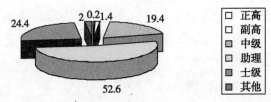

**图 3 - 14    2005 年乡镇卫生院执业（助理）医师职称构成**

数据来源：根据卫生部《中国卫生统计年鉴 2009》整理。

由于乡村级医疗机构普遍存在人员老化、知识老化问题，在缺乏政府有效监管的前提下，许多不具备行医资格的庸医、游医、"神医"进入农村市场，农村医疗卫生安全状况堪忧。由于业务水平和行业能力有限，对疾病诊断的准确性和科学性低，经常会存在误诊错诊现象，提供的治疗服务安全系数低，往往会延误病情甚至把小病医成大病。

### 三　医疗服务供给质量低下

由于历史原因，政府投资长期不足，大多数乡镇卫生医疗机构基础设施落后、医疗人才缺乏、医疗技术水平低，难以满足农民的基本就医要求和条件，与"大病不出县，小病不出村"的目标相距甚远。由此，西部农村医疗服务的可及性和可得性②难以实现，这

①  卫生部新闻办公室：《第四次国家卫生服务调查主要结果》，2009 年 2 月 27 日。
②  医疗的可及性和可得性是评价医疗服务的两个基本指标。前者指消费者能够方便地获得质量可靠的医疗服务的程度，后者指消费者尤其是低收入者有能力购买质量可靠的医疗服务的程度。

可从地理可及性与经济可及性两个层面分析。

(一) 供给服务的地理可及性不足

西部农村地区的医疗条件和技术水平无法满足当地居民的卫生服务需求，而且恶劣的环境、不便的交通等地理因素，成为影响农村居民服务利用的制约因素。衡量医疗服务供给地理可及性的常用指标就是住户距最近医疗单位的距离和所需时间。从就医地点看，2003 年农村居民到最近医疗点的距离在 1 公里以内的比例为 61.1%，到最近医疗点的距离在 5 公里以上的比例为 4.8%，四类农村地区这一比例达到 18.0%；农村居民到最近医疗点所需时间 30 分钟以上的比例为 6.8%，四类农村地区的比例达到 24.5%，也就是说，有 1/4 的家庭到最近医疗机构所需时间在 30 分钟以上 (见表 3-9)。

表 3-9　　　2003 年调查地区农村住户距最近医疗单位距离和时间构成　　　(%)

| 医疗可及性指标 | | 小计 | 一类农村 | 二类农村 | 三类农村 | 四类农村 |
|---|---|---|---|---|---|---|
| 到最近医疗点距离 | 不足 1 公里 | 61.1 | 67.6 | 69.0 | 57.7 | 37.9 |
| | 5 公里及以上 | 4.8 | 1.6 | 3.0 | 4.0 | 18.0 |
| 到最近医疗点时间 | 10 分钟以内 | 66.9 | 76.8 | 74.0 | 63.1 | 40.6 |
| | 30 分钟以上 | 6.8 | 1.9 | 2.9 | 7.3 | 24.5 |

数据来源：卫生部统计信息中心编：《第三次国家卫生服务调查分析报告》，中国协和医科大学出版社 2004 年版。

课题组本次调查显示，调查地区西部农村居民到最近医疗点的距离不足 1 公里、超过 5 公里以上的比例分别为 35.0% 和 16.0%，与第三次服务调查结果四类农村地区数据 (37.9%、18.0%) 接近；农村居民到最近医疗点所需时间小于 10 分钟以内、30 分钟以上的比例分别为 43.0% 和 19.0%，与第三次服务调查结果四类农村地区数据 (40.6%、24.5%) 接近，说明课题组调查地区比四类农村地区医疗服务地理可及性略高 (见图 3-15、图 3-16)。按照世界卫生组织制定的标准，居民到最近医疗点的距离超过 5 公里以上，就意味着无法及时获得相应的医疗服务。按此比例推算，西部 12 省区至少有 3000 万农村人口无法获得地理可及性意义上的医疗服务。

(二) 供给服务的经济可及性下降

国家财政投入不足和激励机制扭曲造成医疗市场化改革，使农村医疗

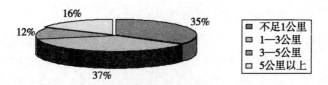

**图 3 - 15    农村住户距最近医疗单位距离**

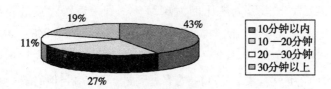

**图 3 - 16    农村住户到最近医疗单位时间**

费用增长较为显著。据第四次国家卫生服务调查分析报告显示①，1993 年至 2008 年，农村门诊费用从 22 元增长为 128 元，扣除物价上涨因素，1993—1998 年、1998—2003 年年均增长分别达到 4.94% 和 15.28%；农村住院费用由 541 元上涨为 3685 元，扣除物价上涨因素，1993—1998 年、1998—2003 年年均增长分别达到 12.02% 和 11.56%，农村居民次均住院费用的涨幅远远高于同期城市居民的涨幅（见表 3 - 10）。

表 3 - 10    1993—2008 年城乡居民次均医疗费用增长情况

| 年份 | 次均就诊费用 | | | 次均住院费用 | | |
|---|---|---|---|---|---|---|
| | 平均 | 城市 | 农村 | 平均 | 城市 | 农村 |
| 当年实际费用（元） | | | | | | |
| 1993 | 30 | 49 | 22 | 916 | 1607 | 541 |
| 1998 | 63 | 119 | 45 | 2384 | 4037 | 1532 |
| 2003 | 120 | 219 | 91 | 3921 | 6930 | 2649 |
| 2008 | 169 | 312 | 128 | 5058 | 8958 | 3685 |
| 可比价格费用（元） | | | | | | |
| 1998 年可比价 | 39 | 74 | 28 | 1485 | 2515 | 954 |
| 2003 年可比价 | 75 | 136 | 57 | 2441 | 4314 | 1649 |
| 2008 年可比价 | 88 | 163 | 67 | 2643 | 4680 | 1925 |

---

①    卫生部统计信息中心：《2008 中国卫生服务调查研究》，中国协和医科大学出版社 2009 年版。

续表

| 年份 | 次均就诊费用 | | | 次均住院费用 | | |
|---|---|---|---|---|---|---|
| | 平均 | 城市 | 农村 | 平均 | 城市 | 农村 |
| 调整年均增长率（%） | | | | | | |
| 1993—1998 | 5.39 | 8.59 | 4.94 | 10.15 | 9.37 | 12.02 |
| 1998—2003 | 15.9 | 12.94 | 15.28 | 10.45 | 11.40 | 11.56 |
| 2003—2008 | 4.4 | 3.69 | 3.29 | 1.6 | 1.64 | 3.15 |

数据来源：根据卫生部第三次（2003）、第四次（2008）国家卫生服务调查主要结果整理。

以陕西省为例，2004—2008 年，门诊人均医疗费用由 98.3 元增长为 124.4 元，增幅比例高达 26.5%，住院人均医疗费用由 3516.2 元增长为 4382.3 元，增幅比例也接近 25%（见图 3-17）。同时，调查地区应住院而未住院的农村居民中，两周应就诊而未就诊率、应住院而未住院率分别达到 45.8%、30.3%，因经济原因的比例高达 75.4%。经济上的不可及导致低收入人群有病不敢进医院，小病扛成大病，加剧了因病致贫的程度。

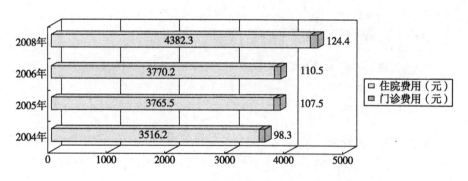

图 3-17 2004—2008 年陕西省人均门诊和住院医疗费用

（三）卫生资源的利用效率不高

卫生资源利用效率可通过投入和产出指标对医疗卫生事业的人力、物力、财力等方面进行综合评价。卫生资源投入指标主要是卫生人力（每千人口卫技人员数）、卫生物力（每千人口床位数）、卫生财力（人均卫生事业费）三项，产出指标主要是出院者平均住院日、平均病床周转次数、实际病床使用率、医师人均每天担负诊疗人次和医师人均每天担负住院床日 5 项①。因投入指标在前文章节已有述及，故本节仅选取常用的产出指标对卫生资源的效率进行综合评价。

　　从乡镇卫生院病床使用情况分析，西部卫生资源利用效率普遍偏低。以乡镇卫生院的病床使用率和出院者平均住院日指标为例，2003—2008年，陕西省病床使用率由 29.2% 上升为 41.7%，出院者平均住院日由4.78 天增长为 5.90 天，卫生资源利用率逐渐上升趋势，但与全国平均水平的差距逐年扩大，尤其是病床使用率的差距由 2003 年的 7 个百分点扩大为 2008 年的 14.1 个百分点（见图 3 - 18），再次说明西部乡镇医疗机构医疗资源使用率普遍不高的现实问题。

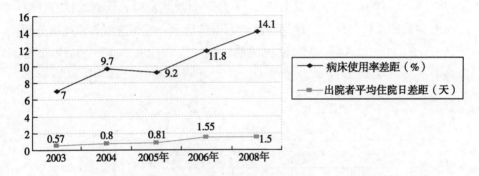

图 3 - 18　陕西省与全国乡镇卫生院医疗资源利用率差距比较

数据来源：根据中华人民共和国卫生部 2003—2009 年《中国卫生统计年鉴》及《2009 年中国卫生统计提要》整理。

　　从医师人均每天担负诊疗人次和住院床日分析，卫生资源的利用效益也不高。1995—2008 年，虽然医师人均每天担负诊疗人次和住院床日两项指标一直呈上升趋势，但县属医疗机构医师人均每天担负诊疗人次指标值与全国平均水平及部属医疗机构指标值的差距越来越大（见表 3 - 11）。这也印证了患病人群就医喜欢集中挤堆到大医院，造成大医院人满为患而基层卫生资源闲置的现实状况。综合来看，农村医疗卫生服务供给能力和服务水平较低，不能从根本上解决农村居民因病致贫、因病返贫的问题。

---

　　① 李颖琰、韩耀凤、周文贞等：《农村合作医疗评价指标体系初探》，《中国卫生经济》2004 年第 3 期。

**表 3-11　　1995—2008 年综合医院医师人均每天担负诊疗人次和住院床日①**

| 年份 | 医生人均每天担负诊疗人次（人） | | | 医生人均每天担负住院床日（天） | | |
|---|---|---|---|---|---|---|
| | 平均 | 部属 | 县属 | 平均 | 部属 | 县属 |
| 1995 | 4.4 | 5.2 | 4.1 | 1.5 | 1.6 | 1.5 |
| 2000 | 4.8 | 8.8 | 3.9 | 1.4 | 1.8 | 1.2 |
| 2005 | 5.3 | 7.8 | 4.3 | 1.6 | 2.3 | 1.4 |
| 2006 | 5.5 | 8.0 | 4.4 | 1.7 | 2.4 | 1.5 |
| 2007 | 6.0 | 8.4 | 5.1 | 2.0 | 2.4 | 1.8 |
| 2008 | 6.5 | 9.1 | 5.4 | 2.1 | 2.4 | 2.1 |

数据来源：根据中华人民共和国卫生部 2003—2009 年《中国卫生统计年鉴》及《2009 年中国卫生统计提要》整理。

# 第四节　政府公共服务职能缺失的困境

社会契约论认为，政府是国家和公民间社会契约的产物，政府行为最基本的特征是公共性和强制性。公共性是指政府是整个公民利益的正式代表，强制性是指政府是国家政治共同体代表，是凌驾于社会之上的力量。

实现基本公共服务均等化是指政府为全体国民提供与经济社会发展水平相适应的、能够体现公平正义原则的相对均等的基本公共产品和服务，是全体国民生存和发展最基本条件的均等。从当前现实国情出发，基本公共服务均等化的内容主要包括基本民生性服务（就业服务、养老保障等）、公共事业性服务（公共教育、公共卫生、公共文化等）、公益基础性服务（公共设施、环境保护等）及公共安全性服务（社会治安、国防安全等）四个层面。在具有公共产品性质的医疗保障领域，制定合理的卫生筹资政策、保证农民获得基本的医疗保障是政府应承担的职责。但政府在建立农村医疗保障制度方面，发挥的作用极其有限。

## 一　作为主导者的管理缺失

医疗卫生领域的市场失灵和准公共物品特征要求政府必须积极介入，

---

① 医师人均每日担负诊疗人次，即诊疗人次数/平均医师人数/251，医师人均每日担负住院床日，指实际占用总床日数/平均医师人数/365。

以维护社会公正。西部新农合的保障能力与当地政府的机构能力①有很大的关系。对于新农合集体性行动，西部地方政府在宣传发动、法律规范、制度设计和监督管理四种机构能力方面的责任缺陷影响着新农合的发展。

（一）法律规范严重滞后

制度是稳定的和周期性发生的行为模式，而制度化是组织和程序获取价值和稳定性的一种进程。从制度的构成来看，它既包括国家规定的正式约束实施机制，也包括社会认可的非正式约束机制②。在制度化进程中，法律以其特有的强制性制约作用成为制度稳定、权威的重要保障。自1601 年英国的《济贫法》颁布实施以来，世界各国建立社会保障制度的共同经验是先立法后实施，而我国新农合主要依靠高度集中统一的行政干预和自发试验推广基础上的行政政策来规范实施。

自1978 年的《中华人民共和国宪法》第三章第五十条首次将合作医疗以宪法形式展现在公众视野，此后的合作医疗只是以政策规定形式出现在中央的文件决议中。迄今为止，各地实施新农合的依据，主要是2002年10 月国务院下发的《决定》，2003 年1 月国务院办公厅转发的卫生部、财政部、农业部《意见》以及2006 年卫生部等七部委联合下发的《通知》等以政府职能部门名义发布的一般政策性文件。虽然2008 年12 月十一届全国人大常委会第六次会议建议并将新农合写入《社会保险法》（草案）医疗保险专章，但全国性的新农合立法仍未有实质性进展。由于缺乏法律的权威性和强制性，有关新农合的筹资方式、基金管理等没有明确法律保障界定，影响了新农合制度的权威性、稳定性。

2010 年10 月，十一届全国人大第十七次会议通过了《中华人民共和国社会保险法》，该法案虽然将新农合制度列为我国社会基本医疗保险的组成部分，但提出"新型农村合作医疗的管理办法，由国务院规定"。可见，无论是国家法律还是地方法规都明显"滞后"于新农合制度发展，而法律的"滞后"容易造成诸多问题，最终导致新农合基金出现透支、流失，影响参合农民的权益。

---

①　根据世界银行 1997 年的《世界发展报告——变革世界中的政府》，所谓政府的机构能力即政府以最小的社育代价，有效地采取并促进集体性行动，有效地提高集体物品的能力。

②　［美］亨廷顿：《变化中的政治秩序》，王冠华等译，生活·读书·新知三联书店 1989年版。

（二）宣传引导责任不到位

在 2010 年实现基本覆盖的目标压力下，大部分西部贫困地区的参合试点演变成政绩观主导下的行政推动。一方面，从政策的论证决策到操作执行，几乎没有农民组织的参与，而是依靠行政手段，通过权力层级体系，自上而下层层部署传达实施方案。许多地方政府把这项工作作为政绩工程，在执行过程中采取签订责任书的形式，层层分解指标，制定奖罚措施，以此促使基层干部参与新农合的组织发动和实施。一些地方甚至采取了硬性规定农民参合指标、向乡村干部包干摊派，强迫乡（镇）干部、卫生院和乡村医生代缴以及强迫农民贷款缴纳经费等简单粗暴的做法。

另一方面，为达到提升参合率的目的，政府官员对农户参加新农合的筹资、补偿、报销等细则问题，不进行详细宣传解释，甚至出现片面夸大新农合的制度作用而刻意隐瞒相关制度缺陷。不少地方乡、村干部只向农户收钱，不向农户做宣传教育工作，致使近 80% 的农民对医疗保障的作用及运行程序等不清楚[①]。这由课题组调查数据亦可得到印证，有 72% 的被调查农户认为新农合的宣传工作未保持连续性（见图 3-19）。一项针对新农合了解程度的调查表明，有 29% 的参合农民不知道新农合的起付线，38% 的参合农民不知道最高补偿限额，43% 的参合农民不知道补偿比例[②]。当农民发觉自己仅仅是制度执行的对象而无法表达真实意见的时候，就把新农合当作政府的事情，被动应付，成为"沉默的大多数"[③]。新农合预期效果与实际效果差距过大，不仅挫伤了农民参合的积极性，更扭曲了新农合政策的初衷。

（三）制度安排缺陷

制度设计的合理性是良性运行的关键所在。当前政府制度设计的制度定位与预期目标相背离。根据 2002 年 10 月《决定》和 2003 年 1 月《意见》的文件精神，新农合制度的功能定位是"重点解决农民因患传染病、

---

① 郑文娟：《农村医疗保障中的政府职能》，《中国初级卫生保健》2004 年第 4 期。

② 湛忠清：《影响农民参加新型农村合作医疗的因素分析》，《卫生经济研究》2005 年第 4 期。

③ 哈耶克称此为理性不及的无知状态。所谓"理性不及的无知状态"包括两方面含义：首先，每个人对决定其行为和其他人行动的最终结果的大多数特定事实茫然无知。其次，对那些经由无数代人各自的特殊经验同环境相调适而累积起来的一般行为规则，每个人都不可能完全知晓它们是如何形成的，又如何有益于人们作出有效的行动。

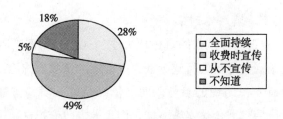

**图 3 - 19    新农合宣传工作的开展情况**

地方病等大病而出现的因病致贫、返贫问题"。由于经济发展水平等原因，新农合制度试点地区只能提供以大病统筹为主的农村基本医疗保障，但农村中真正因病致贫、因病返贫的一般是患胃溃疡、心脏病、高血压等常见病和多发病。可见，在不同社会成员的疾病风险、医疗服务需求及经济能力具有差异性的情况下，强调大病医疗统筹而忽视具有准公共产品性质的基本医疗保健，必然使贫困农民因缺乏缴费能力而无法参加，最基本的医疗服务需求无法得到最低程度的满足。

（四）政府医药管制的欠缺

由于医疗药品行业的专业性、技术性很强，在药品及医疗器械市场，医药采购垄断、销售回扣成风，行业垄断性失灵现象十分严重。药品制造商利用减少药物成分含量或增加数量、老药换新装、未临床试验进入市场等形式牟取医药暴利。但政府对医疗市场及服务机构的监管责任严重不到位。在药品价格调控方面，工商、药检、卫生等多部门管理，增加了药品的管理成本，医药市场管理混乱现象严重。尽管各试点地区都成立了新农合监督委员会，并制定了相应的监督制度，但由于有效监督机制缺位，监督委员会有效监督的动力不足，形式化的现象比较严重。医疗机构诱导需求的行为倾向得不到有效制约，新农合基金被极大浪费，旨在造福农民的新农合使医院成了大赢家。

## 二    作为出资者的投资不到位

在越来越多领域向市场化迈进的同时，各国公认医疗和医疗保险领域仍是需要政府进行干预的少数领域之一，即便是大力倡导市场化的世界银行也在《1993 年世界发展报告——投资于健康》中指出，政府有义务为居民的健康而改善经济环境，并应积极投资于公共医疗卫生和基本医疗服务。我国的政府分为中央政府和地方政府，后者又包括省级、地市级、县级和乡镇级四层级。长期以来，由于中央与地方在农村公共产品的供给责任划分上不尽合理，造成了农村公共医疗产品供给主体的严重错位。

（一）投资领域错位与缺位

按照服务类别的不同，农村医疗卫生体系分为公共卫生、基本医疗服务和非基本医疗服务三个层次。一般而言，具有准公共产品性质的公共卫生与基本医疗服务领域，传染病控制、健康教育、计划免疫接种、妇幼保健、常见慢性病的防治等，需要由政府提供公共物品以纠正市场失灵。但当前，政府对公共卫生机构投入远远不足，财政供给职能严重缺位。由此使得公共卫生机构本应承担的基本公共卫生服务提供不足，只能通过允许公共卫生机构开展有偿服务的方式弥补经费。另一方面，以私人保健服务为主体的非基本医疗服务属于私人产品，主要由市场提供，政府仅行使监管职能。但政府却越俎代庖，热衷于扮演医院机构家长角色，根据各医疗机构的人员和设施数进行补贴。政府对公共卫生投入的职能缺位与对非基本医疗服务大力补贴的越位并存现象，不仅增加了全社会公共疾病卫生预防的难度，更使得弱势人群因难以享受到基本医疗卫生服务而处境更加艰难，进一步加剧因病致贫、因病返贫问题的程度。

（二）中央政府投资力度欠缺

我国新农合的投资主体是政府（中央和地方）、农民以及集体。从中央政府看，在对非基本医疗服务越位补贴同时，对包括公共卫生服务在内的公共财政转移支付和投资严重减弱。据《中国卫生统计年鉴2010》数据显示，1978年至2009年，政府卫生投入费用由35.4亿元上升为4685.60亿元，增长了132倍；但同期卫生医疗总费用由110.2亿元上升到17204.81亿元，增长了156倍。从1990年至2000年的十年间，政府预算卫生支出占卫生总费用的比例从25.1%速降至15.5%；从1995年至2006年，政府预算卫生支出比例一直徘徊在18.0%以下，直至2007年才逐渐回升至22.3%；个人现金卫生支出比例由1990年的35.7%逐年上升，在2001年更是达到60.5%的峰值（见图3-20）。

据中国卫生总费用研究报告显示，陕西省个人卫生负担从1995年的19.55%上升到1999年的39.08%，四年上升了近20个百分点；甘肃省个人卫生支出比重由1995年的33.58%上升为2002年的58.38%，七年上

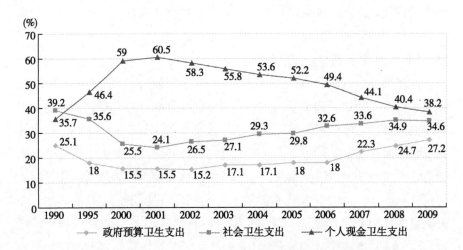

图 3 - 20    1990—2009 年全国卫生总费用构成比例分析

升了 24.8 个百分点[①]。从地方政府看，因收入大幅度下降基层财政出现预算缺口，加之省市政府拨付财政补助配套资金到位滞后，导致县、乡两级财政负债严重。地方政府公共服务职责与公共财政能力的严重不匹配，使新农合制度缺乏公共财政的有力支持。

（三）地方政府投资能力低

一般而言，省级以下政府（市、县、乡镇）负责提供基础教育和医疗卫生等绝大部分公共服务。实行税费改革和取消农业税改革后，由于财权上收、事权下压，县乡政府非生产性支出比重过大，基层财政因收入大幅度下降而出现预算缺口。加之省市政府拨付财政补助配套资金到位普遍比较滞后，导致县、乡两级财政负债严重，财政压力进一步增大[②]。据统计，2002 年，全国近 5 万个乡镇平均负债 400 多万元，云南全省 128 个县市中，107 个县发工资需省财政补贴，大部分地州保工资保运转非常困难；2005 年，宁夏回族自治区预算支出 158.7 亿元，工资和行政费用占财政支出的 70% 以上[③]。2008 年，西部地区财政收入总和为 5159.1 亿元，

---

① 赵郁馨、陶四海、万泉等：《2003 年中国卫生总费用测算结果与分析》，《中国卫生经济》2005 年第 4 期。

② 傅道忠：《农村税费改革后乡镇财政面临的困难与对策》，《湖南财经高等专科学校学报》2005 年第 5 期。

③ 吴森：《财政困难下的乡镇政府行为选择》，《调研世界》2003 年第 2 期。

仅占全国财政收入的 8.4% ，而财政支出却占了 23% 左右。财政收入最低的西部三省分别是西藏 （24.9 亿元）、甘肃 （71.6 亿元） 和宁夏 （95.0 亿元），财政收入最高的三省分别是广东 （3310 亿元）、上海 （2358 亿元）、北京 （1837.3 亿元），西藏的财政收入仅为广东省的 7% 左右①。地方政府公共服务职责与公共财政能力不匹配直接影响着对新农合的供给能力和效率。

通过上述实证分析，可以看出，政府是新农合政策的制定者和监督者，也是执行主体之一；农民不仅是缴费主体和受益主体，也是监督和执行主体之一。但在新农合试点推广中，出现了以政府大规模的干预替代以往村社内部的自治机制和集体提供卫生服务制度的现象，政府成为管规划、融资、操作及监督的 "多面手"，而农民仅仅成为新农合制度的被动交费者，这与新农合制度的初衷主旨极不相符，也会严重影响到新农合制度的持续规范性发展。

① 李琼：《西部贫困地区新型农村合作医疗筹资机制创新研究》，《社会科学家》2010 年第 7 期。

# 第四章

# 西部新农合制度持续运行的制掣因素剖析

在西部新农合制度试点推广过程中，参合农民、地方政府及医疗机构三方利益主体都不同程度面临着各自的难题困境，影响着制度实施效果的正常发挥。再追溯传统合作医疗制度曲折起伏的发展历程，不能不促使我们对隐藏在此种困境现象背后的深层原因进行探求剖析。

制度经济学认为，一项制度的产生和发展与其根植的制度环境有密切联系。制度环境主要是指人们在长期交往过程中自发形成的并被人们无意识接受的行为规范，主要包括社会伦理道德、文化观念、风俗习惯等非正式约束因素[①]。包括新农合制度在内的任何社会保障制度都不是孤立存在和发展的，在实现既定的预期目标过程中，必然受其所处的社会、经济、政治及人文环境等不同因素的制约。西部新农合可持续运行的制约因素，既有宏观运行环境层面的制掣，又有中观层面的新农合制度内在缺陷，还有微观主体层面的供需方博弈制约。

## 第一节  宏观运行环境制约

### 一  自然人文社会环境

（一）自然环境恶劣

从地理条件看，西部地广人稀，人口大多分布在生态脆弱、环境恶劣的山区和边远地区，地势以高山、丘陵、高原和沙漠为主，土壤贫瘠、水

---

① 吴明、张振忠：《中国农村合作医疗发展模式的制度分析》，《中国卫生资源》2000 年第3 期。

资源匮乏，缺乏农业生产所必需的基本条件，交通、运输、通信等基础设施落后。由表4-1看出，西部12省（区、市）拥有全国67.5%的国土面积，人口只占全国总人口的27.6%；西部山区县、高原县分别集中了全国同类县土地面积的75.9%、61.1%，集中了全国同类县人口总数的44.6%、51.9%。截至2004年底，全国每平方公里平均人口数为135人，而西部12省（区、市）每平方公里平均人口数仅为54人；我国坡度在25度以上的土地面积有607万公顷，其中70%以上分布在西部地区；西北内陆干旱地区面积约为全国的35%，水资源量仅占全国总量的4.6%，有1000多万人口吃水困难没有解决。恶劣的自然环境及相距较远的人口地理分布，使西部新农合工作呈现出点多、面广、差异大、战线长的特点，增加了西部新农合发展的难度。

表4-1　　2007年西部不同类型县人口与面积占全国同类指标比例（%）

| 类型 | 西部 | 山区县 | 高原县 | 民族县 | 边境县 | 扶贫县 |
| --- | --- | --- | --- | --- | --- | --- |
| 人口占同类县人口数比例 | 27.6 | 44.6 | 51.9 | 86.6 | 75.4 | 53.6 |
| 土地面积占同类型土地面积比例 | 67.5 | 75.9 | 61.1 | 96.6 | 91.0 | 78.6 |

　　数据来源：根据《中国农村统计年鉴2008》资料整理。

（二）经济发展水平低下

　　作为中国贫困面最大、贫困区域最集中、贫困程度最深的区域，西部农村低下的经济发展水平与严峻的贫困状况，使得财政支付能力和农民经济承载力较小，严重制约了新农合试点及推广发展。

　　从贫困面来看，20世纪80年代，在国家专项贴息贷款和"三西"专项资金重点扶持的430个贫困县中，西部地区有256个，占59.53%；1994年列入国家八七扶贫攻坚计划的592个贫困县中，西部地区共有361个，占60.98%；2006年年底，西部国家级贫困县有366个，占全国贫困县总数（592个）的61.8%。从贫困人口数量看[1]，2006年西部绝对贫困

---

　　① 我国衡量贫困人口的常用指标是贫困线。衡量我国农村贫困人口的标准分两层：一个是绝对贫困人口标准线（赤贫标准），2003—2008年依次为637元/人、668元/人、683元/人、693元/人、785元/人和896元/人，另一个是相对贫困人口标准线（低收入标准），2003—2008年依次为882元/人、924元/人、944元/人、958元/人、1067元/人和1196元/人。从2009年开始将绝对贫困标准和相对贫困标准合二为一，把1196元/人现行低收入标准作为新的扶贫标准。

人口和相对贫困人口分别达到 1175 万人和 1986 万人，占全国绝对贫困人
口和相对贫困人口的比例分别是 54.7% 和 55.9% （见图 4-1）。

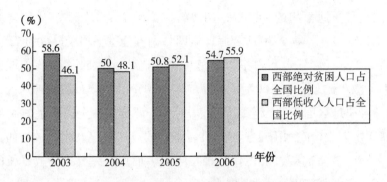

**图 4-1　西部农村贫困人口占全国农村贫困人口比例**

数据来源：根据 2003—2008 年《国民经济和社会发展统计公报》及《中国
农村统计年鉴》整理。

（三）思想观念相对封闭

参合农民的意识和态度是新农合制度持续发展的主要影响因素之一。
一是文化观念。中国几千年来的文明史所形成的是一种大家庭、小个人和
小团体的社会结构，家庭在社会中起着核心作用，与此社会结构相对应的
保障方式是家庭保障和家族共济。当前农民家庭医疗保障的资金来源主要
是通过家庭积蓄解决急需的医疗费用支出，通过大家庭成员之间的互济减
轻医疗费用负担，通过向亲朋好友借钱缓解医疗费用负担。这种行为方式
的形成与农民以家庭为核心向亲戚、朋友扩散的互助互济的人际网络
有关。

二是农民自我健康保健意识。由于健康投资转化为人力资本过程的缓
慢性，普通人群对健康投资的必要性缺乏认识。传统文化中讳疾忌医习惯
和隐忍特征，使农民对疾病采取的态度是能忍则忍，能拖则拖，因此对健
康保健的需求就会减少。由于对医疗消费存在侥幸心理，认为看病花钱是
次要的随机性支付，没有形成健康保障意识。加之，贫困地区的迷信心理
严重，宁愿患病后花较多的钱，而不愿意缴纳少量的新农合费预防保健。

三是对新农合的态度。公共管理理论认为，当政策执行者与政策本身
利益不一致时，会导致政策执行出现偏差。作为政府供给型医疗保险制

度，出台的政策实施情况取决于相关执行者及接受者的心理态度。从政府看，基层干部认为新农合资金难筹措、难管理，容易引起群众的不满和意见，因而对新农合缺乏积极性和主动精神。从农民看，有些农民对新农合互助互济的性质认识不清，等、看、靠、要思想根深蒂固。即使缴费参合农民，也会因未享受医疗实惠或担心新农合难以持久发展等顾虑，可能不再续费参合，影响到新农合筹资的持续性。课题组本次调查显示①，对新农合持续发展很有信心的比例仅有41%，有14%的参合农户没信心或说不清（见图4-2）。

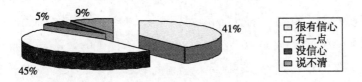

**图4-2　参合农户对新农合持续发展信心度**

## 二　医疗体制环境

### （一）管理体制多元化

从全国医疗卫生体制来看，存在着条块分割、多头管理、职责交叉及各自为政的弊端。1998年国务院机构改革后，劳动和社会保障部负责城市地区政府和国有单位职工的医疗保障以及农村养老保障；卫生部负责总体卫生政策和规划，下设农村卫生管理司综合管理新农合工作，研究拟订政策，并协调、组织、指导实施；民政部负责医疗救助，也管卫生机构的基本建设投资；财政部提供用于医疗领域的预算，包括日常的业务费和人头费。

从横向分，医疗卫生机构按部门、地方及行政隶属关系设置，形成"三分天下"的机构设置格局。同一地区既有地方医疗机构，又有军队、武警的医疗机构；既有中央管理的医疗机构，也有地方各级政府管理的医疗机构；既有不同政府部门所属医疗机构，还有不同行业和企业

　　①　本调查数据为国家社科基金资助课题的实地调研数据。调研以结构性的问卷调查为主，抽样选取除西藏、内蒙古以外西部10省（自治区、直辖市）17县（区）的850个农户作为调查样本，实地入户问卷调查、入户访谈工作，获得了780份的有效调研数据。

隶属的医疗机构。从纵向分,从省、市、县甚至乡镇一级都设置与中央
政府相对应的医疗保障管理职能机构,在各自级别上负责各级医疗机构
和各类医疗保障的管理。从乡镇医疗机构管理看,财政分级管理改革以
后,乡镇卫生院划归乡政府管理,形成医疗卫生行政部门行业领导和所
在地政府行政领导的双重管理局面。这种条块混合、交叉管理的现状极
大增加了政府的行政成本,浪费了大量的医疗卫生资源,给新农合的发
展带来挑战。

(二) 资源配置城乡二元化

卫生资源配置是指人力、物力等有形资源及科技信息、政策法规等
无形资源在卫生行业内的分配和转移[1]。1954 年,美国著名经济学家刘
易斯 (W. Arthur Lewis) 在《劳动无限供给条件下的经济发展》一文中
提出二元经济结构理论。在二元经济理论的影响下,大多数发展中国家
采取了重城轻乡、以农补工的非均衡发展战略。与此相适应,新中国成
立后,形成了城乡二元化的医疗卫生保障制度——城镇居民享受公费医
疗或劳动医疗保障制度,农村居民只能采取以家庭保障为主的自费医疗
制度。

经济体制改革以来,城乡医疗卫生资源在城乡间配置的结构和布局
严重不合理,农村人口占有的卫生资源大大低于全国平均水平,卫生资
源分布呈明显的"倒三角形"。从资源配置的空间布局看,根据 2003
年全国卫生服务调查,城市、农村每 10 平方公里配置的医疗机构平均
数量分别为 1.41 个和 0.21 个,农村是城市的 1/7。在条件最好的大城
市和最差的四类农村地区,数量分别为 12.62 个和 0.07 个,两者相差
180 倍。黄竹林等对 2001 年长沙市的卫生资源调查显示:仅占全市面
积 4.8% 的城区却拥有全市 76.43% 的卫生机构[2];邹宇华等的调查显
示,2001 年广东省的卫生资源主要集中在珠三角地区,而经济欠发达
的粤西、粤北、粤东地区卫生资源拥有量明显不足[3]。

①  吴国安、雷海潮、杨炳生等:《卫生资源配置标准研究的方法学评述》,《中国卫生资
源》2001 年第 6 期。
②  黄竹林、吴敏泉等:《长沙市卫生资源配置现状分析》,《中国卫生事业管理》2003 年
第 2 期。
③  邹宇华等:《广东省卫生资源配置现状分析》,《华南预防医学》2004 年第 3 期。

从卫生投入的城乡对比看，根据《中国卫生统计年鉴 2009》数据显示，1990—2007 年的 27 年间，政府对农村卫生预算支出的总量及人均量均在上涨，但与城镇居民差距较大。2007 年城乡卫生总费用分别为 8754.53 亿元和 2534.95 亿元，城乡比例高达 3.45∶1，2007 年城乡人均卫生费用分别为 1480.1 元和 348.5 元，比例达到 4.25∶1（见图4－3）。不合理的城乡二元化资源配置导致卫生资源分配不平等程度加大、卫生服务的可得性进一步降低，低收入群体因小病不治拖成大病的现象屡有发生。

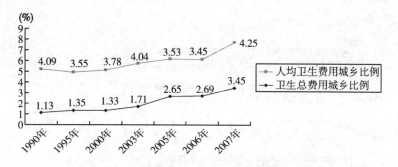

**图 4－3　1990—2007 年卫生费用的城乡差距比较**

数据来源：根据 2003—2009 年《中国卫生统计年鉴》、2009 年《中国卫生统计提要》整理。

### （三）医疗体制改革的市场化导向

20 世纪 80 年代中期开始，中国政府开始尝试医疗卫生体制的市场化改革。2000 年，国务院办公厅批转国家体改办等八部委《关于城镇医药卫生工作体制改革的指导意见》，提出扩大公立医疗机构的运营自主权，实行公立医疗机构的自主管理，建立健全内部激励机制与约束机制。由此，较大规模的市场化改革拉开序幕。

在农村医疗服务领域，在政府的规制、投资和资源再分配等责任都未到位的情况下，市场化改革政策导向激发了公立医疗机构利用掌握国家资源的垄断优势，进行利益寻租。许多农村基层医疗机构采取大量开展有偿检查服务、滥用处方权并诱导患者过度消费、药品加价等方式，不断谋取自身利润的最大化。甚至以社会性防治工作为主的预防保健机构，也置自身公共卫生服务及基本医疗保健服务职责于不顾，开始提供门诊、住院等有偿服务。

这种重有偿医疗、轻无偿预防的不良倾向导致部分参保人群过度利用医疗卫生服务。据统计，1992—2002 年，农村居民年医疗费用从 540.08 亿元增长为 1937.86 亿元，增长了 2.59 倍。其中，年门诊费用从 182.82 亿元增长为 735.87 亿元，增长了 3.03 倍；年住院费用从 357.26 亿元增长为 1201.99 亿元，增长了 2.36 倍。从陕西省门诊和住院人均医疗费用看，2004—2008 年，门诊人均医疗费用由 98.3 元增长为 124.4 元，增幅比例高达 26.5%，住院病人人均医疗费用由 3516.2 元增长为 4382.3 元，增幅比例接近 25%（见图 4-4）。

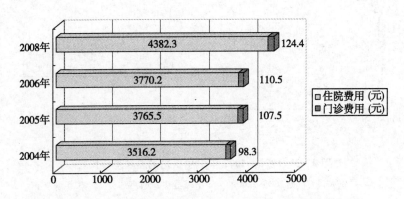

图 4-4    陕西省 2004—2008 年门诊和住院人均医疗费用

医疗卫生体制改革的市场化取向把本应由政府承担的公共卫生事务推向市场，试图借助市场力量解决卫生筹资和医疗成本控制问题，结果适得其反，使农村医疗卫生的市场化进程比城市更快，加剧了资源配置的城乡不平等程度。如果不有效解决公共医疗卫生的公益性质弱化问题，不仅无法保证群众病有所医，还会严重影响社会稳定和谐。

## 三    配套支撑制度环境

### （一）新农合政策的多变性及冲突性

20 世纪 90 年代以来，迫于农民增收缓慢压力，国务院、农业部等出台了一系列涉及合作医疗的政策措施，减轻农民负担。1996 年中共中央、国务院《关于切实做好减轻农民负担工作的决定》、农业部等五部委联合颁布的《减轻农民负担条例》，把合作医疗筹资列为农民不合理负担予以取消。1997 年中共中央、国务院颁布《关于卫生改革与发展的决定》又充分肯定了合作医疗的重要作用，各地开始了恢复和重建合作医疗的工作。2000 年《中共中央关于国民经济与社会发展"十五"计划建议》，取消了合作医疗制度。2002 年的《决定》明确指出，农民为参加合作医疗、抵御疾病风险而履行缴费义务不能视为增加农民负担。2003 年 1 月国务院转发卫生部等三部门的《意见》又规定，农民参加新农合所履行的缴费义务，不能视为增加农民负担，重新肯定了合作医疗的作用。由于政府职能部门间各自为政，出台的相关政策难以协调且容易多变，缺乏制度的刚性。政策的反复性及冲突性，导致农民对政府出台政策的持久性产生不信任甚至怀疑，由此使新农合试点进展受到一定制掣。

（二）财税体制改革政策的冲击

长期以来，由于中央与地方政府在农村公共产品的供给责任划分上不尽合理，造成了供给主体的错位。20 世纪 80 年代开始的财政包干体制变革和 90 年代财政分税制改革使农村医疗卫生投资主体责任下压。1984 年国家财政体制改革从统收统支改为分灶吃饭，作为分灶吃饭的一级独立财政，乡政府直接管理由县财政划拨的卫生经费。1994 年实行分税制以来，由于财权上收、事权下压，导致中西部地区市、县两级财政负担普遍较重。2000 年农村税费改革，乡统筹被取消，村提留改为农业税附加，先征收后返还。乡村基层财政收入大幅度下降，大多数乡镇政府财政压力增大而出现预算缺口，无力举办合作医疗等公益福利事业，影响新农合的建设和推行。2005 年全面取消农业税后，许多原来由乡统筹负担的义务教育、优抚安置费、乡村道路建设等公共事业支出列入县市财政预算支出范围，县乡政府承担着与其财力极不相称的职能，加之省市政府拨付财政补助配套资金到位普遍比较滞后，导致县级财政压力进一步增大，新农合的筹资可持续性面临隐患。

（三）与农村医疗救助制度衔接欠缺

医疗救助制度是由政府统筹协调、民政部门组织实施、卫生、财政部门配合，对患大病农村五保户和贫困农民的医疗费用按一定标准给予适当补助，以缓解其因病致贫的一种救助制度。按照 2006 年绝对贫困人口 693 元/人、相对贫困人口 958 元/人的标准线衡量，西部 2006 年绝对贫困人口与低收入人口总和高达 3161 万人。由于封顶线的限制，这部分特殊困难群体的医疗费用难以依靠新农合补偿报销。

虽然医疗救助和新农合都是为了共同解决农民看病就医问题，但二者各有一套独立的筹资渠道、主管部门和工作对象。医疗救助资金主要来源于中央和地方预算、福利彩票销售和社会捐助等，新农合资金则是由中央、地方和农户个人各负担 1/3。医疗救助制度的运行依靠各地民政部门建立的管理机构，而新农合则依赖于政府指导建立的单独的组织协调机构和经办、监管机构。部分试点地区通过民政医疗救助资金渠道帮助农村特困群体参加了新农合制度，但仍存在衔接不规范的问题：特困对象使用医疗救助资金参加新农合时，手续繁杂；医疗救助的事后救助方式，影响特困户患病及时住院治疗；已参合的医疗救助对象，在申请医疗救助和享受新农合二次补偿方面出现重叠，可能造成应救助对象未能够得到救助，失去了制度设计的意义。例如陕西省由于基金制约，分摊在救助对象的医疗费用减免比例也普遍偏低（20%—50%），个人负担依然较重，对患大病的贫困农民来说，救助显得杯水车薪，无法解决因病致贫、因病返贫问题。

（四）信息系统建设滞后

从 2005 年以来，国内很多地市、县都不同程度进行了新农合信息化建设的开发与探索，应用了新农合信息系统，提高管理部门信息化水平，为农合工作人员提供方便、准确的监控渠道，保障基金安全运营，节约基金监管成本。但试点各地应用的新农合信息系统，多数存在以下问题：一是政策调整较大、系统升级频繁，加大维护难度。新农合制度的参与主体是广大农民，新农合信息系统的用户能力较差、地域分布广泛。现有部分信息系统对应用者要求过高，维护成本高。二是信息阻塞。西部省区信息平台建设进度差别大，有的已经完成省级新农合信息平台的硬件采购而步入实施阶段，有的仍处于起步和观望阶段。省级信息平台建设滞后，不能实现信息共享，影响了监管能力。县级信息化基础设施建设基本良好，但是在乡镇与村级间的信息化工作出现断层，"最后一公里"问题很突出，形成了信息阻塞。

## 第二节　中观层面的新农合制度性缺陷

"培育恰当的制度是一项永远不会彻底完成的工作"。[①] 没有无缺陷的制度，新农合制度更不例外，制度设计的缺陷是制约其持续发展的主要原因。具体说，当前的制度设计在目标定位、筹资补偿、支付监管模式等方面存在着一定缺陷。

## 一　制度设计

（一）性质定位

新农合制度设计试图实现两项基本政策目标：一是到 2010 年新农合要基本覆盖农村居民（高参合覆盖率）；二是能够减轻农民因疾病带来的经济负担，提高农民健康水平（合意的保障水平）。与传统合作医疗制度的互助共济性质不同，新农合制度应是一种社会保障制度。在此大前提下，关于新农合是社会福利还是社会保险的争论不休。社会福利的程度取决于可筹资金的多少，可高可低，上下不限；而社会保险则应达到最低保障线标准，否则就失去了保障的作用价值。如果将新农合定性为社会福利，则主管部门是民政部，筹资主要由集体和社会团体筹集，不能采取强制性参合原则。如果定性为社会保险，则主管部门是劳动和社会保障部，资金筹集和风险承担都具有强制性和法制性，而不能遵循自愿参加原则[②]。

（二）功能目标定位偏差

根据《决定》和《意见》精神，新农合制度的功能定位是重点解决农民因患传染病、地方病等大病而出现的因病致贫、因病返贫问题。制度的落点局限于大病医疗保险上，力图实现低投入、低水平、高覆盖率的目标。绝大部分试点地区都是强调大病住院医疗和特殊病种门诊医疗统筹，而忽视农民的基本医疗保健需求。

一是不符合农民的实际医疗需求。从实际情况看，普通农民患小病

---

① 柯武钢、史漫飞：《制度经济学——社会秩序与公共政策》，商务印书馆 2000 年版。
② 夏北海：《对农村合作医疗制度的分析与思考》，《中国卫生经济》2000 年第 10 期。

概率远远大于患大病概率（大病发病率一般在 1‰—3‰），农民经常会遇到心脑血管疾病、风湿病、心脏病、高血压、糖尿病等慢性病，这些病种虽不需要住院，但需经常支出门诊费用和药物费用。以大病统筹为主的保障模式，使大量常见病和多发病得不到及时治疗，最终转换成大病、重病，更加剧了贫困程度。

二是与农村初级卫生保健基本目标相悖。在追逐经济利益的驱使下，大病为主的补偿模式使卫生机构的注意力转向以医疗为中心，忽视基本无经济效益的预防保健工作，引发新一轮的重医疗、轻预防现象，偏离农村初级卫生保健基本目标。同时，由于预防保健和小病医疗费用无法报销，以及卫生机构提供的预防保健服务质量大幅度下降，使得农民再度忽视了预防保健。

三是引发逆向选择和道德风险问题。农村中需住院治疗的重大疾病发生概率较小，健康人常常低估参保的重要性而不愿参保，而高危人群却非常愿意参保。这种逆向选择可能威胁新农合筹资的可持续性，不利于建立稳定的筹资机制。同时，可能诱发医疗卫生机构小病大治的道德风险，增加了医疗基金开支，严重影响政策的实施效果。

（三）覆盖人群有遗漏

西部省份自然环境恶劣、经济水平低下，外出务工的农民多，人口流动性很大。按照流入区域划分，流动农民工包括两种情况：一是流入大中城市的农民工；二是流入其他经济相对发达农村地区的农民工。受城乡二元户籍与医疗制度的影响，流动农民工的医疗保障问题愈发突出。

一方面，大量青壮劳动力从农村流向城市，留守的老人、儿童及脆弱人群比例相对较高，他们的卫生服务利用率高，医疗花费大，参加新农合很容易出现逆选择，影响新农合基金的收支失衡。另一方面，由于农民工在城市收入水平较低，工作不稳定，劳动关系不规范，许多用工单位不愿意给农民工投保，地方政府对农民工权益保障的监督不力，导致农民工难以享受城镇基本医疗保障，只能自费看病。可见，在城乡二元结构的影响下，对于无论是流入城市还是流入其他经济相对发达农村地区的农民工，都被城镇医疗保障和农村医疗保障制度所排斥，成为社会边缘群体。

就新农合而言，农民工缴费参合的时间无法保证，生病住院花费更多的医疗费，且异地报销比例低于在原户籍地的报销比例，报销流程相对繁琐，农民工参合意愿降低，从而被排斥在新农合制度之外。目前新农合实行县级统筹，即使参加了新农合，外出农民工也难以享受到本地医疗机构提供的医疗卫生服务①。因此，如何打破户籍限制，尽快使城镇农民工纳入现有医疗保障救助体系，或者将新农合与城镇医疗体系结合起来，使农民工在城镇也能够及时得到平等的医疗保障，就成为当前新农合发展中必须解决的一个重要问题。

## 二　管理制度

### （一）管理体制不通顺

从世界各国医疗保险实际看，卫生医疗管理体制主要有三种模式：一是社会保障部门主管模式，其特点是社会保障部门统一制定有关方针、政策，所属职能部门不仅负责筹集和管理资金，而且组织提供医疗服务。这种模式多出现在拉丁美洲和其他发展中国家。二是卫生部门主管模式，其特点是卫生部贯彻实施国家医疗保险计划和政策，既负责分配医疗资源，又负责组织提供医疗服务。实施这一模式的主要有英国、加拿大及前苏东国家。三是政府调控下的医疗保险部门和卫生部门分工合作模式，其特点是政府制定强有力的法律框架，只通过某个主管部门进行宏观调控，由许多相对独立的公共机构组成医疗保险部门，负责筹集和管理资金、支付费用，卫生部门负责提供医疗服务，医、保双方通过签订执行合同，保障受益人健康。这种模式出现在德国、法国为典型代表的欧洲国家。

从我国新农合的大管理体制看，同样存在着卫生与劳动社会保障两大行政部门利益纷争。关于社保部门角色定位，1998 年机构改革后，新组建的劳动与社会保障部接管原卫生部负责的医疗保险工作，从而成为举办养老、医疗、失业、工伤和生育保险的法定机关。从职能划分来看，新农合制度属于农村社会保障体系中社会保险的范畴，理所当然应

---

① 夏冕：《影响农村合作医疗农民意愿的因素分析》，《中国初级卫生保健》2004 年第7 期。

由劳动与社会保障部门主管或牵头组织管理。但考虑到新农合基金的支付和医疗服务提供方有着密不可分的联系，目前出台政策指定卫生部门为新农合的主管部门，从而形成卫生部门主管模式①，职能划分与实践政策的不一致，导致新农合管理体制上出现卫生部门与劳动社会保障部门的职能利益冲突。

从新农合的管理主体机构看，设置不科学。《意见》规定，合管办是实施新农合的具体管理经办机构，负责加强对定点医疗机构服务质量和费用的监管。但在实际试点操作过程中，一些地区合管办附设在卫生局或县级医院甚至乡镇卫生院，仅成为一个临时性机构。由此，在卫生部门一身二任、管办不分的医疗管理体制下，政府卫生部门与定点医疗机构形成复杂的利益关系，严重削弱了政府对医疗服务监管的效能，损害参合农民的利益②。同时，开展新农合必然涉及人、财、物、技术、制度等诸多要素，它们分属卫生、人事、劳动与社会保障以及财政等不同部门管理，职责纵横交错，职能界定不清，利益关系纷繁复杂，导致在政策执行过程中互相推诿、责任不明。

（二）管理机构能力薄弱

新农合的管理是其持续发展的关键。从组织层次的划分看，新农合采用的是委员会制的组织机构。新农合协调领导小组是决策层，新农合管理委员会是管理层，新农合管理办公室是执行层，经办机构是操作层，直接负责新农合具体业务。

随着西部地区新农合的推进，管理资源短缺和管理能力不足问题凸显。目前，新农合管理机构中普遍存在人员不足、队伍不稳定等问题。2005 年，全国新农合管理机构定编人数 3284 人，实有人数 4036 人。定编人数占实有人数的 81.37%，有 141 个县（20.8%）没有定编人员。大部分办公室工作人员是从卫生、农业、财政等部门临时抽调借用，管理能力、专业知识、业务技能欠缺，自主性和专业性难以保障，

---

① 胡善联：《新型农村合作医疗的研究方向》，《卫生经济研究》2004 年第 6 期。
② 刘雅静：《山东省新型农村合作医疗试点情况调查与思考》，《东岳论丛》2005 年第 9 期。

影响到工作质量和管理队伍的稳定性①。新农合经办机构虽配备了计算机设备，但因管理软件开发、管理系统建设滞后及缺乏专业技术培训指导等因素，未形成信息化网络管理平台。多数基层经办人员审核报销主要依靠手工操作，对参合农民的入户回访工作量大、工作效率低。

## 三　筹资制度

### （一）筹资自愿的潜在危险

新农合试点初期提出"政府政策引导、农民自愿参加"的筹资原则，但此种筹资制度设计存在一个明显的矛盾，既要强调农民"自愿参加"原则，又要保证一定的参合率。"自愿参合"原则体现了政府以人为本、稳步推进的工作思路，但会引发两方面问题：一是逆向选择参合。医疗保险理论表明，由于健康水平、疾病风险的不同，在保险方与参保人之间存在着信息不对称的情况下，老弱病残等高风险人群都愿意参加新农合②，而青壮年、健康等低风险人群因不愿参加而滞留在制度之外。结果导致参加新农合的群体多数是有现实医疗需求、患病风险较高的农民，从而出现参合人群越大，保障化解风险能力越小的逆向选择难题。二是逆向转移支付。作为公共产品的新农合采用自愿参加原则，要求农民必须按年度缴纳费用，其实质是把医疗保障定位为私人消费品。出资门槛必然使部分有医疗服务需求的贫困农民因缺乏缴费能力而被排斥③。在能够参加新农合的人群以相对富裕人群为主体的情况下，政府对参保者的财政补贴就变成了一种使富裕人口受益的典型的逆向转移支付，形成了穷人补贴富人的现象。与政府实施转移支付、缓解收入不平等的初衷相悖，更加剧了农村医疗卫生领域的不平等。而且，从试点实践看，自愿参合原则也未能得到很好贯彻，多数地方采取行政手段，突击完成参合率指标任务，致使农民被动参合，影响参合持

---

① 高梦滔、王健：《从供给角度对新型农村合作医疗可持续性的思考》，《卫生经济研究》2004年第9期。

② "在统一缴费水平情况下，最愿意加入的人是成本最大的人"，参见雅诺什·科尔奈、翁笙和《转轨中的福利、选择和一致性》，中信出版社2003年版。

③ 王列军、葛延风：《农村医疗保障制度建设需全面调整思路》，《中国经济时报》2005年6月7日。

续性。

（二）筹资主体的公平性欠缺

稳定、低成本的长效筹资机制是新农合持续发展的前提条件。2000年 WHO 提出卫生系统绩效评价的三个目标：健康、反应性和筹资公平性。筹资公平性分为外部筹资公平性（外部标准比较）和内部筹资公平性（内部筹资来源比较）。就新农合筹资的内部公平性而言，根据收入水平或支付能力筹集新农合基金，又分为水平公平和垂直公平。筹资的水平公平指相同收入水平的参合农民缴款额相同，筹资的垂直公平强调不同收入水平的参合农民缴款额不同，即同样参加新农合制度，富裕农民要比贫困农民多支付费用。从人人应当享有同样标准的健康公平角度出发，人们在卫生筹资方面更倾向于垂直公平。

虽然新农合采取中央、地方政府及农民个人共同出资的原则，将医疗保障筹资风险分担在不同筹资主体上，体现风险分担的基本原则，却未明确各方职责。以中西部筹资主体筹资额及比例分析，2004—2006年，中央政府的筹资比例始终在 1/3 左右徘徊，与农民筹资比例几乎相差无几甚至更低。尤其是在 2005 年，中央政府的筹资比例仅有22.9%，而农民筹资比例达到 35.3%（见图 4 - 5）。

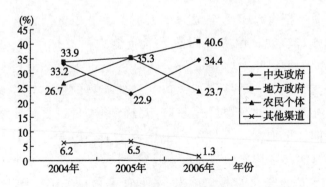

**图 4 - 5　2004—2006 年中西部筹资主体筹资比例**

数据来源：根据 2003—2007 年《中国卫生统计年鉴》及《2009 年中国卫生统计提要》整理。

可以看出，出资主体承担的份额比例很不公平①。在经济水平的制约下，本应由三方主体共同承担的新农合筹资责任演化成个人出资为主的模式，实际上是用农民自己的钱给自己减免小伤小病费用，难以分担因大病所引起的沉重经济负担。新农合筹资水平不高、基金规模太小，从而达不到应有的互助共济、分担风险的目标，降低了新农合原有的凝聚力和吸引力，最终削弱农民参合的积极性，更进一步导致参合率下降，从而使基金的抗风险能力进一步减弱，由此形成恶性循环②。

（三）倒筹资的体制弊端

按照现行倒筹资的制度设计，农民首先向地方政府缴纳参合费用，然后地方财政按照参合人数依次配套，最后获得中央财政的补助资金。但很多农民的选择则是"只有政府先出钱，我才能放心出钱"，结果在实际执行中可能陷入各级政府间以及政府与农民间的博弈，导致筹资困难，还可能会引发"套资"行为。地方政府有可能通过贷款、垫付等方式，虚报参合人数和筹资金额，以套取中央政府的财政补助资金③。地方卫生行政部门甚至乡村医生，也有可能运用垫资或虚报参合人数的办法，套取地方政府的资金。如果没有中央、省级的转移支付支撑，县级财政可能因负担太重无力出资，会引起整个筹资体系的连锁反应，直接导致筹资困难。这种行为如不能有效遏制，不仅无法达到新农合制度的预期目的，更无法保证可持续发展。

此外，以个人缴费和地方政府补贴先到位为前提，上级政府才下拨财政补助款的制度规定，也造成了地区间的保障不平衡，造成累退性补助问题。较富裕的县（市、区），地方政府和农村居民缴费能力较强，开展新农合相对较快，得到中央政府的补助也相对容易。而一些贫困县（市、区），地方政府财力有限，农民缴费能力较弱，开展新农合较为困难，得到中央政府的财政支持也较为困难。甚至各地在启动新农合试点的时候，为了产生示范带动效应，基本上都是以当地经济发展好、财

① 一项针对安徽省调查发现，农民自付费用占80%以上，经济困难的农民看不起病。参见胡晓先《新型农村合作医疗费用补偿分析与思考》，《卫生经济研究》2004年第12期。

② 王红漫、高红、周海沙：《我国农村卫生保障制度政策研究——合作医疗成败原因分析》，《中国卫生经济》2002年第9期。

③ 柳国发：《论建立新型农村合作医疗制度的有效筹资机制》，《中国卫生经济》2005年第3期。

政实力较强的县作为试点地区，这就使得相对富裕的地区先一步享受到上级政府的资助，产生明显的补助累退效应。

（四）筹资责任落实困难

新农合实行的是农民个人缴费、集体扶持和政府资助相结合的筹资机制，但在实际运行中由于缺乏相应的筹资细则，筹资难度相当大[①]。从政府筹资主体看，分税制的财政体制让西部地方政府财政压力更大，丧失支持新农合的经济基础。大部分县、乡财政是吃饭财政，地方政府对新农合的配套资金难以到位。至于集体经济的投入，由于农村经济体制改革，大多数乡村集体经济解体，无法拿出资金投入新农合，农民成了新农合资金的主要来源和提供者。

对于农民个人出资部分，由于收入水平的差异[②]，不同农民从同一种医疗服务中获得的边际收益不同，从而对医疗服务的需求也有差异。在西部农民收入增长缓慢和新农合筹资补偿水平不高的双重制约下，（隐性）贫困家庭抵御较大疾病风险的能力较差，即使是数百元的自付费用，也可能成为阻碍其利用住院服务的门槛，最终陷入因病致贫的困境。

（五）筹资管理成本大、效率低

新农合工作成本不仅包括中央、省、市、县、乡各级政府的成本，也包括村级组织、医疗机构等的成本，既包括直接经济成本，也包括人力、物力、组织资源等间接成本。具体包括四类：筹资成本是指为筹集新农合资金而发生的工资、培训、宣传项目和印发资料等费用；行政成本是指在项目的运行过程中医办负责监督所发生的工资、办公用品及通信等费用；监测成本是指项目的监测人员在项目运行过程中所发生的工资、交通、通信等费用；人员机会成本是指项目的管理者以及相关人员为了完成项目的实施工作必然放弃其他工作的损失[③]。

新农合筹资方式采取一年一筹的现收现付制，因制度缺乏刚性，再

---

①　王向东、于润吉：《办好新型农村合作医疗要解决的几个问题》，《卫生经济研究》2004 年第 1 期。

②　一般而言，按照收入水平不同，可以将农民群体分为贫困农民、隐性贫困农民、中等收入农民和高收入农民四类。

③　惠娜、薛秦香、高建民：《农村互助医疗保险项目管理成本初探》，《中国卫生资源》2006 年第 3 期。

加上广大农民受传统"养儿防老"思想观念的影响,抗疾病风险意识差,筹集基金比较困难。因此,大部分地区新农合每年度向农民筹资时,各县、乡、村都要层层召开动员大会,开展多种形式的宣传活动,村干部或村医挨家挨户上门收取参合资金,时间跨度长,工作量大,耗费大量人力、物力、财力,筹资成本很高。

2004 年西部各省中,除新疆、内蒙古两省新农合管理机构支出小于收入外,其余各省均是入不敷出,青海、陕西两省支出占收入比例高达 140. 57%、136. 43%(见表 4 - 2)。例如云南省弥渡、川宾两试点县,由于贫困县财政困难,难以保证办公经费足额到位,网络使用费、打印费、单证制作费等运行费用就都由承办单位——卫生局和各卫生院负担。高昂的筹资成本和运行成本影响了卫生部门继续推广新农合的积极性。

表 4 - 2  2004 年西部新农合管理机构年支出情况

| 省份 | 支出（万元） | 收入（万元） | 支出占收入百分比（%） |
|------|-------------|-------------|----------------------|
| 陕西 | 76. 63 | 56. 17 | 136. 43 |
| 甘肃 | 63. 38 | 58. 29 | 108. 73 |
| 宁夏 | 28. 14 | 25. 72 | 109. 41 |
| 青海 | 184. 62 | 131. 34 | 140. 57 |
| 新疆 | 43. 7 | 45. 5 | 96. 04 |
| 云南 | 545. 5 | 432. 2 | 126. 23 |
| 贵州 | 202. 15 | 201. 18 | 100. 48 |
| 四川 | 309. 79 | 275. 57 | 112. 42 |
| 重庆 | 244. 01 | 225. 28 | 108. 31 |
| 广西 | 43. 56 | 33. 41 | 130. 44 |
| 内蒙古 | 293. 4 | 321. 72 | 91. 2 |

资料来源:根据卫生部新型农村合作医疗研究中心数据整理。

(六) 筹资层次抗风险能力较小

基金统筹是指确定一个范围,将此范围内人群的缴费形成一个统一基金,允许低风险和高风险的不同参合人群间的交叉补贴。基金统筹层次(即风险集合)过低是新农合缺乏稳定性的重要原因。风险集合是指具有同类风险的人或物的集合体。新农合的功能是将少数人发生的医疗费用在一定范围的人群中间进行分摊，这一人群的数量越大，就越能够利用大数法则准确预测疾病发生的或然率，以此为依据制定出的筹资水平才能够保证新农合实现收支平衡。从当前试点的情况看，新农合基本上是以县甚至有些地方以乡镇为单位统筹资金。筹资层次太低，筹资水平就越低，基金总量相对较小，统筹能力就越弱，系统内共担风险的能力就会弱化。而且，还会增加资金的运营和管理成本，不利于资金风险的防范。此外，现行的新农合框架下，受技术因素限制和出于简便易行等方面的考虑，对风险程度不同的农户均采取统一的新农合费率，缴费水平与参加者的收入水平、健康状况不挂钩。同时新农合的自愿参加原则，容易产生健康人群不愿参合，高危人群积极参合的逆选择现象，削弱了风险集合的抗风险能力。

## 四　补偿支付制度

### （一）补偿模式缺陷

补偿范围也称服务包，即可以得到新农合报销的医疗服务的种类。为使有限的基金资源发挥最大效益，新农合通过设定起付线、封顶线和补偿比例的方式，对农民住院所发生的大病医疗费用进行补偿，大病[①]之外的其他病种诊疗费用不予补偿。由于缺乏专业指导等原因，目前设置自付比例过高而封顶线过低的补偿水平和给付结构，农民所得到的报销补偿仅仅是杯水车薪[②]，保障不足成为新农合的软肋。

Adam Wagstaff（2009）[③]、许勇刚等（2009）[④] 的研究指出，新农合能显著改善参合者的健康状况，但对参合者的实际医疗支出负担减轻作用有限，农户的实际医疗支出上涨负担过重主要源于新农合的筹资额度与补偿水平受限问题。对若干试点地区实施方案的测算，参合人可获

---

① 一般是以住院来划分大病，不保门诊只保住院。

② 北京大学医学部 2005 年对河北等地的调查，农民从新型合作医疗中得到的报销额仅占大病花费的 8%。

③ Adam Wagstaff, Magnus Lindelow, Gao Jun, "Extending Health Insurance to the Rural Population: An Impact Evaluation of China's New Cooperativemedical Scheme", *Journal of Health Economics*, 2009, 28（1）: 1—19.

④ 许勇刚、毛勇、罗家洪等：《某市新型农村合作医疗减轻农民疾病负担程度的评价》，《中国卫生质量管理》2009 年第 2 期。

得的大病补贴最多只能达到30％—40％①。重庆市2005年人均住院补偿为445元，补偿比例为22.52％，2006年补偿费用增加到500.79元，但补偿比例仍仅有27.06％②。2005年甘肃省14个试点县参合农民住院年受益率为2.23％，新农合报销比例为28.41％，平均住院报销比例在20％—40％。课题组本次调查显示，认为参合后，疾病经济负担明显减轻的比例仅有27％，而认为减轻不明显的比例达到59％，说明缓解参合农民疾病负担的成效不十分显著。

根据卫生部信息统计中心的调查结果显示，农民不愿意继续参合的原因中，24.5％的农民因为报销太少，19.8％的农民因为未享受到经济补偿③。单纯的大病统筹医疗制度模式无论对于防范因病致贫，还是对于提高农民参合的积极性，实际意义都不大，进而影响新农合制度的持续性发展。

（二）支付模式的缺陷

新农合对医疗服务提供方的支付模式存在严重缺陷。国际上对医院常见的支付方式有总额预算、按人头付费、按床日付费、按病种付费、按服务付费等模式。中国目前对医疗服务提供方的支付多采取按服务付费的方式。此种模式意味着医院提供的服务越多，收入越高，结果导致供方提供过多不必要的服务。相关评估表明，在安徽省霍山县新农合项目实施三年中，参合农民人均年医药费从第一年的16元迅速上升为第二年的108元和第三年的122元，筹集的资金通过医疗保险基金转移到医疗服务供方的口袋，农民未真正得到实惠④。严重的供方诱导需求倾向，使医疗费用迅速增长，新农合基金收不抵支，财务风险加大，参合农民无法享受实惠。

总体来看，随着参合农民对医疗服务需求及利用水平的迅速增加，补偿水平较低的新农合对降低农民医疗服务经济负担的作用有

---

① 根据胡善联的研究，自试点到2004年4月，全国参合农民平均报销率仅为31.6％，其中住院报销率为31.31％。

② 轩玉红：《重庆市新型农村合作医疗制度研究》，硕士学位论文，重庆大学，2007年。

③ 卫生部统计信息中心：《中国新型农村合作医疗进展及其效果分析》，中国协和医科大学出版社2007年版。

④ 顾杏元：《霍山县诸佛庵镇合作医疗项目评价》，载《参与式扶贫：霍山模式研讨会报告、论文集》，中荷扶贫项目霍山环境扶贫发展中心，安徽霍山，2004年。

限。保障不足影响参合率，参合率的下降导致基金资金总量下降，使新农合补偿效果与农民预期需求形成矛盾，制度持续发展的吸引力急剧下降。

## 五　就诊报销制度

### （一）报销程序繁琐

在制度方案设计时，过分考虑安全度，设计报销审批程序繁琐复杂。要求参合农民定点就医、持证就诊、大病转诊，管理报销手续落后。按照规定，参合农民必须在户籍所在县定点医疗机构就诊，如有必要，必须在征得新农合管理机构批准后方可往县外更高层次的医院转诊，否则不予报销。而且，参合农民在定点医疗机构所发生的医药费用报销实行后付制，由定点医疗机构按规定审核垫付，农民只交纳自付部分。参保人在报销时，需要准备众多的证明材料。首先到乡镇合疗办填写住院费用报销申请表，除医疗费发票外，还必须出示新农合就诊证、处方或病历、住院及转诊手续、身份证或户口本等相关证明；经县、市新农合管理中心审批无误后，拨付补偿金到乡镇；再由乡镇合疗办同意农民领取补偿金。外出流动人员每年大部分时间在外地度过，异地诊治回原籍报销必须在五日内与县合管办联系，登记备案，办理住院转诊手续，还要持处方、病历、就诊卡等系列单证。根据卫生部信息统计中心的调查结果显示，农民不愿意继续参合的原因中，16.5%的农民因为报销手续太麻烦①。课项组本次调查显示，繁琐的报销手续和大量的票据证明为农民增添了精神负担和经济负担，得不偿失（见图4-6）。

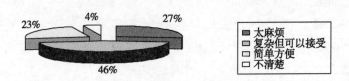

23%　　4%　　27%

46%

■ 太麻烦
■ 复杂但可以接受
□ 简单方便
□ 不清楚

图4-6　报销手续的繁琐程度

---

① 卫生部统计信息中心：《中国新型农村合作医疗进展及其效果分析》，中国协和医科大学出版社2007年版。

（二）报销周期长

由于农民从医疗保险中获得补助时，必须经过村卫生室、乡镇、县市三级医保机构的层层审核。虽然试点各地县、乡政府都专门设立了新农合管理办公室，但大部分都未建立新农合信息管理系统，结报环节繁杂，办事效率低下。从申请结报到领取补偿金门诊药费结报少则 1 周，多则 1 月，住院药费结报更是有过之而无不及，直接影响新农合的发展[①]。

此外，转诊不方便也是一个缺陷问题。转诊的不畅可能会危及病人的性命。按规定，转诊是报销的必要条件。病人就面临选择：在规定的医疗机构就医，报销比例很低，自主择医却不能报销。转诊困难和报销不方便，实际隐含着医疗体制的内生问题，就是医疗服务和医疗保险间的衔接问题。

## 六 监督制度

"缺乏监督的卫生服务市场常常是低效益的，而且是不公平的。"[②]由于监管目标与监管能力不匹配，缺乏具体约束措施和相应监管手段，直接导致新农合监督力度的减弱。因此，监管者的存在和发挥监管功能是保证制度有效实施的关键。

（一）缺乏农民自主监督的机制

新农合制度的监督工作，关系到新农合制度规范运行和持久运行，是新农合制度全面覆盖后的重要工作之一。按照规定，新农合管理机构设在卫生行政部门，经办机构隶属新农合管理委员会，定期向新农合管理委员会和社会公众汇报基金的收支、使用情况，保证参合农民的监督权利。但在实际操作中，部分地区仍然存在监管乏力的问题。政府集立法、执法、监督三种职能于一身，但由于上下级政府层级过多，导致政府监督成本增加，监督效率降低。虽然成立了新农合监督委员会，并建立了审计监督、社会监督及群众监督等制度，但农民参与监督的力度不

---

① 毛正中、蒋家林：《新型农村合作医疗制度的特征及面临的挑战》，《中国卫生经济》2005 年第 1 期。

② Bloom G. & Tang Shenglan，"Rural Health Prepayment Schemes in China：Towards a More Active Role for Government"，*Social Sciences & Medicine*，1999（7）：951—960.

大。就参合农民住院报销信息公示来看，农民基本处于信息的封闭状态。课题组本次调查显示，参合农民对报销信息公示的知晓度很低，仅有16%的参合农民明确表示见到信息公示，84%的参合农民表示没见过或者不清楚报销信息公示（见图4-7）。

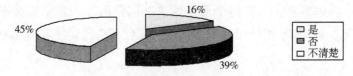

**图4-7    农民对报销信息公示知晓度**

（二）监管机构的能力弱化

新农合注重制度化建设，但执行中一些地方不能保证制度的有效执行实施，关键是监督缺位和违规成本过低。就监督医疗机构而言，医患间严重的信息不对称以及医疗服务极强的专业性，使患者处于完全劣势。从陕西省开始实施的三重监督看，还存在组织监督薄弱、社会监督流于形式、行业监督力不从心等问题。尽管各试点地区都成立了新农合监督委员会，并制定相应的监督制度，但由于有效监督动力不足及缺乏专业技术能力因素，不足以对医疗服务提供方实行有效监督。就基金监管而言，由于缺乏直接的制约机制和有效的监督措施，监管只属于事后或外在监督，新农合基金监督存在失控的潜在风险。另外，新农合基金在不同的国有商业银行开户，不利于全省新农合基金财务会计管理软件的推广使用和数据信息的兼容共享，更无法满足省级新农合管理机构和财政部门通过网络适时全面了解全省各县新农合基金的收支情况，资金监管弱化。中国农业大学和中国农科院的专家对河南长葛160个农户的调研发现，有50.12%的农户认为新农合资金交由农民自己组织管理比较好，而选择由县政府或新农合管理办公室管理的农户不足20%[①]。此数据一方面反映了农民对新农合资金管理持怀疑态度，同时也反映了农民对新农合资金运行的不满意。

---

①　郝继明：《进一步完善新型农村合作医疗的着力点——兼及三种模式的分析》，《宏观经济研究》2005年第9期。

# 第三节　微观利益主体供需博弈

## 一　利益主体的目标诉求

利益相关主体是指任何可以影响组织目标或被该目标影响的群体或个人。新农合运作体系是由参合农民、地方政府、定点医疗服务机构和经办机构四类利益相关人群构成的不可分割的有机整体。新农合管理组织负责管理和费用补偿；定点服务机构提供的服务质量高低，直接影响到参合者对新农合的满意程度。对参合农民权益的维护，是前两者的共同责任。其中农民是主体，处于基础地位，政府（包括各级）是调控监管者，管理经办机构是制度实施者，定点医疗机构是卫生服务提供者，他们之间形成四方关系、两方利益（见图4-8）。按照博弈理论，在制度决定的博弈过程中，每个利益主体都试图使其收益最大化或更理性地实现他未来状态的最佳结果，而这又取决于利益主体的行动选择和当前状态。由于四方利益主体存在着利益最大化目标的差异性，四方间的互动博弈关系必然直接影响新农合的正常运作。

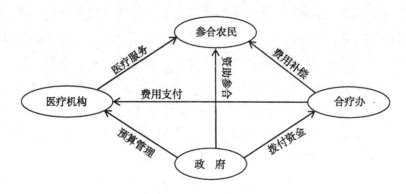

**图4-8　新农合中的利益主体关系**

按照公共选择原理，社会政策决策是一个公共选择过程，必然涉及集体决策，而当构成这个集体的公民规模超过一定限度，难以直接通过公民投票做出选择时，就需要公民以集体身份委托受托人来代理。在社会政策决策过程中，政府正是作为受托人，代理公民进行公共选择。与传统合作医疗村社内部的自治机制相比，新农合是以政府大规模的干预政策为特征的强制主导型供给制度，政府管规划、管融资、管操作、管监督，身兼数职。需方农民决策参与权缺失，缺少影响政府决策的能力，也没有适当的渠道按照自己意愿去选择公共政策，仅仅作为执行制度的被动应付者。在以农民名义制定和实施的新农合政策过程中，基层卫生主管部门获得政绩和新农合资金支配权，导致不少地区的试点变成了县、乡卫生机构对公共资金的共谋博弈。他们变相提高服务价格、开大处方或提供不必要的医疗服务，更大幅度地以药养医。形成了对新农合基金的不断侵蚀，损害了参合农民的权益，且在与政府的博弈过程中获取极大收益。

## 二　供需方的非合作博弈

博弈论（Game Theory）又称为对策论，是研究发生直接相互作用的主体的决策行为以及这种决策的均衡问题。博弈包括参与者、策略、支付和均衡四个基本要素。参与者是指博弈中选择行动以最大化自身利益的决策主体，博弈要有两个或两个以上参与者；策略是博弈中的主体在面对某一具体问题时所作的直接实用具体应对方式；支付是指博弈参与者得到的效用水平，一般用支付矩阵表示；均衡是博弈中所有参与者的最优策略组合。在均衡点上，如果一方不改变策略，另一方则没有积极性改变自己的策略①。博弈可以分为合作博弈与非合作博弈：合作博弈是指博弈参与人之间能够达成一个有约束力的协议；非合作博弈是指博弈参与人之间无法达成一个有约束力的协议。对农民的入户调查显示，在对新农合制度可持续性预期较低的情况下，农民与地方政府展开了一种动态非合作博弈，这种博弈过程非常复杂。

假设博弈是完全信息动态博弈，根据双方益损值分析，可以构建出西部政府与西部农民间的简单博弈支付矩阵（见表 4 - 3）。在这个博弈过程中，政府设计并运作了以大病统筹为主的新农合制度，按照自愿原则号召农民参加。中央与地方政府各出资 20 元、参合农民出资 10 元，形成 50 元的筹资额。此时参合农民有信任（参合）、不信任（不参合）

---

① 张维迎：《博弈论与信息经济学》，上海三联书店、上海人民出版社 1996 年版。

两种选择，政府也有诚实（支付）、不诚实（不支付）两种选择。我们先分析博弈展开过程：一方面，如果农民不信任且不参合，博弈结束，双方各获得 0 的收入；如果农民信任并参合，地方政府选择诚实（支付），兑现了承诺，则参合农民获得医疗保障，地方政府获取中央政府的补助，二者分别获得 50 元、20 元的收入；另一方面，如果地方政府选择不诚实（不支付），不兑现承诺，则参合农民失去参合基金，政府虽没有实现自己的目标但能得到中央政府补助，二者分别获得－10 元、20 元的收入。由此可见，农民是否参合与地方政府的态度有直接关系，地方政府的诚信缺失很大程度会影响到农民积极参合的持续性。

表 4－3　　　　　　　　　　供需方博弈出资参合矩阵　　　　　　　　　　单位：元

| | | 政府部门 | |
| --- | --- | --- | --- |
| | | 诚实（支付） | 不诚实（不支付） |
| 参合农民 | 不信任（不参合） | 0，0 | 0，0 |
| | 信任（参合） | 50，20 | －10，20 |

资料来源：参见赵劲、张大勇、左停《新型农村合作医疗为何"向农民筹资难"》，《卫生经济研究》2006 年第 5 期。

## 三　非主动参合因素剖析

影响农户参合的因素可分为客观因素与主观因素两大类：客观因素主要是农户家庭特征，包括家庭成员数量、性别、年龄、受教育水平、健康状况、家庭经济状况及家庭距离医疗机构的距离等变量；主观因素包括农户对疾病风险的态度、对新农合的信任程度、预期收益与预期成本比较等。

（一）农户家庭特征因素

收入、教育水平、健康状态、年龄等变量对农民是否参合有直接影响。一般认为，收入水平高、教育水平高、健康状况差、年龄大的农户更愿意参加新农合。

一是年龄。罗珏、汪时东等的研究显示，户主年龄不同的三组人群对新农合的担心有所不同：60 岁以上组对新农合不能长久坚持是首要担心（48.57%），45—60 岁组首要担心资金被挪用（51.19%），45 岁以下组首要担心医生不开好药（48.62%）①。

二是经济状况。横向比较，西部农民生活在贫困群体的最底层，人均收入不仅达不到全国平均水平，而且与东部沿海发达省份的差距更大。以2007年为例，经济收入最高的四川省3547元，比全国平均水平（4140元）低近600元，仅是上海农民纯收入（10145元）的34%（见图4-9）。整体经济发展水平落后、人均收入相对较低的状态，直接影响了农民的参合率②。

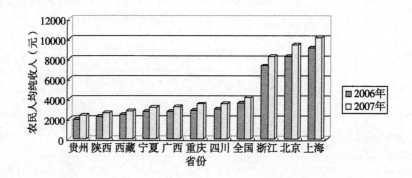

**图4-9 2006—2007年西部农民人均纯收入与东部差距比较**

数据来源：根据中华人民共和国国家统计局《2008年国民经济和社会发展统计公报》整理。

三是健康状况。若干经验研究都表明，健康状况对人们的医疗保险需求具有重要影响。如果把家庭医疗开支视为衡量健康状况的指标，家庭医疗支出越高，愿意或实际参加医疗保险的可能性就越高。一项针对健康状况的调查表明，未参合农民回答身体状况很好和较好的比例分别高达75.4%和20.3%，说明健康状况是重要影响因素之一。

四是受教育状况。一般来说，受教育程度越高的农民对新农合的认识越深入，参合意识也越强。以2005年西部大开发12省（区、市）农民受教育情况为例，高中及高中文化程度以上比例仅有10.24%，初中

---

① 罗珏、汪时东、叶宜德等：《农村居民户主年龄差异对合作医疗的影响研究》，《安徽卫生职业技术学院学报》2003年第4期。

② 但也有的调查显示，经济状况的差异不一定是农户参合的决定因素，不同经济状况农户在是否愿意或赞成合作医疗并不存在明显区别。参见汪和平、叶宜德、汪时东、岳青、罗汪《不同经济状况农户对新型合作医疗意愿的研究》，《中国卫生经济》2003年第7期。

文化程度占 45.92%，小学程度占 33.42%，小学文化程度以下占到 10.42%[①]。

五是个人风险态度。与传统的以家庭为主的纵向风险分担机制相比，人们对互助共济为特征的横向分担风险方式的接受会有障碍。调查表明，农民在亲戚朋友之间互助共济意识强，在家庭成员生了大病，而又无钱治疗时，有 95% 的农民首先找亲戚朋友借钱，其次才去银行或信用社贷款、借高利贷、请求政府帮助甚至变卖家当。但在更大范围内，农民的互助共济意识比较淡薄，造成新农合参与率的降低。

（二）预期收益与预期成本比较

参合意愿即可理解为农民个体对新农合制度所提供的各类信息的输入、存储、编码，再经过主观识别与分析判断，最后输出成为支配个体是否参合的一种信息组合模式。具体概括为对新农合所能带来实际好处的心理估算、对新农合管理者的信任度和满意度及对新农合发展趋势的主观预测等方面。

过程型激励理论包括期望理论和公平理论两个组成部分。按照美国心理学家弗鲁姆（V. Vroom）于 1964 年在《工作与激励》一书中提出的期望理论，认为人从事工作的激励力量 = 效价 × 期望值。激励力量是指一个人受到激励的强度，表明一个人为达到设置目标的努力程度；效价是指目标对满足个人需要的价值；期望值则是指通过特定的活动导致预期成果的概率，取值范围为 0—1[②]。农民参加新农合的根本动力取决于预期收益和预期成本的差异。预期效用是指通过享受医疗服务实现健康或者病情减轻；预期成本主要取决于新农合支出高低的对比。如果预期收益大于其预期成本，他认为加入新农合有收益，加入动机就会增强。

一方面，参合农民的预期收益是通过享受医疗服务实现健康或病情减轻。目前在我国农村，医疗费用严重不合理增长阻碍了农民的医疗消费，乡村医疗服务质量低下无法满足农民的需求，农民距医疗机构距离

---

① 国家统计局农村社会经济调查司：《中国农村统计年鉴 2006》，中国统计出版社 2006 年版。

② ［美］哈罗德·孔茨、海因茨·韦里克：《管理学》，马春光译，中国人民大学出版社 2011 年版。

远增加了就医难度，使得医疗服务的可得性与可及性普遍较低。另一方面，在医疗价格急剧攀升和收入增长缓慢的双重约束下，农民就医成本迅速增加。农民参加新农合的成本主要取决于直接成本（参合费用高低）和间接成本（报销便利性）。另外，在新农合最初试行时，很多地区规定必须在县内就诊，县外就医报销手续十分繁琐，使很多农民工在外地患病后返乡就医报销的成本上升。这些不合理的规定，也在一定程度上影响了农民参加新农合的积极性。

为弥补期望理论忽视个人与他人激励效果的对比结果对个人行为的影响，美国心理学家亚当斯 1967 年在《奖酬不公平时对工作质量的影响》一书中提出过程激励的公平理论①，认为员工能否得到公平合理的对待，将直接影响其工作绩效。在新农合制度中，如果参合农民发现参照成员（或参照群体）获得补偿收益比自己多，就会产生一种不公平感，从而直接影响持续参合的积极性和主动性。

（三）对新农合的信任程度

科尔曼的理性选择理论认为，信任意味着首先要将自己所拥有的资源主动交到他人手里。基于传统合作医疗的历史教训，农民在心理上对新农合未来的长期持续有不同程度的担心。在对当地卫生机构的信任度上，女性、文盲、未婚、未参合及健康水平较低的农民信任程度指数较低。根据卫生部信息统计中心的调查结果显示，不愿意继续参加的原因中，7.2% 的农民不信任新农合制度的管理②。课题组本次调查显示，农户对新农合发展的三个最担心问题依次是新农合报销比例低（22%）、解决不了看病贵（21%）、医生服务态度差（16%），其他依次为不能持续发展下去、新农合基金被贪污、农民积极性不高（见图 4 - 10）。在农民对新农合制度的稳定性失去信任的情况下，会认为从制度中得到的预期收益很低，制度不会减轻其医疗费用负担，由此与政府形成了非合作博弈的局面。多因素相关分析表明，主观因素对农民参加新农合意愿的影响程度大于客观因素。

总体来说，从新农合政策制定出发点看，政府、医疗机构和农民是

---

① 徐小平：《管理学》，科学出版社 2013 年版。

② 卫生部统计信息中心：《中国新型农村合作医疗进展及其效果分析》，中国协和医科大学出版社 2007 年版。

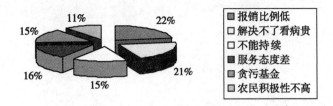

**图4-10　参合农户对新农合发展最担心的问题排序**

比较一致的，但在试点推广中，不同利益群体的关注点有差异：政府管规划、融资、操作及监督，身兼数职；基层卫生主管部门获得政绩和新农合资金支配权，形成对新农合基金的不断侵蚀，损害参合农民的权益；需方农民仅成为新农合制度的被动交费者，未能参与决策和监督，没有合适的渠道按照自己意愿选择公共政策。由此，在医（医疗服务机构）、患（参合农民）、保（医疗保险机构）、管（地方政府）四方不同利益主体的博弈中，新农合的主人——参合农民始终处于被动状态，新农合对减轻农民医疗服务经济负担的作用有限，制度持续发展的吸引力急剧下降，主体利益失衡必将影响到新农合持续发展①。

---

①　杨团：《农村新型合作医疗政策需要反思》，《科学决策》2005年第6期。

# 第 三 篇

## 西部新农合制度的三大运行机制构建

# 第五章

# 西部新农合筹资补偿机制的构建

当前，西部省区新农合制度实现全面覆盖预期目标，进入持续运行与规范发展的新一轮关键时期。鉴于传统合作医疗的经验教训及新农合试点推广阶段遭遇的难题困境，为确保西部新农合的持续规范运行发展，必须以最大化满足参合农民医疗需求为主旨，以实现医疗服务与保障的公平、效率、质量、可及为基础出发点，实现运行机制的创新。

机制一词源于希腊文（mēchanē），原意是指机器运转过程中的各个零部件之间的相互关系、互为因果的联结关系及运转方式，在自然科学中引申为事物或自然现象的作用原理、作用过程及其功能。新农合运行机制是指在新农合有规律的发展过程中，影响这种过程的各组成因素的结构、功能及相互联系，以及确保新农合持续发展的内部运转机理和外部政策支持。本书研究的主要是构建筹资补偿机制、风险监管机制及主体联动机制三大运行机制，确保农村居民享受医疗服务保障的高效供给，实现持续规范性运行发展的目标。

## 第一节　持续性筹资机制的构建

资金筹集是新农合制度得以建立并有效运行的前提条件。世界卫生组织《2000 年世界卫生报告》讨论了卫生系统的 4 个主要功能：提供卫生服务、创造卫生资源（人员、建筑与设备的花费和发展）、其中，卫生筹资和管理。其中，卫生筹资功能细化为筹措、统筹、购买三个子功能①。筹措功能是指卫生系统决定并从家庭、企业和包括捐赠人在内的其他组织筹措财政费用的过程，包括政策制定层面对资金筹集渠道、筹集形式的规定及其所确定的筹资水平②；统筹功能是指在全社会实现统一的医疗保险制度以前，允许低风险和高风险的参保人员之间的交叉补贴，以分散统筹中所有成员卫生保健支付的风险；购买功能是将筹集资金用于支付提供者系列卫生服务费用的过程，主要包括服务范围、购买形式、支付形式等服务供给方面的问题。结合我国政策制定及理论研究的实际需要，本书中的筹资仅指筹措资金这一子功能，也就是各出资主体依据各自承担的责任及能力大小，对新农合服务的一种合理性支付。

## 一 筹资理念原则

### （一）自愿参加与适度强制并举原则

鉴于自愿参加原则在试点实践中的弊端及理论研究中的分歧③，结合世界各国社会保险制度采用强制性作为固有特征的先例，西部新农合可采取自愿参加与适度强制并举原则，取代单纯的自愿参加原则。在推行过程中，要以尊重农民权利、保障农民利益作为出发点和归宿，坚持自愿原则，不能强迫农民参加。但自愿原则并不意味着放任自流，政府可以创设一些介于强制和自愿之间的适度强制模式。在这方面，东亚国家提供了很好经验。譬如，要求整个村庄或其中绝大部分居民必须参与到一个保险中，在村庄间化解风险；对于以个人为单位参加的保险计划，通常要求所有家庭成员参与；强制某些特定职业或特定年龄段的人群参与保险等。

在西部农村，政府可依据经济发展水平或人均收入等客观因素，制

---

① Guy Carrin、Philip Davies、江芹：《中国农村合作医疗最佳实践分析框架——卫生系统的功能与筹资组织》，《中国卫生经济》2002 年第 2 期。

② Feldstein, *Health Care Economics*, New York: Delmar Publishers, 1999.

③ 学术界对自愿参加原则存在的分歧主要有两种。一些学者认为，坚持以家庭为单位自愿参加原则是贫困地区当前情况下必须坚持的原则，参见胡善联《卫生经济学》，复旦大学出版社 2003 年版；还有一些学者从政府对合作医疗的责任角度出发，提出新农合应执行强制原则，参见龙桂珍、骆友科《新型农村合作医疗应由农民"自愿参加"走向"强制参加"》，《中国卫生经济》2005 年第 4 期。

定新农合的强制参加标准，兼顾制度的强制性与灵活性。具体说，以户为单位参加，同时鼓励村、企业等团体加入新农合；强制超过本地区平均收入水平的农民参加新农合，鼓励低于本地区平均收入水平、但超过最低生活保障线的农民参加新农合；对收入低于最低生活保障线的农民，通过完善医疗救助等措施来改善其医疗卫生状况；在条件成熟的地区，可以尝试推行强制参加，逐步实现城乡医疗保障体系一体化。只有这样，才能从根本上消除各级政府与农民之间的博弈困境，降低农民的逆向选择行为，扩大参合规模和基金规模，增强基金运行的稳定性。

（二）公平公正公开原则

公平与效率是新农合筹资中面临的一对矛盾。相对而言，公平性对于新农合筹资更为重要，它是新农合制度实现互助共济的前提。卫生筹资的公平性是指卫生筹资过程中，按支付能力大小进行筹资，不同人群（主体）间的经济负担应该公平。这种公平性可分为水平公平和垂直公平两种。前者是指具有同等收入水平和同等支付能力的主体，应对卫生服务提供同等的支付额，简称为同等能力同等支付；后者是指不同收入水平和支付能力的人，实际支付额度应与支付能力成正比，即支付能力强的主体应当多支付①。

公平性的卫生服务系统应该是在卫生服务提供上的水平公平和在筹资上的垂直公平，即同等需要的人获得同等卫生服务，但根据人们的支付能力大小进行不同筹资。政府是强势一方，其充足的资源保障决定其较强的支付能力，理应在筹资中承担主要责任；而农民是弱势一方，其不稳定的收入增长难以保障对制度的必要支付。我国目前采取以户为单位收取保费的办法，家庭成员数目与保费额成正比，一定程度上促进了水平公平。但是，相同的新农合筹资额无法实现垂直公平。可以根据农户拥有的土地、房屋、家庭年纯收入等指标，对同一统筹区域内的农户分层，根据分层结果制定不同经济水平农户的缴费额，采用适度强制原则，实现垂直公平，提高制度的互济能力。

（三）多方筹资、风险共担原则

多方筹资是新农合最重要的筹资原则。新农合既不是一种商业保障

---

① 周尚成、万崇华、罗家洪等：《新型农村合作医疗制度难点突破》，《卫生软科学》2005 年第 2 期。

制度，也不是农民个人的商业行为，而是一种具有准公共产品性质、体现互助共济理念的医疗保障制度。现阶段，新农合特有的广覆盖、低水平特征，决定了任何单一主体筹资只会使保障水平降到最低。当前，在政府、集体、农民三大出资主体中，农户和集体大比例出资的可能非常有限。所以，政府必须通过立法强化并担负主要出资者责任，还要鼓励企业、社会等多方筹资，寻求非政府组织、企业、个人的捐助。同时要遵循市场经济"谁投资、谁受益，利益共享、风险共担"的基本投资理念，多筹资主体共同承担制度运作的最低成本，以保证新农合制度的正常持续运行。

## 二 拓宽筹资主体渠道

新农合制度实行个人缴费、集体扶持和政府资助相结合的筹资机制。

### （一）政府出资

从国外农村医疗保障制度的经验看，不论是发达国家还是发展中国家，中央与地方政府出资分担比例，都集中在财政有保障能力的中央政府及省级政府，而不是将责任下放到基层地方政府[①]。政府既有组织引导的职责，又有资金支持的义务。按照现行分税制，中央政府应在新农合制度建设中承担主要责任。在地方财政筹资比例不变的情况下，通过建立稳定的中央财政转移支付机制来支持贫困地区的筹资。仅就中央与地方财政对中西部地区参合农民每年人均补助指标看，由 2003 年 10 元提高到 2009 年的 80 元及 2013 年的 300 元。

而且，考虑到当前政府财政能力和各地经济发展水平不同，政府的筹资水平及承担责任也可不同。一类地区农民参合费用可全由地方政府直接负担，二类地区农民参合费用由中央政府全额支付，三类地区政府除全额支付参合费用外，还要适当追加部分费用建立新农合体系，四类地区应建立以农村救助体系为主导的农村医疗保障制度，免除农民应交纳的费用。地方财政的分摊比例中，以省级财政承担筹资的大部分份额较为合理，不能增加贫穷县、乡的财政负担。目前一些地方已在这方面

---

① 黄佩华：《中国国家发展与地方财政》，中信出版社 2003 年版。

作了有益的探索，如云南省根据各市（州）、县的发展实际确定三级财政的分摊比例，对属于国家级贫困州、县，三级财政补助比例是5：2.5：2.5，并从2006年起取消对贫困县的补助配套要求，即省级财政负责出资的大部分。

（二）农户家庭出资

农户家庭缴费资金来源为个人及家庭收入。西部试点实践证明，以上年度农民人均纯收入的一定比例缴费比较合理。在充分考虑农民的经济、心理承受能力和保障水平的前提下，参照城镇医疗保险个人负担2%的出资比例，西部地区农民个人出资额一般控制在上年纯收入的0.8%—1%之间为宜。按照2009年西部农民人均收入3686元的标准，人均出资额29—36元。对经济较发达的农村地区，可结合当地经济发展水平、农民经济和心理承受能力、保障水平等因素制定较高的筹资标准。

（三）集体经济出资

从发展轨迹看，新农合制度的覆盖率与集体扶持力度呈正相关[①]。村集体资金来源包括村办企业收入、土地承包费、林牧渔业承包费、民营及私营企业管理费等。在筹资标准较高的东部发达地区，采取鼓励村集体及村办企业为新农合出资的方式，如北京市大兴区、天津市静海县等规定了村级集体经济在新农合中出资的比例，从而补充和完善了现有的制度设计。在广大西部地区，村集体的经济实力普遍较差，只能承担辅助性的补充出资责任。从全国各地的筹资标准看，在精简村级干部数量和实行办公经费定额管理后，以返回的人均村提留公益金的10%左右为宜，不足部分可安排乡镇企业税收实行差额补助。

社区组织资源曾在农村合作医疗中扮演过重要角色，并且在集体经济持续存在的地区，仍然作为一支重要力量维系新农合发展。在有条件的地方可将社区作为单独筹资主体。社区筹资是以社区互助合作和自我救助为基础，由社区内居民共同参与筹资和组织管理，以改善社区居民福利的一种筹资方法。要充分利用农村社区已有的社会关系网络，加强

---

① 穆念河、靳峰：《新型农村合作医疗制度筹资机制探讨》，《中国卫生事业管理》2004年第2期。

社区成员彼此间的信任度与互助精神，发挥传统道德伦理力量，增强社会资本。既缓解基层地方财政推行新农合的筹资压力，又提高出资的额度，增强保障的能力，促进新农合的稳步推进和可持续发展。

（四）开放式社会筹资

此外，政府应出台一些优惠政策措施，获取国内外社会慈善组织、国际组织和民间个人的支持，提高新农合筹资的社会化程度。一是支持非政府组织及农民协会等组织参与，弥补财政资金投入不足。二是发挥市场融资渠道的作用。积极引入市场机制，利用减免税收和给予信贷优惠等政策，引入社会和企业资本，实现投资主体的多元化。三是鼓励捐赠。随着社会经济的发展，社会各界人士有对农村卫生事业提供无偿捐赠能力与愿望。可以通过各种新闻媒体广泛宣传新农合的重要性，积极鼓励社会实业团体、各界人士无偿捐款资助。四是社会募集。可以向社会团体，如企事业单位、慈善会、红十字会等机构募集新农合基金；也可以向定点医疗机构筹集，筹资比例一般为其出售新农合规定药品净收益的1%到2%；还可以在政策和法律的允许下，发行农村医保福利彩票和农村医保国债，募集个人闲散资金支持农村卫生事业①。

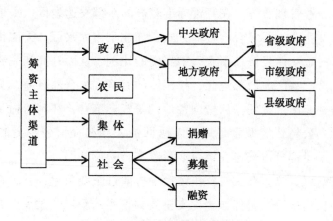

图 5-1  新农合筹资主体渠道构成

由图 5-1 可以看出，通过实行国家投资倾斜政策，建立激励集体

---

① 河北省卫生经济学会课题组：《农村新型合作医疗运行机制与补偿模式研究》，《中国初级卫生保健》2004 年第 7 期。

扶持机制，畅通社会捐赠渠道，开征社会保障专项税收，最终形成由政府引导、集体资助、居民自愿参加的多元化筹资渠道，既可保证新农合基金的平衡，也可体现新农合筹资的公平原则。

## 三　设计筹资方案

哈佛大学萧庆伦教授把中国农村按卫生供需状况分为三个世界：第一世界的供方条件接近城市水平，需方医疗需求和支付能力都较高；第二世界供方缺医但不少药，需方对医疗保险的要求比较高；第三世界供方缺医又少药，需方支付能力差①。据此，新农合筹资模式选择应因地制宜，针对不同人群，制定多层次的健康保障筹资政策，满足农民的多样化医疗保障需求。

（一）一揽子方案

为克服新农合参保率低、保障水平难以满足农民不同需求的缺点，参照沿海发达省份新农合经验，构建一个集住院保障、门诊优惠、大病救助、预防体检及巡回医疗于一体的医疗健康保障体系。此方案是对单纯医疗疾病保险补偿基础上的一种延伸，它所提供的服务包括医疗、预防、保健、环境卫生等项目，如儿童计划免疫、妇女孕产期保健、计划生育、地方病疫情监测、饮食及饮水卫生、健康教育等。具体包括：地方财政按参合人员人均标准单独设立基金，统一纳入民政救助体系；参合人员在社区卫生服务机构产生的门诊费用可以按城镇职工基本医疗保险目录享受优惠补偿；设立个性化、实用性的体检服务包，由参合人员自由选择；定时定点到偏远村落进行农村巡回医疗，提高农民卫生保健水平②。此方案模式适用于经济水平及社会化管理能力很高的地区，可满足农民对基本医疗预防保健的需求，体现防治结合的理念。

（二）多层级筹资方案

新农合制度筹资方案的设计，应充分考虑医疗服务需求的层次性。在保障基本出资额基础上，根据经济能力高低和基金筹集情况，提供不同层级补偿和报销数量的医疗服务。农民可根据自身的个体特征及经济

---

① 萧庆伦：《中国农村合作医疗要更新》，《健康报》2001 年 3 月 1 日。
② 魏晋才、陈昌岳：《制度创新促进新型农村合作医疗可持续发展——宁波市北仑区新型农村合作医疗试点经验分析》，《卫生经济研究》2007 年第 2 期。

收入状况，自行选择不同层级的医疗保障筹资方案。比如贵阳市白云区筹资模式中，农民个人年缴费按经济条件设三档：一档 24 元、二档 18 元、三档 12 元，区乡两级财政按 1：1 匹配；每人每年门诊报销封顶线为一档 200 元、二档 150 元、三档 100 元；住院报销封顶线分别为一档 2500 元、二档 2000 元、三档 1500 元（见表 5 - 1）。此方案既增强制度的吸引力，又提高整体筹资水平，使新农合具有持续性发展的基础。

表 5 - 1　　　　　　　　贵阳市白云区筹资模式及报销方案

| 参合档次 | 筹资模式 | | | 门诊报销 | | | 住院报销 | | |
|---|---|---|---|---|---|---|---|---|---|
| | 个人出资（元） | 政府配套（元） | 合计（元） | 村卫生室、镇卫生院（%） | 区及区以上医院（%） | 报销封顶线（元） | 镇卫生院（%） | 区及区以上医院（%） | 报销封顶线（元） |
| 一档 | 24 | 24 | 48 | | | 200 | | | 2500 |
| 二档 | 18 | 18 | 36 | 50 | 40 | 150 | 40 | 50 | 2000 |
| 三档 | 12 | 12 | 24 | | | 100 | | | 1500 |

资料来源：参见冷恩秀《贵阳市新型农村合作医疗制度研究》，硕士学位论文，贵州大学，2006 年。

（三）大病统筹账户和家庭账户结合方案

新农合制度性质决定了其模式的多样性。借鉴社会保险的方式，既设立用于住院和大病补助的大病统筹账户，又设立用于农民门诊补助的家庭账户[1]。统筹账户主要用于参合农民的大额或住院医疗费用的报销，家庭账户主要用于小病的补偿，即当地常见病、多发病的门诊治疗补偿和报销。参合农民不论年内是否发生了补偿，其家庭账户可以累积滚动结存并结转到下一年度，从而形成纵向积累机制；在补偿费用超过账户余额时，还可继续得到大病风险基金的补偿；家庭户主账户的余额可以继承，甚至在家庭建房、子女教育等重大项目支出特殊情况下可以提取现金。

根据资金来源不同，家庭账户可分为个人缴费全额补偿、个人缴费部分补偿、个人缴费全额补偿加补贴三种模式。个人缴费全额补偿模式是以家庭成员每人缴纳的全部记入家庭账户；个人缴费部分补偿模式是

---

① 季嘉南、徐浩刚、徐志良：《建立和完善新型农村合作医疗制度的思考》，《中国农村卫生事业管理》2003 年第 9 期。

个人缴纳的80%记入家庭账户用于门诊支出，另外20%元归入统筹账户，用于大病统筹；个人缴费全额补偿加补贴模式，是个人所交的钱全部通过门诊回报外，政府或集体还给每个人一定的补贴。由于最后一种模式没有互济性，完全失去了新农合的本质，故通常采用的模式就是前两种。

虽然设立家庭账户有利也有弊。就总体来说，西部地区设立家庭账户更具有科学性。通过建立家庭账户，可以增加政策透明度，提高居民的监督力度和民主参与程度。课题组此次调查表明，参合农民一定程度上愿意接受现行的家庭账户方案，但更倾向于减少统筹基金比例，相应提高家庭账户的比例，希望在门诊费用减免方面得到更大实惠。

（四）"双统筹账户"方案

"双统筹"方案即大病统筹基金和门诊统筹基金结合模式。随着新农合全覆盖目标的实现，以及人均筹资额度的大幅度提高，考虑到小病发生的频率及对西部参合农民持续健康水平及相应生活质量改善的影响程度，必须继续坚持满足参合农民的门诊医疗需求。鉴于因现有家庭账户互助共济性的欠缺，可能会挫伤部分参合农民积极性的现状，应考虑在设立家庭账户的基础上，逐渐向门诊统筹与大病统筹账户结合的方向转变。与家庭统筹账户基金可以累积滚动结存不同，门诊统筹账户基金更多的是体现互助共济性，若参合农民本年内未使用基金，则自己账户中的基金会被社会统筹的其他门诊用户使用。门诊统筹账户的设立既满足了参合农民对报销门诊医疗费用的需求，又能提升互助共济程度，不失为全面覆盖后新农合筹资的一种新方案模式。当然，与大病统筹试点运行几年的经验相比，门诊统筹更是一种富有挑战性的新试点。在门诊统筹的筹资方案下，如何防止家庭成员因担心自己基金被别人使用而大量过度消费门诊医疗的现象，如何确定门诊统筹补偿报销的医疗机构等级限制，都是门诊统筹中有待于解决的现实问题。

## 四　优化筹资模式

（一）滚动式筹资模式

在各种筹资模式中，江苏赣榆县首创的滚动模式是目前新农合筹资中比较公认的简便、安全、低成本的筹资方式。滚动式筹资是指经农民同意，镇合疗办在当年报销医药费用时，扣缴次年参合资金，逐年类推。这种筹资方式在农民知情和自愿的前提下，有利于建立稳定的可持续的低成本的筹资机制，为新农合的可持续发展打下坚实基础。目前，这一缴费支付已经在江苏省连云港、徐州、盐城、淮安等市以及河南、山东、海南、内蒙古等省、自治区部分市县开始推广实施，并取得了较为满意的效果。据估算，这种筹资模式在赣榆县每年需要成本费用30万元，占农民筹资总额的5%以下，较传统筹资每年估计节约筹资经费120万元，为新农合的可持续运行提供了保障①。

（二）委托代扣代缴模式

委托代扣代缴模式是在农民自愿的前提下，通过签订委托代扣协议，以代扣代缴形式代理农民缴纳参合资金。代扣的资金渠道来源多种多样，可以是工资、农业补贴、奖励金等。比如安徽望江县推行农业补贴委托筹资模式，由各乡镇政府从国家给予农民的补贴中直接扣除新农合的费用。云南省寻甸县推行烤烟收购委托筹资模式，由付烤烟款的代理银行以户为单位代扣农民次年的参合费用。此外，还有将特困救助、扶贫、粮食直补等涉农优惠政策与新农合统筹，从财政给农民的优惠补助中统一抵扣的整合模式②。比如从农民出售农产品结算收入中，或国家各级政府给予的扶助经费中扣取新农合基金的方式。凡农村特困救助、扶贫或奖励对象自愿参加新农合的，政府利用上述资金为其缴纳个人应缴基金，可以将国家向农民发放的粮食、退耕还林等直补资金，在自愿基础上进行手续转换，多退少补，代缴参合资金。实行代扣缴费制度后，降低了新农合的运行成本，提高了工作成效。

（三）代理代收模式

村委会代收方式模式是乡镇干部下基层包村、协助村干部运用行政管理的权威和优势，逐户宣讲政策，解惑释疑，登记造册征收。此方式具有成本低、效率高、效果好的特点，弊端是行政成本高，目标意识模糊，工作效果不太理想。乡镇卫生院专业人员操作模式是由乡镇卫生院

---

① 王靖元、王琳琳、邵高泽等：《赣榆县农民滚动式预缴费制度的做法与分析》，《中国农村卫生事业管理》2005年第7期。

② 佚名：《财政部科研所推荐三种农村合作医疗筹资模式》，《领导决策信息》2005年第4期。

专业人员深入村组、农户征收的方式。此模式的优点是可以发挥卫生院专业人员的业务优势，结合疾病普查、疾病咨询，进一步宣讲制度的优越性，解答疾病诊疗、补偿方面的实际问题，来落实征收任务。缺点是责任界定不明确，激励机制缺乏，行政成本增加。乡村医生代理模式是利用乡村医生人际关系和居住条件的地位优势，开展征收的一种方式。此方式优点是信任度高、容易互相沟通。但也存在需解决的问题，如乡村诊所作为新农合定点机构，如何正确处理好医疗服务与筹资的关系；如何激励与监督村医，防止监督缺位情况下的基金风险问题。

此外，还可采用社保公司专业化理财模式。为节约管理成本，充分利用社保机构现有人力、物力资源，把新农合经办机构设在社会保险事业管理中心，形成"筹措资金以乡镇为主、业务管理以卫生为主、经费管理以社保为主"的筹资模式。同时，可以试行一征管 N 年的模式，即一次按标准征收 N 年的基金，并同步享受 N 年的医疗保障。实行此模式的条件是，农户要自愿接受，且必须完善相应的流动人口管理办法。此次课题组调查表明，参合农民期望的前三种筹资方式依次为乡干部代收（35%）、补偿扣除（31%）、粮食直补款代缴（12%），说明代扣代缴模式较受欢迎（见图 5-2）。

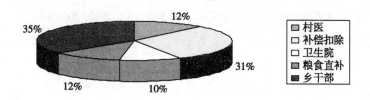

图 5-2　参合农民期望的筹资方式

## 五　提升筹资统筹层次

现有的新农合统筹层级是以县（市）行政单位划分的。由于西部各省之间以及同省不同县市间经济、社会发展水平的不平衡性，建立统一的省级统筹层次的条件还不成熟。2008 年国务院召开全国新农合工作会议，提出探索开展新农合市级统筹试点，要求"一些西部地区市辖县区农业人口很少，单独开展新农合抗风险能力较差，也可探索以市

（地、州）为统筹单位开展新农合工作"。市级统筹是全市范围内的新农合事务，统一由市新农合管理办公室和市新农合经办中心全权负责，具体包括统一筹资标准、统一基金的调剂使用和管理、统一补偿方案、统一医疗服务网络、统一监督考核定点医疗机构的统筹管理模式。

市级统筹内涵有两种理解：一种是直接由现在的县级统筹提升到市级统筹，扩大筹资规模；另一种是指对于农业人口很少的市区，可以把市管辖区内的农业人口集合起来形成市级统筹。可以看出，前一种统筹层次是大概念的市级统筹，真正实现由县级到市级的提升，但操作运行难度很大，特别是市级统筹后，市级与下辖各县级以及各县级新农合管理经办机构之间的关系协调很难；后一种统筹层次只是针对小范围的中心城市而言，操作难度相对较小，但也会多少存在市辖区间的组织管理及相应的利益分配问题。在实践方面，目前西部实行新农合市级统筹的主要有内蒙古包头、广西柳州、甘肃兰州、新疆乌鲁木齐、云南怒江州、贵州六盘水及青海西宁等省区。从长远发展看，逐步建立省级统筹是必然趋势。

## 第二节　西部筹资补偿标准的合理确定

筹资水平和补偿模式直接影响到医疗资源的配置和利用、医疗服务的成本以及经济社会效益，对新农合的持续发展至关重要。新农合筹资补偿标准确定主要有粗估法[1]、数学模型法[2]、分级测算补偿基金法[3]和起止分段测算法[4]四种方式。粗估法从医疗保险基金收支项目构成的角度出发，根据预算年前一年医药费用以及设计的预算医药费补偿比，计算出年医药补偿基金，再根据参合人数，计算出人均医药补偿费用，并

---

[1]　陈滔：《医疗保险精算和风险控制方法》，博士学位论文，西南财经大学，2002年。
[2]　成昌慧：《新型农村合作医疗制度需方公平性研究》，经济科学出版社2009年版。
[3]　任仕泉、陈滔、杨树勤等：《统筹医疗保险保费测算方法研究》，《中国卫生事业管理》2001年第3期。
[4]　王心旺、方积乾：《健康疾病负担测量与医疗保险精算方法研究》，《中山大学学报论丛》2003年第6期。

以此测算出占人均纯收入的百分比；四部模型法[①]将多元回归模型引入医疗保险的医药费用测算中，依据历史资料确立个人医疗费用、医疗服务利用率与其相关因素的数量关系，并根据测算期相关因素的变化相应地调整筹资水平[②]；分级测算补偿基金法是根据基线调查县、乡、村三级医疗机构一年就诊次数、次均就诊和住院费用、物价上涨指数，以及实施新农合的补偿比例、可能增加的卫生服务利用，测算所要筹集的资金；起止分段测算法是考虑国际惯例与国内现实制度情况，适合于补偿制度中设有起付线、封顶线和分段补偿比的办法。

## 一　筹资补偿标准的估算

筹资水平标准就是筹资总量及比例结构问题，即特定社会经济发展区域中每位参合农民的筹资总额，以及总筹资额在各出资主体间的分担比例问题。当前新农合对各方主体资金筹集标准的规定仅是粗略估计和指导性意见，而精确的计算需要科学的筹资测算方法。从资金需求看，筹资水平（总额与比例）的高低主要取决于人均医药费用支出与适度的补偿水平两个基本因素。据国家统计局农调队调查，2010 年西部农民人均医药费用支出 265.2 元，如果控制补偿水平在 40%—75%，则西部农民年人均筹资额下限 = 265.2 元 × 40% = 106.08 元，年人均筹资额上限 = 265.2 元 × 75% = 198.90 元。

从出资比例上看，新农合的筹资水平应综合考虑资金需求，对各筹资渠道的资金供给能力进行严格核算。根据目前人均收入水平、集体经济实力以及国家财力等现状，较为合理的筹资比例应该是：农民个人占 40%—50%，政府占 25%—40%，集体占 10%—25% [③]。胡善联提出，农民个人筹资为人均纯收入的 1.5%—2.0%，平均医药费补偿水平可

---

①　1987 年，根据中国农村健康保险试验前对 880 户农村居民的调查数据，Shan Cretin 提出了 6 部模型，该模型首先将医疗机构分成村、乡、区、县及县以上、其他专科医院共 5 个级别，每一级医疗机构用 6 部模型。门诊和住院费用各自分成三部分：利用概率、利用者的平均次数、利用者的次均费用。六部模型测算方法分别考虑了医疗服务利用率和次均费用的影响因素及其作用效果，进一步提高了模型法测算医药费用的精确性。

②　Shan Cretin, et al., *The Effect of Insurance on Health Expenditures in the People's Republic of China*, Santa Monica, The Rand Corporation, 1987.

③　王成艳、薛兴利：《关于农村合作医疗筹资机制的探讨》，《卫生经济研究》2005 年第 1 期。

以达到 30% 左右，各级政府用 1.0%—1.5% 的财政收入支持新农合，可以使新农合的平均补偿水平达到 50%—60% 左右①。根据 2011 年《农村统计年鉴》资料显示，2010 年西部农民人均纯收入为 4263.50 元，参合支出 30 元仅占纯收入的 0.7%，相对于占纯收入的 10% 左右的烟酒支出来说，此种筹资比例能够承受负担得起。

## 二　筹资补偿标准的测算平衡公式

新农合筹资补偿水平的测算一般有以收定支、以支定收两种基本原则，两种精算的理论基础都是收支平衡。"收"指新农合筹集的基金总额，包括农民个人缴纳的保险费和中央、地方政府等的资助款及其投资利息收益；"支"指维持新农合正常运转的所有支出。现阶段新农合应遵循的基本原则是以收（筹资总额）定支（基金支出）、收支平衡。

根据支收平衡、灵活调整的测算方法，"收"指收到的保险费，即新农合基金（S），包括农民个人缴纳的保险费和中央、地方政府等的资助款及其投资利息收益；"支"指维持新农合正常运转的所有支出，主要包括新农合医药补偿费（M）、预防保健补偿费（H）、风险储备金（R）和管理费用（O）。用公式表示就是：

$$筹资额 S = M + H + R + O \qquad (1)②$$

预防保健补偿费（H）主要指由于免疫接种，传染病、地方病预防，产前检查和产后访视等项目产生的成本费、管理费、劳务费，及由于服务不当或不及时所引起的感染、后遗症、死亡等的治疗费和赔偿费。由于目前的预防疫苗由国家免费提供，预防保健补偿费可只考虑劳务费和赔偿费。人均预防保健补偿费 = 参合儿童比例 × 儿童人均防疫费 + 参合农民婚检、分娩比例 × 婚检、孕检平均费用 + 年内未利用新农合资金人数比例 × 常规体检费。

风险储备金主要用于偶发性传染病流行、大规模自然灾害等超常风险，或医疗费用补偿基金出现赤字时的调节。可根据医疗保险系统内历年出现的风险情况进行测算，具体算法如下：

---

① 胡善联：《卫生经济学》，复旦大学出版社 2003 年版。
② 如果按照文件精神，新农合的经营管理费用不在新农合基金中列支，那么，收支平衡公式变为 S = M + H + R。

$$人均风险储备金 R = \sum_{i=1}^{n} L_i - \sum_{i=1}^{n} A_i \qquad (2)①$$

式（2）中，$L_i$ 表示第 i 年的赤字费用，$L_i$ ＝第 i 年实际补偿的医药费－第 i 年预测的医药补偿费，n 年相累加；$A_i$ 表示第 i 年的参合农民人数。

管理费是指用于维持新农合管理业务正常运行的费用，主要包括与开展新农合有关的专职及兼职人员的工资开支，医疗卫生服务监督、出差、劳务支出，宣传动员、人员培训、会务、资料报表等公务开支以及资产折旧与维护费用等。一般而言，新农合规模越大，管理费用占新农合基金的比重就越小，表现出一定的规模经济；反之，则管理费占新农合基金的比例就越大，但通常以不超过新农合基金的 10% 为宜。

医药补偿费测算是新农合测算体系的主体核心，通常根据上年度当地医院的人均门诊、住院医药费及补偿比例、保险因子及增加系数等因素来测算。

人均年医药补偿费＝人均医药费×补偿比例×保险因子×增加系数
　　　　　　　　＝（人均门诊医药费＋人均住院医药费）×补偿
　　　　　　　　　比例×保险因子×增加系数
　　　　　　　　＝门诊就诊率×次均门诊医药费×门诊补偿比例
　　　　　　　　　×门诊保险因子×门诊增加系数＋住院率×次
　　　　　　　　　均住院医药费×住院补偿比例×住院保险因子
　　　　　　　　　×住院增加系数　　　　　　　　　　　（3）

## 三　筹资补偿测算系数的确定

医药补偿费是通过基线调查和往年数据统计就诊率、次均费用、补偿比、增加系数和保险因子五个因素来确定。

年门诊就诊率可以利用两周门诊就诊率来确定。年门诊就诊率＝两周就诊率×26×100%②；而年住院率指一年内人均住院次数，年住院率＝年住院人次数/调查人数×100%。次均门诊（住院）医药费＝门

---

① 李良军、杨树勤：《农村健康保险的精算体系》，《现代预防医学》1994 年第 2 期。
② 或者用年门诊就诊率＝两周就诊率×365.25/14×100% 计算。参见丁晓沧、章滨云、姜晓朋等《农村大病医疗保险方案中就医经济风险测量》，《中国初级卫生保健》2000 年第 1 期。

诊（住院）总费用/就诊（住院）总人次。

补偿比例的大小是新农合制度运行能否成功的关键。进行新农合筹资额测算时应对医药费的补偿按照"分项（分开门诊与住院补偿）、分级（医疗机构分级）、分段（不同费用段实行不同补偿比）"要求做出合理、适宜的设计。补偿比根据政策取向、当地社会经济状况和基金状况综合确定，最好在40%—75%之间（补偿比例在40%以下，会降低新农合吸引力，而补偿比例超过75%，又容易造成医疗服务的过度利用）。

保险因子是衡量不同补偿比引起医药费用变化程度的一个定量指标，是保险费率测算的重要参数。中国农村健康保险试验项目技术报告对保险因子的定义为：保险因子表示表示补偿比例为 R 时的医疗费用是无补偿（R = 0）的 f（R）倍，f（R）就称为保险因子，公式为：f（R）= 1 + B × R，B 为待定系数。因此确定保险因子 f（R）的过程实际上就是确定待定系数 B 的过程[①]。计算保险因子关键在于扣除补偿比例以外的其他因素对医疗服务利用和医疗费用的影响，可以通过相对科学的模型法，也可以用实验设计的方法来简易估算，核心是在设计出具有一定梯度补偿比基础上，利用实验设计的原理和方法控制补偿比以外的其他因素[②③]。

增加系数是指包括医药价格上涨、经济收入的增长、卫生服务提供方诊疗技术的提高及设备条件改善等因素引起的医疗费用的动态变化（增加或减少）程度。通常，在计算中可以用当地当年的物价上涨指数来代替，也可以利用更为科学的方法进一步细化计算得出。这些精算方法一般包括四种：一是比值法，即用连续两年次均医药费用的比值来反映医药价格的上涨；二是处方重复划价法，这种方法是随机抽取一定数量的上年度处方按当年的价格重新计算其平均价格，两者之间的比值即为增加系数；三是移动平均法，为消除或减少偶然波动的影响，对人均

① 李良军、杨树勤、刘关键等：《保险因子的初步研究》，《中国农村卫生事业管理》1994 年第 4 期。

② 潘传旭、杨树勤：《医疗费用的预测模型》，《中国农村卫生事业管理》1987 年第 10 期。

③ Nalhua Duan, et al., *A Comparison of Alternative Models of the Demand for Medical Care*, Published by The Rand Corporation, January, 1982.

月费用或次均月费用作移动平均的数学处理，以获得比较稳定的增长系数；四是用药价增长指数代替①。由于不同级别医疗机构门诊和住院的费用构成及结果不同，故增加系数也稍有差别。

### 四　西部筹资补偿标准的实际测算

根据前述收支平衡的筹资原则，筹资额大小由四部分构成决定，用公式表示为：

筹资额(S) = 医药补偿费 + 预防保健补偿费 + 风险储备金 + 管理费用

= 门诊就诊率 × 次均门诊医药费 × 门诊补偿比例 × 门诊保险因子 × 门诊增加系数 + 住院率 × 次均住院医药费 × 住院补偿比例 × 住院保险因子 × 住院增加系数 + 管理费 + 防保费 + 风险金　　　　　　　(4)

将公式（4）用数学公式表示为（5）：

$$S = \sum_{i=1}^{3} (P_{1i}C_{1i}R_{1i}F_{1i}T_{1i} + P_{2i}C_{2i}R_{2i}F_{2i}T_{2i}) + aS + bS + cS \qquad (5)$$

为计算方便，将公式（5）变更为如下：

$$S = \frac{\sum_{i=1}^{3} (P_{1i}C_{1i}R_{1i}F_{1i}T_{1i} + P_{2i}C_{2i}R_{2i}F_{2i}T_{2i})}{1 - (a + b + c)} \qquad (6)$$

公式（6）即为新农合筹资额与补偿比测算的简单模型，该模型可适用于不同级别医疗机构门诊和住院补偿比各不相同的实际情况。其中，S 表示人均筹资额，P、C、R、F、T 分别表示门诊就诊（住院）率、次均门诊（住院）医药费、补偿比、保险因子及增加系数等指标；第一右下标"1、2"分别表示门诊与住院，第二右下标"i = 1、2、3"分别表示村、乡镇、县及县以上三个不同级别的医疗机构；a、b、c 分别表示管理费、防保费、风险金占筹资额的比例。

按照分开医疗与门诊服务、分级医疗机构的测算原则，以及村级医疗站无住院的实际情况，可以将公式（6）展开修订为

---

① 程晓明：《医疗保险学概论》，复旦大学出版社 2003 年版。

$$S = \frac{\begin{aligned}(P_{11}C_{11}R_{11}F_{11}T_{11} + P_{12}C_{12}R_{12}F_{12}T_{12} + P_{13}C_{13}R_{13}F_{13}T_{13}) \\ + (P_{22}C_{22}R_{22}F_{22}T_{22} + P_{23}C_{23}R_{23}F_{23}T_{23})\end{aligned}}{1 - (a + b + c)} \quad (7)$$

据此，以云南省 2006 年 52 试点县参合数据[①]测算筹资补偿比例。鉴于研究资料有限，结合西部新农合试点实践，对各相关系数作如下设定：管理费、防保费及风险金分别为 $a = 0.07$、$b = 0.08$、$c = 0.05$；保险因子测算，参考卫生部与美国兰德（RAND）公司在四川眉山、简阳地区实施的农村健康保险项目的试验研究结果[②]，设定村、乡（区县）级卫生机构门诊保险因子 $F(R) = 1 + 1.96(1.31) \times (R - 0.2)$，乡镇（区县）卫生院住院保险因子：$F(R) = 1 + 1.19(1.10) \times (R - 0.2)$；增加系数根据 2006 与 2005 年门诊费用比值测算为：门诊增加系数 $T_1$ 为 1.08，住院费用增加系数 $T_2$ 为 1.19。

将这些设定数据代入公式（7）并简化为公式（8）

$$S = \frac{\begin{aligned}1.08 \times (P_{11}C_{11}R_{11}F_{11} + P_{12}C_{12}R_{12}F_{12} + P_{13}C_{13}R_{13}F_{13}) \\ + 1.19 \times (P_{22}C_{22}R_{22}F_{22} + P_{23}C_{23}R_{23}F_{23})\end{aligned}}{1 - (0.07 + 0.08 + 0.05)} \quad (8)$$

根据云南省 2006 年 52 试点县参合数据，在门诊医疗费用中：村级、乡级、县级次均费用分别为 $C_{11} = 18.45$、$C_{12} = 30.30$、$C_{13} = 60.22$ 元，门诊年就诊率[③] $P = 36.19\%$，村级、乡镇级门诊减免比例[④]分别为 $R_{11} = 35\%$、$R_{12} = 30\%$，村级、乡镇级保险因子分别为 $F_{11}(0.35) = 1 + 1.96 \times (0.35 - 0.2) = 1.294$，$F_{12}(0.3) = 1 + 1.96 \times (0.3 - 0.2) = 1.196$。在住院医疗费用中：乡级、县级次均费用分别为 $C_{22} = 703.26$、$C_{23} = 1857.57$，年住院率 $P = 3.3\%$[⑤]，乡级、县级及以上卫生机构补偿

① 云南省 2003 年 20 个区县先行试点，至 2006 年试点区县达到 52 个，课题组通过报表收集、整理和分析 2006 年 52 个试点县新型农村合作医疗基金运行情况。主要有基金筹集及使用情况、门诊（住院）患者资金流向及费用控制情况等方面的对比分析。此部分数据参考毛勇《云南省新型农村合作医疗制度补偿方案评价》，硕士学位论文，昆明医学院，2007 年。

② 李良军、杨树勤、刘关键等：《保险因子的初步研究》，《中国农村卫生事业管理》1994 年第 4 期。

③ 此数据根据《第三次全国卫生服务调查报告》中西部农民 2003 年门诊两周就诊率（139.2‰）计算得出，且未考虑不同级别医疗机构就诊率的差异性。

④ 政策规定原则上县级门诊无减免。

⑤ 此数据采用《第三次全国卫生服务调查报告》中西部农民 2003 年住院率，且未考虑不同级别医疗机构住院率的差异性。

比例分别为 $R_{22} = 50.1\%$、$R_{23} = 35.0\%$，乡级、县级及以上卫生机构保险因子分别为 $F_{22}(0.501) = 1 + 1.19 \times (0.501 - 0.2) = 1.358$、$F_{23}(0.35) = 1 + 1.10 \times (0.35 - 0.2) = 1.165$。

将系列数据带入公式（8），据此测算得出，云南省人均筹资额度 $S = 99.47$ 元。在西部省份中，云南省农民人均纯收入基本居于中等水平，此筹资标准基本代表了西部的平均筹资水平。当然，这种测算结果仅是实际筹资补偿指标的参考依据，具体要根据西部不同省份经济、社会、历史、传统等诸多因素的影响不断加以调整，直至达到收支基本平衡或略有节余为止。

## 五 筹资额度实际变化

新农合筹资标准是与农民收入增长状况、各级政府财政收入增长状况和农民医疗服务需求密切关联的动态标准。自试点以来的十余年间，新农合筹资力度不断加大。2003 年新农合制度创立初始，筹资标准为每人每年 30 元，其中农民个人缴费 10 元。2009 年 7 月卫生部等部门联合下发的《关于巩固和发展新型农村新农合制度的意见》中提出，2009 年全国新农合筹资标准为每人每年 100 元，其中农民个人缴费增加到 20 元，地方财政补助标准 40 元，中央财政对中西部地区参合农民按 40 元标准补助。2010 年全国新农合筹资标准提高到每人每年 150 元，其中农民个人缴费增加到 30 元，中央财政对中西部地区参合农民按 60 元的标准补助；地方财政补助标准相应提高到 60 元，确有困难的地区可分两年到位。

2011 年 2 月发布的《国务院办公厅关于印发〈医药卫生体制五项重点改革 2011 年度主要工作安排〉的通知》（国办发〔2011〕8 号）将新农合补助标准提高到了 200 元。此后，我国对新农合的补助标准再次提高，2013 年从每人每年 200 元提高到 300 元，2014 年、2015 年更是将补助标准提高到每人每年 350 元和 400 元。（见表 5 - 2）。

表 5 – 2　　　　　　　陕西新农合的筹资水平发展情况

| 年份 | 筹资标准（元） | 政府补助（元） | 个人缴费（元） |
|---|---|---|---|
| 2003—2005 | 30 | 20 | 10 |
| 2006—2008 | 50 | 40 | 10 |
| 2009 | 100 | 80 | 20 |
| 2010 | 150 | 120 | 30 |
| 2011 | 230 | 200 | 30 |
| 2012 | 300 | 250 | 50 |
| 2013 | 365 | 300 | 65 |
| 2014 | 430 | 350 | 80 |
| 2015 | 500 | 400 | 100 |

资料来源：根据陕西省卫生厅新农合发展相关资料整理。

# 第三节　适宜补偿支付机制的构建

完善补偿支付方案是新农合制度建设的基础和核心，也是新农合持续发展的关键。适宜的补偿运行模式包括对参合农民的补偿（需方）和对医疗机构的支付（供方）两方面。补偿给付结构分给付种类与给付水平两个层面，主要包括起付线、封顶线、补偿比例和补偿范围等内容。

## 一　补偿种类范围的理论分析

补偿种类范围是指疾病医疗费用报销的范围和种类。从理论上讲，新农合的主要补偿种类可分为单纯福利型、单纯风险型、福利风险型和医疗健康一体型四大类型。

单纯福利型（保小不保大）是指对于参合者就诊的门诊医疗费用按比例进行偿付，而对其住院医疗费用则不予补偿的新农合模式。这种模式多适用于新农合初级发展阶段或经济发展水平不高的农村地区，侧重于解决小额医疗费用的风险分担问题，能做到小病不出村。优点是筹资水平低，补偿范围大，受益面广，易于接受。但由于只补偿小病小灾，容易刺激农民小病就诊，浪费基金资源，且抗风险能力较弱，无法解决因病致贫问题。

　　单纯风险型（保大不保小），是对参合者患有重病、大病的大额医疗费用进行偿付，不报销门诊费用的模式。这种模式针对大病重病开设，侧重于解决大额医疗费用的风险分担问题，较适用于经济发展水平比较高的农村地区，群众有一定经济基础承担小病门诊医疗费用。其优点是具有较强的抗风险能力，基本能够解决大病、重病直接造成的家庭贫困，缓解因病致贫。但由于只补偿大额医疗费用，参合者遇到轻病、小病时得不到补偿，受益面相对狭小，难以调动农民参合的积极性，也容易引发逆选择现象。

　　福利风险型（保小又保大），是在单纯福利型的基础上引进保险机制形成的一种补偿模式，对参合者的门诊及住院医疗费用均按比例给予偿付。这种模式根据运作时基金分配比重的差异，又可细分为福利风险并重型、福利为主的福利风险型和风险为主的福利风险型三种类型，但三者的差别并不明显[①]。这种模式多适用于在部分经济条件较好、群众对缴费承受能力较强的农村地区推行。其优点是既解决了农民常见病慢性病带来的医疗费用负担，扩大了受益面，又提高了抗风险能力，是目前比较理想的实施方案。但缺点是筹资额偏高，农民承受能力有限。

　　医疗健康一体型（保大保小又预防），是在前三种医疗疾病保险补偿的基础上的延伸，它所提供的服务费用补偿不仅包括医疗，还包括预防、保健、环境卫生等项目，如儿童计划免疫、妇女产期保健、计划生育、地方病疫情监测、饮食及饮水卫生、健康教育等。这种模式适用在经济水平及社会化管理能力很高的地区，它要求有较大的集资范围，有较健全的管理机构和较高的管理水平。其优点是满足了农民对基本医疗预防保健的需求，体现了防治结合的理念。

## 二　补偿范围方案的现实模式

　　针对西部新农合补偿水平低的现实弊端，要以提高参合农民受益水平为出发点，按照以收定支、收支平衡、略有结余的原则制定合理可行的补偿方案模式。常见的新农合补偿方式主要有三种：一是只补住院

---

　　① 沈文虎、李致忠、刘崇宁等：《农村合作医疗管理模式的应用》，《广西预防医学》1999 年第 3 期。

（大病），二是住院和门诊均补（大病加小病），三是门诊、住院和门诊大病均补（大病、小病加预防）①。

（一）大病、小病兼顾模式

本书明确新农合性质是社区医疗保障制度，为引导参合农民合理就医，实现受益面和受益度的均衡，西部省区应兼顾农村居民的重大疾病和社区医疗的基本需要，把保大又保小作为主导模式，以合作防保（预防保健）为辅助。

从农民的现实需求意愿看，由于受经济水平及文化程度限制，多数人愿意接受较直观的大病、小病兼顾的费用报销模式。为此，新农合补偿制度既要保障生病人群的利益，又要兼顾健康人群的利益。制度的目标设计上，应该兼顾"补小"与"补大"，也就是以补助住院或非住院的大额医药费用为主，适当兼顾门诊小额医药费用补助。一项针对新农合制度补偿目标的调查结果表明，选择"保大病住院"的农民仅占9.5%，而选择"保大病＋乡村门诊"的高达38.4%，"保大病＋健康体检"占27.2%，"保大病＋预防保健"占21.8%，其他想法的占3.1%②。此种模式的优点是提高农民互助共济的意识，扩大补助覆盖面，增强了门诊资金的抗风险能力，充分调动农民参合的积极性。缺点是手续较麻烦，管理成本较高，门诊基金有超支风险。

（二）大病统筹模式

大病统筹就是将新农合补偿资金全部或绝大部分用于补偿住院大病。口语化的"大病"标准的确定主要有三种情况：需要住院的病种、支付高额医药费的病种、特定疾病类型的病种。在补偿范围上，对于住院费用列入大病补偿基本已无分歧，关键是对于需要支付高额医药费用的常见病，需要制定政策尽快补偿。

就大病统筹基金给付而言，又可细分为大病统筹＋门诊家庭账户、住院统筹＋门诊统筹和大病统筹三种。大病统筹＋门诊家庭账户是指设立大病统筹基金对住院和部分特殊病种大额门诊费用进行补偿，设立门

---

① 宁永功：《制定新型农村合作医疗实施方案的基本策略》，《中国卫生经济》2006 年第 10 期。

② 叶宜德、汪时东、岳青等：《不同农户参加新型合作医疗意愿的研究》，《中国卫生经济》2003 年第 9 期。

诊家庭账户基金对门诊费用进行补偿；住院统筹＋门诊统筹是指通过设立统筹基金分别对住院和门诊费用进行补偿；大病统筹是指仅设立大病统筹基金对住院和部分特殊病种大额门诊费用进行补偿。此种模式的优点是抗风险能力较强、操作较简单，缺点是受益面窄、减贫作用有限。因此，单纯补偿住院模式在西部省区很少使用。

（三）慢性病门诊统筹

目前，我国农村地区疾病谱正在由传染性疾病向慢性非传染性疾病转变。卫生部疾病预防控制局的研究报告显示，慢性非传染性疾病已成为危害农村居民的主要疾病。第四次国家卫生服务调查数据显示，2008年我国有医生明确诊断的慢性病人数为 2.1 亿，比 2003 年增加了 5000万。相对于普通病种，慢性病具有患病比重大、周期长、逆转性差、愈后差及致残率高等特点，慢病患者面临的门诊及购药费用负担更加沉重，成为经济负担的主要来源。Adam Wagstaff 等人对越南卫生费用的研究发现，造成因病致贫的主要原因是门诊费用，而不是住院费用[①]。2003 年全国仅高血压、糖尿病、冠心病、脑血管疾病和肿瘤的直接经济负担为 1209.50 亿元，占全国医疗总费用的 21.05%[②]。

目前农村慢性病患者及其家庭的疾病经济风险已非常严重，新农合应强化对慢性病患者尤其是贫困的慢性病患者家庭的服务保障措施，强化卫生服务筹资的公平性。可在基线调查的基础上，根据当地一些特殊病种的平均患病率、次均门诊费用、年人均门诊费用等数据，将一些特殊重大慢性病种[③]大额门诊治疗费用纳入统筹基金补偿范围，扩大补偿疾病的种类。对一些需要长期接受治疗的慢性病、心脑血管疾病、恶性肿瘤、尿毒症、肾透析、肾移植等门诊医药费按住院支付标准分别计算予以报销。特殊重大慢性病需由病人提出申请，并出具定点医疗机构门

---

①　Wagstaff A. , Doorslaer Ev , "Catastrophe and Impoverishment in Paying for Health Care: With Applications to Vietnam 1993—1998", *Health Economics*, 2003, 12 (11): 921—933.

②　刘克军、王梅：《我国慢性病直接经济负担研究》,《中国卫生经济》2005 年第 10 期。

③　特殊重大慢性病病种：各种原因的慢性心功能衰竭、高血压Ⅲ级高危及高危以上、脑血管病后遗症（有严重神经、精神、肢体功能障碍）、慢性中及重度病毒性肝炎、肝硬化（肝功能失代偿）、尿毒症肾透析、糖尿病（合并严重并发症）、恶性肿瘤放化疗、白血病、再生障碍性贫血、类风湿性关节炎（严重肢体功能障碍）、系统性红斑狼疮、精神病、活动性结核病、器官移植后使用抗排斥免疫调节剂等。

诊病历和收费凭证报销医疗费用。当然，为避免增加新农合资金风险，对慢性病种、病人的诊断要严格界定，并进一步与医疗救助等制度协同并有效衔接，通过综合作用以有限的资源保障慢性病人得到及时治疗，缓解农村慢性病家庭的经济风险。

（四）常见多发病门诊补偿模式

2008 年国务院召开全国新农合工作会议，卫生部、财政部联合下发《关于做好 2008 年新型农村合作医疗工作的通知》（卫农卫发〔2008〕17 号），决定开展大病统筹与门诊统筹相结合的试点，探索门诊补偿的有效方式，扩大参合农民的受益面。陕西省出台《关于全省新农合运行方案调整的几点意见》，从 2008 年起，全省新农合补偿模式统一为大病统筹补偿和门诊统筹补偿，同时要求门诊统筹规模要适度，重点用于参合农民在乡、村两级医疗机构发生的门诊费用补偿。截至2009 年，陕西已在 38 个县启动门诊统筹试点。

对于常见病门诊费用的补偿主要有家庭账户和门诊统筹两种形式。相对于"家庭账户"模式，"门诊统筹"随治随报，报销额度相对较高，能更好刺激农民有病及时治疗。对此，要合理制定补偿方案，明确门诊补偿范围和补偿比例，引导农民在乡、村两级基层医疗机构就诊。严格控制新农合基本药品目录和诊疗项目外医药费用，加强门诊医药费用控制，并加强对定点医疗机构服务行为和农民就医行为的监督管理。从而进一步减轻农民的门诊医疗费用负担，使参合农民对新农合统筹资金可以公平享有、公平受益。

（五）预防保健模式

从卫生需求的发展趋势看，随着疾病模式转变和医疗费用大幅度上涨，人们更加重视利用优质、便利的综合医疗卫生服务系统，提供一体化的预防保健医疗服务。一项征求陕西省洛川县农民对新农合资金投向意愿的调查表明，90% 以上的农民坚持将自己的缴费用于预防保健和常见病多发病，政府的补贴用于大病。因此，新农合在运行过程中可以和集医疗、预防、保健、康复、健康教育为一体的社区卫生服务有机结合在一起，可以把筹资中政府投入的小部分用于预防保健，纳入新农合制度的服务范围内，使新农合由单纯医疗保障型转变为医疗预防与保健型[①]。预防保健模式的推行，既实行预防、治疗、保健、康复、健康教育、计划生育技术等卫生服务，满足农民的基本卫生服务要求，又建立市县中心医院—乡镇卫生院（社区服务中心）—农村卫生室（社区卫生服务站）垂直化、一体化的医疗保障机构，不仅使小病在拖延成大病前得到及时有效的救治，还能使大多数农民感受到预防保健的好处，提高参合积极性。课题组此次调查显示，57%的参合农民期望补偿范围为保大病+门诊，36%的参合农民期望补偿范围为保大病+体检，仅有7%的参合农民选择单纯保大病补偿（见图5-3）。

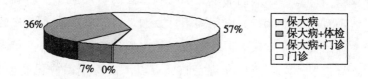

**图5-3　参合农民期望的补偿范围**

（六）补偿方案的灵活调整

补偿方案确定运行一年后，可根据运行实际情况及时灵活调整，使新农合基金充分有效使用，保证参合农民最大程度受益。补偿方案的灵活调整主要分两步：第一步是年度内住院二次补偿。如果当年大病统筹基金结余超过15%，或者历年大病统筹基金累计结余超过30%，沉淀数额过大，可采取二次补偿的方式加以补救。第二步是下年度补偿方案调整。遵循因地制宜、收支平衡、尽力保障的原则，依据上年度参合农民住院率、次均住院费用、住院补偿起付线、住院补偿比、住院封顶线及正常产住院分娩率、特殊重大慢性病人数、年人均门诊费用等指标调整，既要保证基金充分利用、农民最大程度受益，又要防止补助比例过高而引发基金透支风险。

## 三　补偿给付水平的确定

作为一种费用分摊（Cost-Sharing）的制度安排，新农合补偿实质是

---

① 王靖元、邵高泽、徐文彦等：《预防为主与新型农村合作医疗制度》，《中国农村卫生事业管理》2005年第7期。

由保险机构与被保险人按一定比例共同支付医疗费用的一种共付医疗保险制度。由于在不同程度上引入保险的扣除机制、共付机制和限额机制，其补偿给付水平由起付线（扣除机制）、报销比例（共付机制）和封顶线（限额机制）三个变量共同决定。具体主要有两种方式：一种是设立起付线和封顶线，费用超过起付线的部分可按不同比例分段报销，年内累计报销总额不能超过封顶额；一种是只设立封顶线，不设起付线，在不同级别定点医疗机构总费用的不同比例报销。

（一）起付线、封顶线的确定

起付线是指新农合基金对参合农民进行补偿时计算补偿费的起点。起付线设置高低要考虑人们的承受能力和患者的费用意识。新农合起付线设立通常有以服务次数、以年内累计数额、以家庭或个人账户的医疗保险储蓄额三种计算方式。但一般都以年内累计数额为准，一年内参合农民个人支付单次医疗费用在规定数额点以下的费用由农民全额自付，数额点以上的医疗费用全部或部分由新农合支付。此种扣除机制的引入主要是为了能将资金补助放在对大病患者的补助，同时可以减少新农合机构的报销成本。起付线确定应把运行成本和农民期望收益程度结合考虑，可根据实际经济状况，实行分级起付线。陕西省根据不同级别医疗机构设置不同的起付线：乡镇卫生院一般在 50—100 元，县级定点医疗机构 300—500 元，市级定点医疗机构 500 元，省级定点医疗机构 800—1000 元[1]。

封顶线又叫限额保险，是指新农合对参合农民支付医疗费用的最高补偿额度。在非家庭账户模式下，封顶线就是一次或一年之内累计报销的最高限额，家庭账户模式下，门诊补偿的封顶线就是家庭账户上的余额。测算封顶线首先要对调查范围内的住院病人排序分组，按选择的报销比例测算，扣除免付项目和起付线以下部分后，测算出低于本年度筹资总额的需支付的总费用，再选出分组中最大费用病例按报销比例计算后所需支付费用为依据，确定封顶线。《关于巩固和发展新型农村合作医疗制度的意见》要求从 2009 年下半年开始，新农合补偿封顶线达到当地农民人均纯收入的六倍以上。其次，要考虑费用补偿的覆盖面，也

---

① 石崇孝：《新型农村合作医疗论理 30 分》，陕西人民出版社 2006 年版。

就是参合农民的受益面。现阶段的新农合基金数量较少，尚不能解决农民全部医疗消费，只能首先顾及大多数农民用于常见重大疾病的大额医疗消费。但受益面不能太窄，住院费用高出封顶线的费用比例不能过高，否则会加重参合农民患重大疾病的医疗费用的负担，影响到大病致贫问题的解决。

新农合补助封顶线有两种不同的设置方法：一种是以家庭为单位设置封顶线，一般一个家庭在一年内的补助总额控制在 1.5 万元—2 万元之间。陕西省新农合补偿方案的封顶线一般设置在 1 万元—2 万元/户，个别县市设置的比较高，如神木县设置为 3 万元/户。第二种设置方法是以个人为单位设置封顶线。按人、年计算，封顶线适宜设置到县级医院人均住院费用的 3—4 倍，一般不超过 1.5 万元。设立封顶线有利于限制被保险人对高额医疗服务的过度需求，以及医疗服务提供者对高额医疗服务的过度利用，但封顶线的设立将这一难以预测的巨大风险转嫁给遭受损失的病人，而不是在所有投保人中分摊，因而降低了保险的功能。

（二）共付率的确定

共付率是指新农合对介于起付线和封顶线间的医疗费用的报销比例。考虑本地经验、管理力量及群众意愿等因素，通常有四种共付计算方式：一是固定式补偿，即不论参合农民医疗费用的高低，均以固定比例对其补偿。二是多段递增式补偿方法，即将医疗费用分为由低到高的不同费用组段，费用越高的组段，补偿比例也越高。三是分级递减式补偿，即对不同级别医院设定不同的共付率，医院级别越高，报销比例越低。四是两段式补偿，即大病标准以下给予较低的补偿比例，大病以上给予较高的补偿比例。

陕西省分段按比例补偿办法，采用在可以进入报销的总费用内，按照由低向高的费用段和不同补助比例，逐级核算的方法。对参合农民进入补助范围的总费用，首先适用 2000 元费用段的补助比例进行第一级核算。如果可进入报销的总费用在 2000 元以上，剩余部分费用可能有两种补助比例：当第一级核算后剩余费用仍在 2000 元以内（即参合农民总的可以报销的费用在 4000 元以内），适用 2000 元费用段的补助比例进行第二级核算补助。第一级、第二级前后两次补助费用数量的相加即为补助费用，同样的道理和方法进行第三级、第四级核算①。

共付率的高低直接影响参合农民的就医行为，共付率过高不利于控制医疗费用，共付率过低又可能抑制正常的医疗服务利用。国际上，被保险人自付比例一般为 20% 左右，自付比例超过 25%，病人的就诊率就会明显下降②。共付率往往受当地经济条件和筹资水平的影响，根据筹集资金总量，本着"以收定支、量入为出、收支平衡"的原则确定，一般认为补偿比例应在 20%—80%。总体看，江苏、上海等东部省份门诊补偿比例一般在 50%—60%，住院补偿比例在 60%—70%，有的高达 80%，而经济条件较差的西部地区，门诊和住院补偿比例一般都不超过 50%③。因此，要合理设定不同级别医疗机构的补偿比例，既达到合理利用卫生资源的目的，又控制县及县以上医院的高额医疗费用，进一步降低农民医疗负担，真正发挥新农合缓解因病致贫的作用。

（三）补偿给付的快捷便利性

在保证基金运行安全的前提下，方便及时地对参合农民医疗费用进行补偿补助，是新农合取信于民并持续发展的关键。西部地区交通不便，农民居住分散，报销医药费成本很高。因此，要尽可能将医疗费用结算程序和获取补助的报销程序简化，方便参合农户得到补偿。对于常规门诊补助部分，农民在本村定点医疗机构就诊，现场即时可获得补助；在本村以外的定点医疗机构就医后，回本村卫生室核销，村卫生室每月到乡镇合管办核销一次。对于住院补助部分，农民在定点医疗机构就诊费用较小的，可先由定点医疗机构初审并垫付规定费用，然后由定点医疗机构定期到上级经办机构核销。花费费用较大的，采取住院费用先付后补的方式，由经办机构按相关规定及时审核报销。对于特殊住院费用部分，参合农民到上级医疗机构就医，应提前向本级合管办提出申请并办理转诊审批手续，在定点医疗机构就诊可先自行垫付有关费用，出院后由经办机构按规定审核报销。

为保证及时快捷获得补偿，可以采取灵活多样的支付方式。从

①　石崇孝:《新型农村合作医疗论理 30 分》，陕西人民出版社 2006 年版。

②　田勇、冯振翼:《医疗保险基本理论与实践》，中国劳动社会保障出版社 2003 年版。

③　董有方、刘可:《新型农村合作医疗住院补助方案的制定》，《中国卫生事业管理》2003 年第 11 期。

2007 年 11 月开始，陕西省全面实施报销直通车制度。根据参合农民的不同情况，报销直通车制度的实施方式有所不同：对于适用住院单病种定额付费方式的病种，患者只缴纳疾病定额费用中的自付部分费用，不交押金，不缴疾病的定额费用。在患者按照规范治疗出院后，新农合补助部分由医院与新农合经办中心结算。对于适用按比例报销的病种，在患者办理出院手续的同时，由医院垫付资金结清患者应该享受的新农合补助费用的数量，医院再通过规定程序申请资金拨付。此次课题组调查显示，48% 的住院患者表示实行了直通车报销制度，增强补偿给付的便利快捷性（见图 5 - 4）。

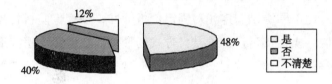

图 5 - 4　直通车报销实行情况

## 四　对医疗服务提供方的支付

补偿给付机制设计中，除了对医疗服务需方参合农民的医疗费用进行补偿外，还必须对医疗服务供方定点医疗机构的费用予以合理补偿。医疗保险费用支付是指在参保患者接受医疗机构的医疗服务后，由医保机构代替患者向医疗机构支付部分或全部费用①。

（一）支付的常见方式

目前各地的新农合试点方案中，对医疗服务提供方的支付方式主要包括预付制和后付制两大类。预付制是指在医疗机构提供医疗服务前，医疗保险机构依合同按预先确定的标准向医疗机构提前支付医疗费用。预付制主要有按人头付费、按病种付费、按服务单元付费、总额预算制等形式。

按人头付费（Capitation），是指医保机构按合同规定的时间（通常为一年），根据合同规定的收费标准以及医疗机构服务的人数，预先定

---

① 孙光德、董克用：《社会保障概论》（修订版），中国人民大学出版社 2004 年版。

期向医疗机构支付固定费用（包括住院费用、基础医疗医生服务费、药费及供方管理费）的方式。在该模式下，服务对象就医次数增减并不影响费用增减，费用确定主要根据历史费用和人数计算，同时考虑一些影响医疗成本的其他因素，如年龄、民族、性别、职业和地理位置等（Lamers，1998）。由于在成本控制和预防方面的优点，按人头付费方式被英国、美国、加拿大等许多国家采用①。

按病种预付费（Diagnosis Related Group System – Prospective Payment System 简称 DRGs – PPS），又称基于疾病诊断分组的预定额支付，是指根据国际疾病分类法，将住院病人的疾病按诊断、年龄、性别等分为若干组，每组内又根据疾病轻重程度及有无合并症、并发症等分成不同级别，对每一组不同级别制定相对固定价格标准，医疗保险机构据此费用标准向医院一次性支付。此种支付方式的最大优点是激励医疗服务提供方降低疾病诊疗成本，控制医疗费用。但对技术要求较高，需要以大量相关资料的积累和统计分析为基础。

按服务单元付费（Service Unit）是指将患者每次就医服务过程分为若干相同部分及服务单元，如每个门诊人次、每个住院床日等，医保机构根据医疗机构所提供的服务单元的数量进行偿付。总费用为每服务单元的价格乘以服务单元数量。此种付费方式优点是计算简单、管理成本低，但缺点是刺激医院提供过量医疗服务，甚至分解住院次数，忽视医疗服务质量。

总额预算制（Global Budget）是指在合同约定期内（通常按年度），医保机构预算总额支付医疗费用的方式。确定总预算时，通常考虑医疗机构等级与规模、医疗设施设备的配置、服务能力、服务人口以及上年度财政收支状况等因素，以前期医院总支出为依据，并根据通货膨胀率等加以调节的支付方式，其实质是通过历史费用控制总体医药费用。由于经济风险完全由服务供方承担，医院在实现预定服务目标的同时，具有控制医疗费用的经济激励。

按服务项目付费（Fee – For – Service，简写 FFS），即医保机构根

① Mossialos E. etal, *Funding Health Care*：*Options for Europe*, *European Observatory on Health Care Systems Series*, Open University Press, 2002.

据医疗机构定期上报的医疗服务记录，按照记录中的每一个服务项目（如检查、化验、护理、药品项目等）向其支付费用的一种后付费制度，是城镇医疗保险和新农合普遍采用的付费方式。此方式优点是操作简便、适用范围广，医疗机构提供服务的积极性较高，有利于获得方便及时、态度良好的医疗服务。但最大缺点是容易诱导和刺激医疗服务供方过度提供医疗服务，忽视基本医疗和预防保健服务，导致医疗费用过快增长。

表 5 - 3　　　　　　　　　　不同支付方式的效果比较

| 支付方式 | 费用控制关键点 | 服务质量 | 费用控制效果 | 管理难度 | 风险承担方 |
| --- | --- | --- | --- | --- | --- |
| 按人头支付 | 医疗系统 | ▲ | ▲▲▲▲ | ▲ | 提供者 |
| 总额预算支付 | 卫生体系 | ▲ | ▲▲▲▲ | ▲▲ | 提供者 |
| 按病种支付 | 医院管理 | ▲▲▲ | ▲▲▲ | ▲▲▲ | 提供者 |
| 按服务单元支付 | 医院管理 | ▲▲ | ▲▲ | ▲ | 购买者 |
| 按服务项目支付 | 医生服务 | ▲▲▲▲ | ▲ | ▲▲▲▲ | 购买者 |

资料来源：根据孙光德、董克用《社会保障概论》，中国人民大学出版社 2004 年版整理。

比较不同支付方法（见表 5 - 3），可以看出：按人头付费方式的潜在缺点是医疗服务供方可能会因节约医疗费用而减少医疗保健服务质量，总额预付缺点在于适用性较差，按服务项目付费方式的不足是医疗服务供方会将医疗服务成本高的病人分成几次来治疗。相比而言，按病种付费的方式更为合理一些，这种方式既不受就诊医疗机构的限制，也对不同类别疾病的医疗费用进行了区分，因此是建立新农合最为适宜的付费方式。

（二）支付的混合方式

在新农合实施中，支付方式的合理组合是控制费用增长的重要方法，可针对不同的服务、不同的病种，将不同支付方式有机组合，控制费用的不合理增长。混合支付具体可以有三种选择模式。

一是按比例 + 按单病种定额支付。实行住院医药费达到起付线后按比例补偿和单病种定额补偿相结合的混合补偿方式。此方式特点是，规定了起付线与封顶线，对参合农民的医药费实行按比例、按就诊医院类别进行的补偿方式，实行需方垫付制。同时，规定参合农民患了若干种疾病住院治疗时若医药费未达到起付线标准时，则实行单病种定额补偿，其医药费等于或低于定额补偿标准的部分由定点医院直接为参合农民垫付；若医药费超过起付线标准后，则实行按比例、按就诊医院类别进行补偿。

二是总额＋定额付费。在科学的基线调查基础上，综合考虑保险因子的作用、应就诊而未就诊的比例、应住院而未住院的比例、健康意识的提高、经济收入的增长、医疗技术的进步等因素，核定各乡（镇）卫生院的年门诊和住院总费用，再平均核算到每个月。在每月月底，由合管办对卫生院的拨付申请分别门诊和住院进行审核，超过核定标准在合理（如季节性因素、突发公共卫生事件、人道主义救助等）允许的范围内，合管办如数拨付；没超过核定标准一定比例的，可按核定标准与实际发生费用之差的50%提留，以避免医疗机构减少服务。

三是总额＋按人头付费方式。在做好基线调查和科学测算的基础上，根据新农合基金筹资总量、基金在县乡级的使用比例、医疗机构生存和发展需要、常见住院病种类型、费用及人次、参合率、全年住院人次数及每月人次占全年人次数的比例等，核定每年拨付给医疗机构的住院费用总额，在此基础上核定每个人头的定额。为避免医疗纠纷等，合管办对住院患者起付线以上部分的支出费用，仍分费用段按比例补偿，以增加病人的费用控制意识。

当然，还有研究提出按照新农合管理经办部门不同采用混合支付方式：卫生部门主管并经办模式，门诊应选择按人头付费方式，住院按病种付费＋服务单元付费组合方式；劳保部门主管并经办模式，门诊应选择总额预付制方式，住院按总额预付制＋病种付费组合方式；政府委托商业保险机构经办模式，门诊应选择总额预付制＋服务单元付费，住院按总额预付制＋服务单元付费的组合方式①。实际支付还有超额补偿制支付方式。通常由两部分构成：一是固定支付部分，固定支付部分与预付制模式十分类似，即根据往年的平均费用数据确定一个补偿数值，但是这个数值与实际医疗费用无关。二是根据具体情况，考虑医方实际发

①　苏晓培、王小合、顾亚明：《新型农村合作医疗三种管理模式适宜支付方式选择研究》，《中国卫生经济》2013年第5期。

生的医疗费用，按实际发生的高成本病例的一定比例支付部分费用，这部分又类似于后付制。

（三）单病种定额付费

2012 年 4 月 12 日，卫生部等部委下发《关于推进新型农村合作医疗支付方式改革工作的指导意见》，明确了"新农合支付方式改革，是通过推行按病种付费、按床日付费、按人头付费、总额预付等支付方式，将新农合的支付方式由单纯的按项目付费向混合支付方式转变，其核心是由后付制转向预付制"，为新农合支付方式改革提供了全面的政策框架和指导意见。在试点初期，西部省区陆续进行新农合支付方式改革的有益尝试，积极探索从按服务项目付费的后付制向预付制转变。

住院单病种定额付费是指根据对某种疾病一段时间内患者在县、乡两级医疗机构的平均总住院费用的测算，结合当地经济水平、物价指数及合理诊治的需要，确定出县、乡两级独立病种的固定收费标准，划分新农合补助部分与参合农民自费部分的相应数值，以独立病种为结算付费单位预先缴费的模式。

2003 年 12 月陕西省镇安县进行了新农合支付方式改革，率先在全国推出了单病种定额付费模式。根据"农民能得实惠、医疗机构不亏本、新农合基金不透支"的原则，镇安县通过对农民住院基线资料的调查分析，重点考虑严重影响劳动生产力、发病数量较多、医药费用支出较大、诊断和治愈标准明确、病种费用分布相对集中等因素，确定了16 个常见疾病病种作为单病种定额付费病种[1]，并确定单病种在不同级别医疗机构的定额、新农合的补助比例及患者自付费用定额[2]。基本办法是：某个病种的平均住院费用（定额）=（某个病种住院总费用 - 不必要的检查费、药费 + 医院漏费）×物价指数/某单病种住院总人数；新农合基金的补助比例 = 可补助资金总额/单病种总医药费用。截至2006 年，全县有 97.7% 的农民参加新农合，全年补助住院患者 7692 人次共 919.8 万元，全县实行住院单病种定额付费的 58 个单病种占住院

---

[1]　此后几年中，镇安县单病种定额付费的病种数不断扩大，2004 年为 54 种，2006 年为58 种，2008 年达到 61 种。

[2]　陈瑶等：《陕西镇安县实施单病种定额付费的住院费用控制效果研究》，《中国卫生政策研究》2009 年第 9 期。

总病种数的 79.8%，住院单病种定额付费占住院总人数的 74.67%，人均补助 900 元以上，在乡镇医疗机构的补助比例平均达 60% 以上①。

单病种定额付费的优点主要有：适度自付费用和不用预缴足额押金，激活农民的健康需求；对县、乡两级医院单病种总费用定额和自付费用定额的不同规定，引导参合农民理性选择就诊医疗机构，农村卫生资源得到合理利用；定额约束，降低医疗费用成本；患者自主选择及服务档次的差别性形成的竞争机制，提升了医院的经济与社会效益。

当然，运用单病种定额模式，需要进行深入细致的基线调查，摸清农民住院诊疗费用情况，考虑不合理费用，探索农民住院诊疗费用变化趋势等。对医疗机构补偿，既要防止随意提高诊断级别引发的定额弹性化现象，更要防止出现降低服务质量的现象，通过构筑多种形式的监督机制，确保单病种定额付费模式的顺利实施。

① 李鸿光、刘华林、石崇孝：《新型农村合作医疗应当引入单病种定额付费模式》，《医院领导决策参考》2004 年第 16 期。

# 第六章

# 西部新农合风险防范监控机制的构建

在现代经济学中，委托—代理关系（Principal-Agent）① 被视为一种契约，这种契约关系是建立在委托人与代理人均是理性经济人的假设条件基础上，即双方都以追求个人效用最大化为出发点，通过趋利避害原则来对面临的一切机会、目标及实现目标的手段进行优化选择，从而实现双方利益博弈的均衡点。从新农合的运行利益主体看，也存在着经济学理论中的委托代理关系。其中，委托人是农民和政府，代理人是新农合经办机构及医疗机构，由于各方目标利益不一致，可能会引发新农合运行风险。如何彻底破解"医（医疗保健服务方）、患（参加保险的病人）、保（医疗保险公司）"之间的逆向选择和道德风险，就成为风险防范监管的核心问题。

## 第一节　新农合的运行风险

就试点推广情况看，新农合运行风险指环境、政策方案及执行主体等因素变化使基金运行出现的不确定性风险，主要包括主体风险和基金风险两大类。

### 一　委托方农民的风险因素

1963 年，诺贝尔经济学奖获得者（1972 年）、美国经济学家阿罗

_____

① 在市场经济活动中，有些行为主体不掌握他要处理事务的有关知识、信息、技能，需要委托他人代替自己处理相关事务。在信息经济学中，把任何涉及信息不对称的交易都看作委托—代理关系。

（K. Arrow）提出，由于医疗市场中存在医疗需求的不稳定性、医疗市场供给的不确定性以及供需双方间的信息不对称等客观因素，会导致出现道德风险、第三方支付和逆向选择等现象。与其他保险制度一样，新农合制度同样面临着道德风险和逆向选择的风险挑战。

（一）参合前的逆向选择风险

1970 年，美国经济学家乔治·阿克洛夫在对旧车市场模型分析中发现了逆向选择（Adverse Selection）现象——在信息不对称的情况下，市场价格下降产生低质量汽车驱逐高质量汽车（劣质品驱逐优质品），进而出现市场交易产品平均质量下降的现象。后来，这个模型应用扩展到保险、金融信贷、劳动市场等领域。1976 年，美国经济学家斯蒂格利茨（Stiglitz）最早分析存在逆向选择的竞争性保险市场，由于保险人和被保险人之间的信息不对称，投保者大多比医保机构更清楚自己的健康状况。健康不佳的人显然会倾向于购买更多保险来减少个人医疗支出，当保险人试图提高保险费率导致低风险消费者停止购买保险时，就出现逆向选择问题[1]。国际经验表明，逆向选择会迅速破坏并最终导致保险计划陷入恶性循环：健康水平较差的人参加保险，导致保险人成本提高，因此保险费提高，使一部分健康水平相对较好的人退出，不断循环，最后健康状况好和差的人都无法支付高昂的保费。

由于新农合实行自愿参合原则，不得不面对逆向选择的经典保险难题。在新农合试点推广中，医疗保险机构通常按照当地社会的平均发病率（门诊就诊率、住院率）、人均医药费用等影响因素，制定统一的实施方案、费率水平和补偿水平。在实行自愿参合时，老弱病残等身体状况差、疾病风险大的农民倾向于积极参加新农合，而身体健康、疾病风险小的农民不愿意参加新农合。同时，由于农村乡镇医疗机构的服务质量差异性及医患信息不对称，患者只能根据自己的主观判断，按照服务平均质量支付服务价格。由此，低质量的医疗服务由于成本优势会成为首选，当患者发现实际医疗服务并未达到预期效果时，就会进一步降低对整个医疗服务市场质量的估计，再次降低愿意支付的价格水平，如此循环反复，成本高但质量好的医疗机构可能会淘汰出局，更降低了医疗

---

① ［美］斯蒂格利茨：《经济学》，梁小民等译，中国人民大学出版社 2000 年版。

服务的质量水平。当逆向选择达到一定程度，必然导致医疗开支增长甚至入不敷出，保险基金就会出现赤字，自然失去分担风险的功能。因此，无论是以营利还是以共济为目的的医疗保险都应该尽可能采取措施避免逆向选择的发生①。

（二）参合后的道德风险

按照信息经济学理论，道德风险（Moral Hazards）是指从事经济活动的人在最大限度地增进自身效用时，做出不利于他人的行为。医疗保险的道德风险是指被保险的个体倾向于扩大其医疗服务的消费，主要表现为医疗服务的过度利用。根据保险导致消费行为的不同，分为事前道德风险和事后道德风险：事前道德风险是指在购买保险的条件下，对预防性服务消费的减少；事后道德风险是指一旦被保险的个体生病，会增加对医疗服务的消费。

根据保险事故的发生是否故意制造，可将道德风险区分为欺诈性道德风险与非欺诈性道德风险②。新农合的道德风险多属于心理风险因素的非欺诈性道德风险，即参合后，一旦生病，就会自觉或不自觉地倾向提高医疗消费水平，扩大医疗费用的开支。主要表现形式有：小病大养、无病拿药；伪造票据、无病骗保；借证就医、冒名就诊；自费医药、医保报销。在山西省闻喜县东鲁村，存在着村民小伤小病多开药、开好药，给外村亲戚开药的现象，极端者甚至给家里养的猪、鸡开药③。从更宽范围看，道德风险还会表现在医疗消费环节之外，参保以后人们很可能较少努力地去避免风险，如不太注意饮食、吸烟等。由于不对称信息使负有责任的经济行为者不能对自己错误选择承担相应损失，参合人在有限理性下支配下做出的短期利己行为，最终会引起新农合基金透支，从而导致新农合运行的低效率和低效益。

## 二　代理方医疗机构的风险

除了消费者（需求方）的道德风险外，同样存在定点医疗机构

---

① 代志明、周浩杰：《试论社会医疗保险中的道德风险及防范》，《卫生经济研究》2005年第5期。

② 程晓明：《医疗保险学概论》，复旦大学出版社2003年版。

③ 李卫平、朱佩慧：《村庄经济、社区组织与村庄医疗保健事业——东鲁村医疗保健事业案例分析》，《中国卫生经济》2002年第6期。

（供应方）的道德风险。定点医疗机构是指经行政部门审查获得定点医疗机构资格，并经社会保险经办机构确定且与之签订服务协议，为参合人员提供医疗服务并承担相应责任的医疗机构。

定点医疗机构的道德风险，是指定点医疗机构诱导医疗需求的行为，即定点医疗机构的"过度供给"行为，最主要表现是供给诱导需求。供给诱导需求（Supplier – Induced Demand）是指在医患者间存在委托代理关系的基础上，医疗服务供给方利用信息优势，违背患者意愿提供超出疾病实际需要的过度医疗消费服务并谋取利益的行为。沙因（Sham）和罗默（Roemer）在 1959 年和 1961 年提出了"供方诱导需求"的概念，他们发现短期普通医院的每千人床位数和每千人住院天数之间的正相关关系——"只要有病床，就有人来用病床"（A Bed Buill is a Bed Filled）的罗默法则①。简单说就是，供给增加会通过供给诱导需求的影响直接导致需求增加②。

医生作为病患的代理人和医疗服务提供者两种身份的集合体，使其具有行使诱导需求的可能，医疗服务的需求价格缺乏弹性也为患者接受医生的诱导需求提供了必备条件。需求的价格弹性又称需求弹性，是指价格变动的比率所引起需求量变动的比率，即价格变动一定百分比所引起的需求百分比变化③。与一般商品相比较，医疗服务需求缺乏弹性，当患急性病、因病影响工作，或者疾病使人产生对死亡的恐惧时，很多人倾家荡产也在所不惜。医疗服务机构在生存压力和业务收入最大化的目标驱使下，诱导需求的收益大于成本，有利用技术信息优势诱导医疗服务需求量的利益冲动。患者个体差异性、疾病发生的不确定性、治疗手段的不确定性和治疗结果的不确定性，都加剧了这种诱导需求。

一般而言，市场经济中营利性医疗机构服务价格高于非营利性或公立医疗机构，但中国农村的情况恰恰相反④。在中国医疗卫生体制市场

①　［美］F. D. 沃林斯基：《健康社会学》，孙牧虹、冯韵文译，社会科学文献出版社 1992 年版。

②　朱生伟：《供给诱导需求：医疗改革中被忽视的问题》，《中南民族大学学报》（人文社科版）2006 年第 3 期。

③　富兰德、古德曼、斯坦诺：《卫生经济学》，王健译，中国人民大学出版社 2004 年版。

④　顾昕、方黎明：《自愿与强制性之间——中国农村合作医疗的制度嵌入性与可持续发展分析》，《社会科学研究》2004 年第 5 期。

化改革取向的指引下，农村医疗卫生服务机构激励结构发生变化，各级卫生机构和卫生从业人员都不再有主动降低医药成本的动力，出现供方诱导下的过度医疗服务现象。常见的供给诱导需求表现主要有二：一是不合理检查。利用高级昂贵的、多种重复检查手段代替可以诊断出病因的简易临床检查手段。雷海潮等人的研究证实，在 CT 使用中，有16.3%的检查是不必要的，这些患者本可以利用收费较低的检查而不会影响诊断质量①。二是过度用药。在以药养医体制下，药物在医疗费用中的比例很高②，出现超出规定检查的肌肉注射、静脉输液等不合理治疗项目，尤其是抗生素的不合理使用。2001 年全国感染监控网对 178家医院横截面调查显示，抗生素使用率达 56.9%，住院病人抗生素使用率高达 80%，其中合理使用比例不到 50%—60%③。课题组本次调查显示，有 55%参合农民认为现行医疗机构收费很高，仅有 10%参合农民认为收费适中或合理（见图 6-1）。供给诱导需求产生的过度服务在增加医疗服务费用的同时，使参合农民得不到质优价廉的服务，不能真正受益，进而抑制了农民持续参合的积极性。

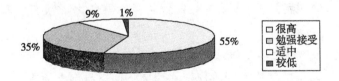

**图 6-1　参合农民对医疗机构收费高低的感受**

## 三　基金运行环节风险

基金运行风险是指在新农合运行过程中，由于管理者违规操作或管理不善而对基金可能造成的风险。基金运行风险可分别从新农合基金的筹集、结存和支付三个环节进行分析。

---

① 雷海潮、胡善联、李刚：《CT 检查中的过度使用研究》，《中国卫生经济》2002 年第10 期。

② 我国医疗费用中，药物费用的比例在 2003 年、2004 年分别高达 54.7%和 52.5%，而在大多数国家此比例仅有 15%—40%。

③ 张忠鲁：《抗生素过度使用的成因与对策》，《医学与哲学》2005 年第 12 期。

（一）基金筹集环节的风险

基金筹集环节的风险主要有三个：一是各出资主体的资金足额及时到位问题。在筹资中，中央政府和省级财政补助资金占总资金的50%以上，由于中央财政补助经常滞后或被地方财政滞留，导致许多试点地区资金运行全年不平稳，下半年基金沉淀严重。此外，地方财政虚假补助或补助不到位、参合农民未按时足额缴纳保费也增加了筹资环节风险。二是过渡账户的设立问题。试点推广过程中，针对部分农民直接缴存资金有困难的实际，部分地区参合交费与集体扶持收入基金先计入过渡账户，然后再从收入过渡户转存至财政社保专户。但这种做法既加大了管理成本，又推迟基金的到账时间，加剧了基金管理的风险。三是筹资期间的资金账外滞留问题。为适当分散基层干部工作量、综合考虑农业生产的具体特点、农民收支情况，部分试点推广地区选取农民收入比较集中或当地农民集中返乡的某段时间筹集资金。但往往只限定个人交费的筹集期间，对筹集期间内已筹集的个人交费部分缴入当地财政专户的时间一般均未作限定。调查发现，大部分试点推广县从收款员收费到入账一般间隔两至三周，收款员上缴款项到村或乡级以后，若不及时上缴到县级，就会出现新农合基金被挪用甚至贪污的可能性。

（二）基金结存环节的风险

新农合基金的使用有明确规定，即要坚持以收定支原则，当年筹集统筹基金结余一般应不超过10%（卫生部等，2003）。一般情况下，各种筹资渠道筹集的资金都集中拨付汇总给县级财政，由县级财政基金用于支付参合农民的医药费。在新农合试点推广初期，大部分试点县考虑到收支平衡问题，在方案设计上限制补偿种类项目、提高起付线、压低封顶线、降低报销比例以及人为设置繁琐报销手续，造成农民实际报销受益面过窄，基金结余较多。以2004年为例，全国共筹集新农合基金40.13亿元，支出25.09亿元，结余15.04亿元，新农合基金结余比例高达37.5%（见图6-2）。从西部看，全国第一批146个试点县市的新农合资金结余率高达58%，分别比东部和中部试点地区高出22个和25

个百分点[①]。当然，近年来农村人口的大量流动加剧了这一风险，大量缴费人口外出就业却难以享受新农合的医疗报销政策，从而增大基金结余的基数。这为资金的账外停留提供了空间，特别是当县级财政出现运转困难时，地方政府可能通过财政部门挪用基金，对基金的安全管理造成了一定的隐患。

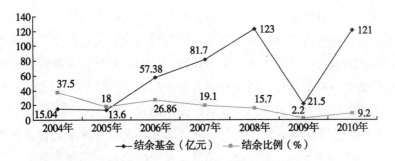

图 6 - 2  2004—2010 年全国新农合基金结余情况

数据来源：根据《2011 年中国卫生统计提要》及《中国卫生统计年鉴2011》资料整理。

（三）基金审核支付环节的风险

在基金审核支付环节中，由于审核不严、违规违纪、技术性差错，部分地区出现挪用、套取新农合基金的现象，可能造成新农合基金的损失。此种风险存在于供需方两方面：从需求方农民看，经办机构一般都要求参合农户在报销费用获取基金补偿时，应出具有关原始单据。但实际工作中，一些地方合疗办允许用复印件报销，参合农民出租新农合证、为他人带药，这些都增加了重复结报、套取货币资金的风险。从供给方看，村医编制门诊费用月报，虚报冒领，套取家庭或个人账户资金；医患串通将门诊病人伪造成住院病人，或将自费检查项目、药品，伪造成可报销项目、药品；代办人员或乡镇新农合管理办公室挪用、贪污农民的医疗报销费用。2007 年，陕西省洋县妇幼保健院伪造病历和收据，套取新农合基金 17 万元，作为个人和医院的收入。2007 年 9 月

---

① 中国人民大学农业与农村发展学院课题组：《论能力密集型合作医疗制度的自动运行机制》，《管理世界》2005 年第 11 期。

至 2008 年 6 月间，四川省遂宁市大英县、安居区判决 12 起制假贩假诈骗新农合基金的案件，涉案金额 62 万元。挪用、套取新农合基金使得少部分人受益，但却使大多数参合农民的利益遭受损害。

# 第二节　风险防范的监督管理机制

风险防范管理是指人们对客观存在的潜在风险进行认识、预测并采取一定措施进行防范和处理，以尽可能减少风险损失的行为，其基本程序包括风险识别、风险衡量、风险评价、风险处理以及管理效果评价等环节。新农合制度运行风险的防范有赖于建立健全科学严密的管理监督机制，这也是新农合制度持续发展的关键所在。

新农合的管理与监督是两个不同的防范层次：管理是新农合管理组织对资金筹集、基金分配、服务提供、就诊转诊、费用减免与补偿、信息管理等过程进行计划、组织、领导、控制与协调的活动过程。监督是为保证目标实现而对活动过程进行评价、控制、纠偏等活动过程，主要内容是对参合农民和定点医疗机构行为，以及新农合基金使用情况的规范控制[①]。虽然两者活动的内容和方式有一定差别，但根本利益目标一致，都是为了规避新农合运行风险，保障制度的规范有序、持续高效运行。

## 一　理顺管理体制机制

（一）理顺管理模式

目前新农合管理主要有"管办一体"模式、"管治分离"模式和"中介服务"模式三种模式[②]。

"管办一体"模式中，各级政府组织筹资，财政部门负责基金管理，定点医疗机构提供医疗卫生服务，新农合管理办公室设在卫生行政部门，成立专门的县级新农合管理中心（办公室）负责新农合的业务管理。卫生行政部门负责政策和方案的制定，县级经办机构负责业务管

---

① 王俊华：《农村大病医疗保险中的政府责任》，《中国卫生事业管理》2003 年第 7 期。
② 詹晓波：《新型农村合作医疗基金管理模式的选择》，《卫生经济研究》2005 年第 7 期。

理，成立由政府和卫生院的专职财务人员组成的联合审计监督小组，负责各村和乡级新农合处方的审核报销、审批医疗转诊、监管医疗机构、协助筹集资金和宣传发动等工作。

"管治分离"模式指人力资源和社会保障部门下辖的城镇职工医疗保险中心部分或全部负责新农合的业务管理模式。虽然新农合和城镇职工基本医疗保险在筹资额度和保障水平上有一定差距，但并不影响两者整合利用资源。城镇职工医保中心管理模式运作规范，可以利用现有的工作场所、办公设备、计算机网络系统及办公人员，收集汇总信息，从而节省有限的资源，保障基金筹集和使用透明，能够保障补偿水平和确保农民受益。据统计，到2004年年底，全国开展新农合的333个县（市、区）中有29个县（市、区）的城镇职工医疗保险中心参与了新农合的管理，占新农合试点县（市、区）的8.7%。从地域分布看，东部地区19个占68%，主要集中在江苏、福建、浙江省，中部地区8个，主要集中在河南省新乡市，西部地区只涉及新疆维吾尔自治区。

"中介服务"模式是指社会保险组织商业保险公司部分或全部负责新农合业务管理模式。截至2007年，中国人寿等7家保险公司在新疆、河南、山西等14个省（市、自治区）的114个县（市、区）参与新农合工作，基金规模36.6亿元，参合人数3017万人。根据参与程度和承担职责不同，又分两种形式[①]。一是政府购买商业保险公司的理赔服务。即政府和卫生行政部门负责新农合的方案制定、组织协调和资金筹集，委托商业保险公司承担新农合基金的日常管理和审核支付等工作，并向保险公司支付管理费用。目前，在商业保险公司参与的业务中，这种管理形式占93%，浙江省遂昌县、江苏省江阴市和泰兴市属于此种管理形式。二是商业保险公司全权负责型。即政府组织筹集资金，通过招标形式确定商业保险公司进行承保，对新农合实行商业化运作。保险公司履行保险责任，负责基金管理和报销理赔等工作，并完全承担基金运作的盈亏和管理成本。在商业保险公司参与的业务中，这种模式仅占7%，浙江省义乌市、福建省厦门市实行的是此种管理形式。

---

① 卫敏：《浅析商业保险参与新型农村合作医疗的新模式》，《当代经理人》2005年第16期。

2012 年，卫生部、保监会、财政部、国务院医改办联合发布了《关于商业保险机构参与新型农村合作医疗经办服务的指导意见》，要求积极稳妥推进商业保险机构参与新农合经办服务工作，并对准入、经费管理等问题做了详细规定。通过商业保险公司参与新农合业务，能降低新农合运行成本、提升经办能力、提高农民的满意度。但由于尚缺乏成型经验，商业保险参与新农合工作在自身定位、参与模式以及实现路径上仍处于摸索阶段，在实施过程中也不断暴露出问题和弊端，尤其是对筹资、管理和分配三环节的全面过程参与的实现途径，更需要进一步理论探讨和实践验证。

试点推广经验表明，虽然"管办一体"管理模式仍是目前的主导管理模式，但容易浪费医疗资源，造成政府职能部门间的条块分割、自成体系。因此，在试点推广转向持续规范发展阶段，应鼓励西部地区逐步有序地向财政专项账户管理模式及保险公司受托管理模式迈进，促使新农合健康发展。

（二）健全管理体系

根据组织管理原则，建立管理与服务分离的精简高效的管理体系是新农合可持续发展的根本保证。新农合制度的管理体系可划分为领导协调、管理机构及经办机构三个层次，各自承担不同的职能角色。一是建立领导协调机构。按照精简、效能的原则和能级原理，试点县区成立由卫生、财政、农业、民政、劳动与社会保障、审计、扶贫等部门组成的新农合试点工作协调小组，负责对新农合制度的领导、组织、协调等宏观管理工作，定期向同级党委、人大、政府汇报新农合工作进展及存在问题，研究解决问题的政策措施。二是建立健全管理机构。为了保证新农合的良好运作，必须设立相应的管理机构，并明确规定其职责权限。在省、市、县成立有农民代表参加的新农合管理委员会，主要负责有关政策决策、宣传发动、组织监督及管理指导等工作。新农合协调领导小组和管理委员会是指导与被指导、监督与被监督的关系，试点结束后，协调领导小组的职责将被管理委员会接管。

## 二　优化经办机构模式

目前，新农合具体业务经办机构主要有卫生部门所属新农合管理中心经办、社保部门所属社保结算中心经办及商业保险公司代理管理基金和结算业务三种。这三种模式各有特点，也分别在不同的试点区域运行①。卫生部门管理模式主要是在合管委的领导下，由合管办参与新农合的直接经办，同时接受县新农合监督管理办公室（以下简称合监办）的监督。社保中心主要承办新农合运行过程中的具体工作，并接受合管委、合管办、合监办以及社保中心、社会舆论的监督。商业保险公司承办新农合的各项具体业务，包括基金使用管理、人力资源管理等，并对定点医疗机构进行医疗费用的相关监督。同时，商业保险承办新农合的相关业务也要接受卫生行政部门、商业保险各级总公司以及社会的监督②。

针对试点推广中新农合经办机构能力欠缺的弊端，要积极探索逐步建立管理与服务分离、精简高效的新农合经办机构体制。为此，2009年国家发改委发布《关于深化医药卫生体制改革的意见》提出健全医疗保险经办机构运行机制。2009年卫生部《关于巩固和发展新型农村合作医疗制度意见》提出健全管理经办体系、提高经办服务能力。2011年卫生部、财政部《关于进一步加强新型农村合作医疗基金管理的意见》提出各地要进一步充实新农合管理经办队伍，落实人员编制和工作经费。

省、市级卫生行政部门设立专门处室负责新农合管理，县级卫生行政部门设立专门经办机构，乡镇设立派出机构人员或委托有关机构管理，强化管理经办队伍建设。乡镇经办机构行政上接受乡镇政府领导，人员、经费、办公用房和办公设备由乡镇政府解决，业务上接受县级新农合经办机构的指导和监督。合管办在执行新农合协调小组与管理委员会决议、决定的基础上，具体负责宣传发动、政策业务指导、补偿公示及政策咨询等业务管理工作。

## 三 强化监督机制

良好的监督机制能增强农民对新农合制度的信心，为制度的持续稳

---

① 左延莉：《新型农村合作医疗的实证分析和过程评价》，博士学位论文，复旦大学，2007年。
② 吕勇：《新型农村合作医疗引入商业保险机构的利弊分析》，《卫生经济研究》2005年第3期。

定运行打下良好的基础。新农合的监督机制，说到底即是如何处理好"两全三方"关系。"两全"即新农合监督工作要覆盖新农合制度运行的全程和新农合制度涉及的全部；"三方"即新农合监督制度要加强对参合群众、定点医疗机构、新农合管理机构三方面的监督。

（一）行政组织监督

强化政府行政组织对新农合的监督，尤其是由上级管理组织对下级实施行政监督。按照《意见》规定，各级政府设立新农合管理委员会，负责对新农合工作的全面监督，每年向同级人大报告工作进展，接受人大的监督、审议。同时，根据管理与监督分别设立的原则，单独成立新农合监督委员会，成员可由监察、审计、农业、农工委等部门和参合农民代表组成。职能是对同级和下级新农合基金使用和管理情况、经办机构管理行为、定点医疗机构服务状况、参合农民就医行为等进行全面监督、检查和评议，并予以通报、提出整改意见，从而保证新农合的服务质量和经费开支得到合理的控制，充分保障农民参与、知情和监督的权利。

（二）社会监督

随着新农合制度改革的深化，有必要引入第三部门参与监督。社会监督主要包括行业监督、群众团体监督及社会舆论监督。卫生行政部门可以牵头组织由临床专家组成的新农合医疗技术专家组，制定所选病种诊断标准、治疗常规、入院标准、出院标准、疾病疗效判定标准，建立新农合医疗资料审核制度。监督内容主要包括出院情况、门诊情况，重点检查各定点医院的诊疗、诊治、用药及收费等医疗行为是否做到合理检查、合理用药、合理治疗、合理收费，为农民把关，替农民算账，向农民负责。

建立新农合信息公开制度，培育需方监督机制，确保参合农民参与、知情和监督的权利。卫生行政部门、定点医疗卫生服务机构采取公布举报电话、开辟各种投诉途径（设立投诉箱、投诉接待站等）、经常主动走访群众等多种形式，确保参合农民的知情权和监督权。重庆市部分区县成立农民协会，有的村卫生室也安装了新农合信息系统单机版，发动群众主动参与监督，严把网上审核报账关口。农民在政府的大力支持下，创建一些非政府组织，比如新的农村合作组织，对制度供给方的政府以及医疗服务部门进行监督，增加农民的话语权和监督权。

（三）职能监督

会计监督和审计监督是加强新农合基金监管的重要职能监督环节。由监察局、审计局、财政局、卫生局组成联合审计组，定期对新农合基金收支和管理情况进行专项审计监督，并公开审计结果，以便及时发现问题，防止新农合基金的滥用。同时也可以采用司法监督，利用行政诉讼等司法程序进行监督。总之，通过民主监督、群众监督、行业监督、法制监督，对新农合管理机构、医疗服务机构在新农合基金、新农合服务及新农合管理组织过程的监督、检查，发现存在的问题和偏差并制定相应措施来纠正偏差，以保障参合者和医疗机构的合法权益，确保新农合的持续运行。

# 第三节　风险防范的激励约束机制

新农合风险控制的激励约束应从需方控制和供方控制两方面着手。需方控制主要是通过经济手段增强参合农民的费用意识，降低过度医疗消费行为，促使消费行为合理化；而供方费用控制的关键在于对定点医疗机构服务行为及新农合基金进行适当激励与约束控制。

## 一　基金风险预警机制

基金运行安全是新农合制度建立、推广和可持续发展的关键，严格的基金管理是新农合制度实现可持续发展的核心和基础。2008 年 1 月 22 日，财政部、卫生部联合下发了《新农合基金财务管理办法和会计核算制度》，为基金的监控提供了安全网，也为基金的监管提供了具体的措施和办法。对新农合基金监管的基本目标是保证基金的安全性、保值增值性和支付合理性。因此，必须制定基金监管办法，严格规范基金的使用范围和原则，加强对新农合基金运行全过程全方位的监督，确保经费使用的公平与公正，并尝试通过稳健的投资来确保基金的保值与增值[①]。新农合制度基金封闭运行的关键环节是设立基金财政专户、资金收入专户、资金支

---

① 黎东生：《新型农村合作医疗制度的几个关键性问题研究》，《卫生软科学》2005 年第 2 期。

出专户三个财务专用账户。

（一）严密筹资

新农合基金的筹集是保证新农合制度正常运转的前提。因此要首先加强对资金筹集真实性的管理。以户为单位造册，逐人登记，一村一册、一户一卡，检查重点是筹资数字是否真实准确、与实际参合人数是否相符、有无虚报筹资额及骗取财政资金的现象。从参保人维护自身权益的法律依据考虑，收款员收取参合农民的交款时，必须给参合农民三联单式的收款收据。存根联由收款员保管备查，红联交农民保存，绿联同银行进账单交合管办作账务处理。收据登记其姓名和收据号码，以此作为给参合农民发放医疗证的凭据。县乡两级合管办要定期核对收款收据的领取、发放、结存数量，使其与收款金额相吻合，以防止收款员贪污挪用以及乡、县财政局截留新农合基金。

新农合基金收入专户，也可以称作临时资金收入专户，设在经办机构，主要作用在于暂时收存农民群众为参加新农合而缴纳的个人、家庭缴费的资金。根据以收定支、收支平衡、专款专用、专户储存、封闭运行的管理原则，新农合基金必须在规定时间、按规定方式缴纳到指定地点或部门，拨付到新农合制度基金财政专户，统一汇总、解缴和结算。对基金筹集过程中暂时游离在专户以外的资金，明确相关人员的保管责任，并限定最后的上缴时间期限，以减少被乡级政府截留、挪用的风险，保护基金的安全。

（二）科学预算

新农合制度基金财政专户，设在县级财政局，主要作用是监督农民自筹新农合资金、地方政府配套的新农合补助资金、中央财政下拨的新农合补助、捐赠资金及时完成统筹和划拨到账，确保新农合基金及时到位。财政专户的贷方资金，必须与新农合制度支出专户的借方一致。

根据用途，新农合基金可以划分为医疗补偿基金、预防保健基金、风险储备基金和管理基金四部分[①]。预防保健基金主要用于向预防服务提供者减免的预防保健服务，农村预防保健和公共卫生建设，如儿童接种疫苗、孕婴体检、地方病预防服药；风险储备基金主要用于偶发性传染病流

---

① 李良军、杨树勤：《农村健康保险的精算体系》，《现代预防医学》1994 年第 2 期。

行等超常规风险以及出现基金赤字时的调节；管理基金主要用于应付新农合基金的收缴、支付等日常管理工作所需，主要包括专兼职人员工资及奖励、差旅及劳务支出、宣传培训、会务资料开支、资产折旧及维护费用等。根据《意见》，新农合经办机构人员工资和工作经费列入同级财政预算，不得从新农合基金中提取，所以新农合管理费可以忽略不计。

医疗补偿基金主要用于补偿参合农民就诊时发生的医药费用，依用途又划分为三部分，一是由个人自主支配、主要用于门诊补助的家庭账户，二是用于住院补助的住院账户，三是用于非住院治疗大病的补助和特高费用疾病救助的医疗救助账户。一般将家庭账户控制在总基金的 10%—30%，医疗救助账户占总基金的 5%，住院账户约占 70%—80%。

（三）合理使用

新农合资金支出专户设在新农合制度的经办机构内。主要作用在于按照规定的补助办法和时间，逐月形成资金支出计划明细报表，报经县卫生局与县财政局审查后，通过银行向定点医疗机构逐月拨付医疗机构为参合农民垫付的补助资金，确保及时兑付对参合农民的补助。支出时由县新农合管理办公室负责审核汇总费用，交由财政部门审核，开具申请支付凭证，提交代理银行办理资金结算业务，将资金转入财政专用账户，财政将资金再划拨给镇合管办专用账户，保证参合农民当期报销医药费的需要。通过财政支付方式的改革，可以减少新农合基金在县级财政新农合基金专户上的滞留时间和数量，从源头上防止新农合基金的流失和挪用。

同时，实行"双印鉴"制度，只有同时加盖财政部门和卫生部门的财务印鉴，银行才能办理划转业务事项。银行在办理划拨时，依靠互联网的信息化处理，在新农合机构、财政、银行之间适时上传、下载各种数据文件资料，对新农合基金的收支实行及时、全面的信息化管理。特别是要对新农合基金专户的财政资金动向进行监控。在报销审核实际操作中，应要求参合人凭医疗机构开具的医疗费用单据办理结报。若参合农民使用单据复印件，必须经出具单据的医疗机构核对无误后背书盖章，方可作为原始凭证予以结报。这样既考虑了参合农民的实际困难，又维护了其合法权益。

（四）灵活结存

为防止新农合基金超支或过多节余，建立基金预警和调控系统非常有必要。预警系统的建立包括收集农民患病情况、就医情况和医药费用情况等资料，进行费用测算和基金划分，生成基金支付计划，参照支付计划进行基金预警，分析超支原因和提供基金调控建议等内容。具体说，制定统一的报表，收集各医疗单位每月的门诊人次、门诊费用、出院人次、住院天数、住院费用和补助费支付情况；对这些资料进行统计汇总，计算出各级各单位的人次费用、人日费用等，将补助支付情况与支付计划进行对照，如果支付的补助费超出设定的浮动范围值时，予以"报警"。

当超支报警信息出现后，新农合管理机构应查明原因并采取降低基金风险的措施。一是动用医疗风险储备基金。风险储备基金用于对付超长风险的储备，一般都以基本医疗补偿金为基数按照一定的百分比提取。按照《意见》要求，从年筹资总额的3%左右或按结余的50%提取风险基金，其规模保持在年筹资总额的10%左右。《陕西省新型农村合作医疗风险基金管理暂行办法》规定，风险基金按各试点县年度筹资总额的3%计取，其总规模应保持在年筹资总额的10%。风险基金达到规定的规模后不再继续提取，风险储备基金由各县市上交省级财政部门专户管理。二是与定点医疗机构合作，减少医疗费用支出。比如通过甄别住院原因，将某些不能享受新农合补助的疾病事故等剔除，控制补助人次；还可以做好自付费用的审查、单病种限额的审查等工作，遏止由次均补助费和日均补助费引起的医疗补助费上涨的势头①。

（五）公开监督

对于新农合制度而言，尤其要加强新农合管理经办机构的规制。为增强农民对新农合的信任，可以实行县、乡、村三级医疗机构、合管办、监委会多部门的联动公示制度。县新农合管理办公室每季度向县新农合管理委员会报告一次资金使用情况，新农合监督委员会定期检查、监督新农合基金使用和管理情况，定期向社会公布基金收支使用情况，保障农民知情、参与和监督的权利。定点医疗机构要设立公告栏，对新农合基本用药和基本医疗服务项目价格进行公示；各村委会（社区）要严格公示时间、公示内容，向农民公示参合基金的收入情况（包括每户农民交纳的金额

① 冯晓：《新型农村合作医疗基金安全管理的财务思考》，《中国农村卫生事业管理》2004年第10期。

及全村交纳的总额）和上缴资金情况（银行进账单的复印件），并且要把本村（社区）参合农民住院就医费用每季度张榜公布一次，接受村民的监督。通过建立多层级、多部门联动的信息公示制度，对基金划拨及补偿支付的到位情况进行监督，使新农合基金的具体收支、使用情况接受社会监督、媒体监督和群众监督，保证参合农民的参与权、知情权和监督权，充分发挥资金使用效益。

总之，通过坚持集中管理、封闭运行、专款专用、收支分离、管用分开、方便患者的原则，实行"收、管、支"三分离的封闭管理方式，即筹钱不管钱（农税部门）、管钱不用钱（财政社保部门）、用钱不见钱（经办机构），即可有效保障基金运行安全①。

## 二　医疗服务费用控制

随着新农合的试点推广，如何从供方角度加强定点医疗机构的监管，既控制医疗费用不合理增长，又提高服务质量成为亟待解决的重要问题。2006 年 1 月 10 日，卫生部、国家发展改革委、民政部、财政部、农业部、国家食品药品监管局等七部委联合下发《关于加快推进新型农村合作医疗试点工作的通知》，要求各级卫生行政部门加强对医疗机构服务行为和费用的监管，采取有效措施遏制农村医药费用不合理增长，减轻农民医药费用负担。对农村医疗服务费用的控制，可以从医疗服务的供、需双方进行。尤其是尽快将现行医疗机构服务模式由专家挂帅、供给驱动、以医疗人员为中心转向医患合作、需求驱动、以患者为中心，从源头上加强对医疗机构的监督和控制，促使其主动规范行为、控制费用、提高服务。

（一）实施新农合基本药物目录

作为基本医疗服务项目的最主要组成部分，基本药物目录既能促进临床药物使用安全、有效、简便、经济，又是控制定点医疗机构诱导需求的一种有效方法。2011 年卫生部出台的《关于进一步加强新型农村合作医疗基金管理的意见》（农卫发〔2011〕52 号），要求"适当提高县外住院补偿起付线，合理确定报销比例，引导参合农民到基层医疗卫生机构就诊

---

　　①　王黎、杜松明、李慧民：《农村合作医疗基金管理问题与对策探讨》，《农村卫生事业管理》2002 年第 7 期。

和合理使用基本药物"。

针对西部农村常见病、多发病为主要病种的实际，政府应严格实施新农合报销药品目录和乡村医生基本用药目录，并公布基本药品和常规检查项目的价格。基本药物目录中的药物应是与治疗某种疾病的同类药物比较，在价格、质量、疗效及不良反应等方面综合比较最佳的首选药物。同时，要重视和加强中医药和民族医药的应用，将适宜的中药和中医药诊疗项目列入新农合基本药品和诊疗目录。在实施中，可合理设定定点医疗机构基本药物目录使用率标准，以有效控制目录外药品使用。定点医疗机构严格按照基本用药目录要求，实行梯次价格用药，即在保证疗效的前提下，使用同类药品时要从价格低的药品开始，以此提高新农合资金的使用效率。报销时，只支付规定用药目录范围内的用药，对于超出规定的药品和检查项目，新农合不予报销，以控制诱导需求的发生。

（二）建立科学规范的药品监管机制

在现有医药医疗管理体制下，食品药品监管部门与物价部门分别掌管药品的生产经营审批权和价格审批权。针对药品监管，一要逐步建立集中招标采购机制，实现药品采购由分散到集中的转变，降低药品进价成本。发挥药品监督管理部门与物价部门的职能作用，彻底根除药品回扣、药价虚高的不正之风，规范药品及医疗服务价格。二要加强农村药品供应网络建设。目前，重庆、陕西等地已进行农村药品两网建设①服务于新农合建设的探索。进一步鼓励药品连锁企业向农村发展和延伸，及时向农民发布有关医疗服务和药品质量、价格等信息。三要改革以药补医机制，实行医药分开，强化市场供求对药品价格的制约。完善医疗机构经济补偿机制和药品价格管理机制，引导医生根据患者病情合理用药，减缓药品购销中的高额回扣和暴利现象，从源头上抑制医药费用过快增长，减轻群众医药费用负担。

（三）强化对医疗服务提供者素质管理

卫生技术人员的素质决定着医疗服务的质量和水平，定点医疗机构的资质管理主要是业务技术资格的确认和管理。卫生部门要引入竞争机制，

---

①　2003 年，国家食品药品监督管理局选择了北京市、四川省成都市、江西省和陕西省作为试点，开展了农村药品监督网络和农村药品供应网络建设，初步解决农村买药难（贵）、假药多等问题，保证农民的用药需要和用药安全。

制定专门的业务技能标准，对乡村两级卫生技术人员进行培训、考核和聘用，建立新农合定点医疗机构的准入和退出制度。通过加强技术培训，提高农村医疗机构医疗服务提供者的技术水平，可以减少由于客观无知导致的不合理费用；通过强化医德医风教育和培训，能够帮助其树立正确的职业道德观，尽量控制逐利的动机倾向。通过利用医疗机构管理条例等行业法规及合同制管理等法律手段，辅之以道德教育手段，使他们端正医风医德，主动廉洁奉公，杜绝诊疗环节的不规范行为。

（四）加强医疗基本服务项目管理

管理定点医疗机构的重要策略是与其签订定点合同，明确其责、权、利，尤其明确涉及新农合的服务范围、内容、质量、价格、费用控制指标、违约责任和责任处理等。医疗机构应严格执行《中华人民共和国药品管理法》《药品经营质量管理办法》《药品不良反应监测管理办法》《医疗药剂管理办法》等法律法规，建立合理用药、合理检查及合理治疗（简称"三合理"）制度。

卫生行政部门成立新农合医疗技术专家组和新农合医疗资料审核评价制度，重点检查各定点医院是否做到合理检查、合理用药、合理治疗与合理收费。审核重点采用处方评价和病历审核两种方法。处方评价可对照不合理用药的常见形式和规定的监测评价指标进行，主要指标有：每百种处方药中基本药物比例、处方使用抗生素比例、目录外用药费用占全部药费比例及药品占整个医疗费用比例；病历审核主要内容是有无重复用药检查，是否用药过度或不足，有无特殊用药、大处方等，有无未经审批特殊检查、重复收费、分解收费等。通过两种常见的用药检查监测评价方法，从中发现不合理用药检查问题，有效制约不规范用药检查行为，促进临床诊疗合理检查用药。

（五）督查医疗服务过程

消除因委托人与代理人间信息不对称引发的供给诱导需求问题，必须加强对农村各级各类医疗卫生机构的规范化管理。在制度管理方面主要是成立专门的监督管理机制、配备专业技术人员，利用处方督查、收费监督检查及费用责任追究等机制，采用定期（不定期）的综合检（抽）查与专项检（抽）查形式，对定点医疗服务过程实行全程审核和监督。

现场督查主要是新农合管理和经办机构人员定期或不定期深入定点医

疗机构，检查医务人员对诊疗规范、基本药物目录以及相关规章制度的遵守和执行情况，重点对医疗技术操作规程、医疗安全与质量等进行监督检查。比如用药的规范性与合理性，包括有无重复用药、有无不科学配方用药，是否用药过度，有无特殊用药、大处方用药等；检查收费的合理性，包括有无滥检查、重复检查收费、分解收费等；药品价格、诊疗项目价格制定及执行情况，包括药品、诊疗项目价格是否符合规定、是否严格执行物价政策等。定期监测分析定点医疗机构的医疗费用情况，对住院费用超过同类医疗机构平均水平的机构予以预警告诫，根据实际限制医疗总费用、次均住院费用和床日费用的增长幅度。对多次或严重超过平均医药费用水平的定点医疗机构要进行专项检查、通报和整改。课题组本次调查也显示，参合农户最希望政府出台的政策中，27%的人选择降低药价、23%的人选择加强监管、22%的人选择治理医德医风（见图6-3），说明对医疗机构的监督管理成为控制医疗费用的关键。

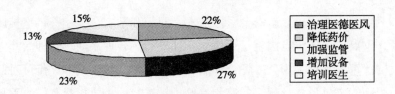

**图6-3　参合农民期望政府出台的政策**

（六）改变医疗服务补偿方式

试点经验说明，费用支付方式对供方诱导需求行为会产生很强的调节作用。费用支付方式主要包括按服务项目付费、按人头付费、按病种分类付费、总额预算制等形式。若从费用控制、服务质量、管理难度综合考虑，采用单病种定额付费制（DRGS）是一种有效的供方费用控制手段。自2003年5月以来，陕西省从改革患者住院付费方式入手，在全省新农合试点县推行住院单病种定额付费制（DRGS）[1]，主要做法是按病种最高限价、按病种定额补偿和按病种定额付费等。由于取消了起付线，单病种付费方法有效控制了医疗费用的不合理增长，提高了农民的实际受益水

---

　　① 李鸿光、刘华林、石崇孝：《新型农村合作医疗应当引入单病种定额付费模式》，《医院领导决策参考》2004年第16期。

平。2005 年，陕西省按项目付费住院患者的医疗费用年平均上涨了 23%
左右，而按住院单病种定额付费的参合患者医疗费用基本与上年持平。当
然，医疗服务费用的控制需要同时推进相关的配套措施。比如，加强宣传
引导，让参合农民和医疗机构都形成新农合的基金风险意识；实施区域卫
生规划、合理配置农村卫生资源；打破医药不分的垄断体制，实施医药分
流；理顺医疗服务价格体系，调整医院补偿机制；整顿医药市场，加强宏
观调控与微观监督；开展医学技术评估，制定诊疗规范等。

在控制药品费用方面，陕西省镇安县卫生局的做法可以借鉴。从
2010 年 5 月 1 日起，镇安县按照"政府主导、企业参与、医疗配合、财
政保障"原则，成立药品"三统一"领导机构，全县境内的乡（镇）卫
生院与药品配送企业签订药品供货配送合同，从药品配送环节起，一律执
行统一零售价格，实行零差率销售。各乡镇把全省统一招标的基本药物目
录内的 306 种药品价格全部向参合农民公开，严格落实乡镇长负总责、分
管领导具体负责，强化动态跟踪监督检查，及时纠正实施过程中存在的违
规违纪行为，确保药品"三统一"工作顺利开展。

## 三　参合农民风险控制

需方控制是指为控制参合农民的道德风险而采用的控制方式。在控制
新农合费用时，应对需求方及供给方同时进行控制。

### （一）逆选择的预防

在实行自愿参合时，留在农村的老弱病残等身体健康状况差、疾病风
险大的农民倾向于积极参合，而身体健康、疾病风险小的农民不愿参合。
对于此种逆向选择问题的解决，一是适度强制参合。即采用行政手段，要
求新农合试行范围内的人群（无论健康状况好坏）集体参合，从而使自
愿性新农合转型成为强制性社会医疗保险。二是采用按经验率筹资。世界
各国医疗保险的经验表明，解决逆向选择的办法通常是按经验率而非传统
的社会率[①]测算和收取保险金，即针对不同人群特征，设计不同的保险费
率。三是坚持以家庭为单位参合。就集合风险而言，以包括自然村或家庭

---

① 社会率是指把每个参保者视为同等条件，不考虑人口特征和健康状况的差异而测算得出
的保险费率。

在内的集体为单位参合比个人参合更好。以家庭为单位参加，可以将不同健康状况的人口共同纳入新制度中，避免家庭内部的逆选择风险，保证制度的可持续发展。

（二）道德风险的控制

道德风险是新农合制度设计带来的制度性缺陷，不可能从根本上消除，只能对其缺陷进行控制和缓和。对于道德损害，保险中通常引入风险分享方式，设置起付标准、封顶标准和共付标准，以增强其费用意识又不抑制其合理的卫生服务需求。通过促使参合农民尽量减少不必要的医疗开支，以将医疗费用控制在最高限额之内[①]。

此外，还可以建立转诊制度和报销审批制度来控制需方医疗费用支出。在严格的逐级转诊制度中，参合农民需要服务时必须在指定医疗机构就诊，确需转院的，由医生根据病情严重程度决定，经合管办批准，转向上级医疗服务机构或分散到下级医疗机构。转诊制度既保证需要转诊的病人及时转诊、及时治疗，有利于患者在村、乡、县三级医疗卫生机构间合理配置，又能控制医疗费用的过度利用，保证新农合资金的合理使用[②]。在参合农民医疗费用报销时，经办人员应严格按照相关政策规定，对医疗服务项目及收费标准、药品使用及价格逐一审核，提出审核审见，确定可以报销的范围及费用，并由负责人签署意见予以报销。

---

① 美国著名的 RAND 公司 1970 年的研究结果显示，共付率每增加 10%，使医疗费减少 10%。

② 董有方、刘可：《新型农村合作医疗管理中的常见问题与处理》，《中国初级卫生保健》2003 年第 10 期。

# 第七章

# 西部新农合主体联动机制的构建

有效的运行机制主要取决于主体、组织和制度三要素的优化组合。从组织制度要素看，通过构建合理的筹资补偿及监督管理机制，能实现运行成本最小化。从主体要素看，以激励约束机制为突破，构建运行主体协同联动的保障机制，能有效调动制度运行主体的积极性，实现制度的高效率运行。

## 第一节　医疗服务供给机制

新农合的服务供方，是指以村卫生室为基础、以乡镇卫生院为核心、以县医院技术服务指导、业务培训基地和重病服务转介为依托的基层医疗卫生机构。医疗服务供给是一定制度政策条件下服务供给方所提供的服务理念、服务体系及内容框架等的组合。

### 一　医药卫生体制改革

#### （一）方案思路

稳步深化医药卫生体制改革是解决当前医药卫生管理体制和运行机制中诸多问题的治本之策，更是新农合持续推进的体制环境保障。医药改革的复杂性、多重性和长期性决定了医药卫生体制改革是一个循序渐进的过程。

　　理论界提出的十套现有方案①大致分为三大类思路：一是政府主导型。以北京大学、复旦大学、国务院发展研究中心以及广东医疗界方案为代表。提出坚持医疗卫生公益性质，以政府干预为主导，加大医疗服务的财政支持力度，优先保预防、投资供方，建立覆盖全民的公共卫生和基本医疗保障制度。二是双管齐下型。以中国人民大学及清华大学方案为代表。提出要理清政府与市场在卫生医疗领域的责任，科学界定卫生、医疗、药品、医疗保障产品的性质和相应提供方式。实现医疗卫生机制和体制的真正创新，将防病与治大小病融为一体，让开源（即加大政府投入和盘活现有大量闲置医疗卫生资源）与节流（即最大限度控制医疗卫生资源浪费和流失）双管齐下，在大幅度降低费用风险的同时提高保障水平。三是市场运作型。以其余的四套方案为代表，提出政府的责任是制定明确的规则，在医疗卫生服务的提供和定价上积极发挥市场机制的作用。通过政府向医疗机构购买服务、患者向政府购买医疗保险的方式，实现低花费、高效率、保证人人享有基本卫生保健的方案。

　　2012年3月，国务院印发的《"十二五"期间深化医药卫生体制改革规划暨实施方案》指出，坚持把基本医疗卫生制度作为公共产品向全民提供的核心理念，坚持保基本、强基层、建机制的基本原则，坚持预防为主、以农村为重点、中西医并重的方针，以维护和增进全体人民健康为宗旨，以基本医疗卫生制度建设为核心，统筹安排、突出重点、循序推进，进一步深化医疗保障、医疗服务，不断提高全体人民健康水平，使人民群众共享改革发展的成果。

　　综合来看，现有的医疗改革方案着眼点无非是供给方和需求方。改革强化医疗机构的公益性，加大财政投入，控制医药价格上涨，是聚焦于医疗服务提供方的改革思路；健全医疗保障体系，完善医疗卫生服务的第三方购买机构，从而在控制医疗服务价格上涨的同时，引导医疗机构走向社

---

　　① 2006年9月底，国家发改委、卫生部等11部委成立医疗体制改革协调小组，全面启动新医改方案的制订工作。2007年年初，医改协调小组委托北京大学、复旦大学、国务院发展研究中心、世界卫生组织、世界银行和国际咨询机构麦肯锡6家国内外机构进行新医改方案的独立、平行研究。2007年5月至6月，北京师范大学、中国人民大学和清华大学又加入新医改方案的设计队伍中。2008年2月2日，广东医疗行业专家组成的课题组向国务院提交《我国现行医疗体制的建议》的医改方案，提出应当建立全民医疗保障体系，政府应担负起绝大多数农村人口及城镇经济困难人口的主要医疗保险费。由此，正式形成10套医改方案。

会公益性，是聚焦于医疗服务需方的改革思路。不论着眼于供给方还是需求方，都有赖于医疗服务体系中基层初诊医疗机构的完善，以及医疗保障体系中基本医疗保障体系的建立，二者是整个医疗体制改革能否成功的关键点。

（二）目标定位

与经济学理论解决的基本问题相同，医药体制改革首先要解决的问题是如何使有限的医疗卫生资源在不同医疗卫生需求社会主体间的合理配置利用，也就是"保障谁"和"怎么保"的问题。对此，通常有三种解决方式：一是优先法，优先满足部分社会成员的医疗需求；二是均等法，对所有社会成员提供均等的、有限的医疗保障服务；三是综合法，在优先保障所有社会成员基本医疗需求的基础上，满足其他社会成员更高层次的医疗需求。

医药卫生体制改革的最佳目标组合应是宏观效率、社会公平和持续协调。宏观效率指在社会资源和经济条件允许的前提下，最大限度地满足人们的医疗卫生需求；社会公平指分散重大疾病造成的经济风险，消除因病返贫和因病致贫，促进社会和谐和公平正义；持续协调指注重医疗卫生体制的可持续性、长期活力和竞争力，与经济社会发展形成良性循环。据此标准比较，优先法实质是将医疗卫生需求定位为市场化的私人消费品，不利于实现社会公平；均等法确保医疗卫生的公平性，但实践操作管理难度很大；综合法在较大程度上实现了对全体社会成员健康权利的保护，而且便于操作。因此，在优先保障所有社会成员享受到安全、有效、方便、价廉的公共卫生和基本医疗服务的基础上，满足其他社会成员更高层次的医疗服务需求，成为三种医疗体制改革方式中最为合理的选择①。

医药卫生体制改革的长远目标是实施健康中国 2020 战略，即以提高人民群众健康水平为目标，以解决危害城乡居民健康的主要问题为重点，坚持预防为主、中西医并重、防治结合的原则，采用适宜技术加强对影响国民健康的重大和长远卫生问题的有效干预，确保到 2020 年，建立起比较完善、覆盖城乡居民的基本医疗卫生制度，实现人人享有基本医疗卫生服务的重大战略目标。

---

① 李和森：《中国农村医疗保障制度研究》，经济科学出版社 2005 年版。

## （三）重点举措

坚持公共医疗卫生的公益性质。落实公共医疗卫生的公益性质，必须坚持预防为主、以农村为重点、中西医并重的方针，重点建立覆盖城乡的公共卫生服务体系和医疗服务体系，通过完善医疗卫生机构的管理体制和治理框架，不断提高服务水平和效率，实现公益性。

加强"三医（医疗、医保、医药）联动"改革。医药、医疗和医保是医疗保障系统中密切联系的三个子系统，其中医疗卫生系统处于核心和枢纽地位，医药流通系统和医疗保险系统是两翼。在深化医疗卫生体制改革与创新中，坚持管办分开、医卫分开、医防分开、医药分开①的方向，将医疗改革、医药改革、医保改革进行整体设计、联动改革，对现有医疗服务体系实行战略性分类管理。改革以农村乡镇卫生院和公共卫生机构为主体的基层医疗服务机构，承担公共卫生和基本医疗责任。

加强重点项目体系的建设。在全国城乡普遍建立起比较完善规范的公共卫生服务体系、医疗服务体系、医疗保障体系与药品供应保障体系等四大体系，建立健全医疗卫生管理机制、医药卫生运营机制、政府主导的筹资机制、医药卫生监管机制、医药卫生信息系统、人才保障机制、医药价格形成机制和立法保障八项机制（非官方称为"四梁八柱"建设），初步形成多元办医格局，基本满足人民群众多层次的医疗卫生需求。

## 二　医疗体系资源有效配置

### （一）医疗资源配置的基本方式

一般而言，医疗资源配置的方式有市场机制与计划机制两种，两种机制各有自己的失灵领域。市场机制即以市场为基础，通过竞争、价格、供求等市场要素实现卫生资源在不同部门、地区和卫生机构之间的分配。但由于医疗卫生产品及医疗卫生市场的特殊性，市场机制不能解决医疗卫生资源的总量平衡和结构平衡问题，无法实现公共医疗资源配置的公平性和可及性。计划机制即以政府强制为基础，利用财政、税收等调控手段无偿地将部分经济资源从私人部门转移到公共部门，并按照一定标准配置到医

①　管办分开指从办医主体上把投资经营与监督管理职能分开，政府主要职责在于监管而非直接投资经营医疗机构；医卫分开指由政府、市场分别提供公共卫生服务、医疗服务；医防分开指将医疗与防保两类不同性质的机构分开；医药分开指把医疗行业中的医和药从利益上分开。

疗卫生产业中。但政府在提供私人物品上存在职能失灵，不仅没有效率，还会导致权力寻租滋生腐败。

　　当然，随着当代西方民主福利国家实践深入，人们又提出了"第二种失灵"概念，即市场不仅在提供公共物品上存在着失灵，在提供私人物品也有一些功能缺陷；政府不仅在从事竞争性私人物品的生产中存在着失灵，在公共事务方面同样也有失灵之处。在市场和政府双重失灵的现实下，利用第三部门（The Third Sector）① 配置社会资源的方式开始显现②。作为以农民为主体的新农合本应属于第三部门机制，但由于在机构设置、管理体制、人事安排乃至工作理念等方面具有浓厚的官方色彩，加之第三部门配置医疗资源也同样存在失灵问题。因此，目前医疗资源的配置方式仍以前两种为主。合理、优化配置卫生资源，必须在政府宏观调控下，充分发挥市场的调节作用，将计划配置与市场配置资源方式有机结合起来，使有限的卫生资源得到优化配置和利用，提高卫生服务的社会效益和经济效益。

（二）医疗资源配置的原则思路

　　配置医疗资源要以医疗服务需求量（包括有效需求及潜在需求）为基准，兼顾公平和效率原则。公平主要指任何家庭或个人接受基本医疗服务的机会和条件均等；效率是指用最少的卫生资源投入达到同样的健康效果。通常的效率衡量标准是帕累托效率。帕累托最优是指经济中的资源配置已经达到了这样一种状态，即资源配置的改变不会在任何一个人效用水平至少不下降的情况下，使其他人的效用水平有所提高，处于这种状态的资源配置就实现了帕累托最优。反之，如果经济上可以在不减少某人效用的情况下，通过资源的重新配置而提高其他人的效用，则这种资源配置状态可称为帕累托无效率。例如通过减少城市及大医院的财政支出，将其转移支付给农村解决特困人口医疗救助经费，可以大大提高卫生资源配置的边际效用，提高卫生资源配置的满意度，实现卫生资源的优化配置。

---

　　① 20世纪80年代末，美国霍普金斯大学赛拉蒙教授在其主持的"非营利性部门国际比较项目研究"中，基于对41个国家的分析，认为世界上几乎所有国家都是由政府部门（第一部门）、市场部门（第二部门）和非政府部门（第三部门）构成，由此提出第三部门概念。第三部门的最主要特征是非营利性和民间性，以此区别于市场机制、政府机制。

　　② ［美］赛拉蒙：《非营利部门的兴起》，载何增科主编《公民社会与第三部门》，社会科学文献出版社2000年版。

医疗资源配置的基本思路是"控制总量、盘活存量、优化增量、提高质量"，即改变过去按行政区划设置卫生医疗网点做法，根据区域社会经济发展水平、地理环境、居民医疗服务需求及卫生资源分布利用状况，确定配置不同层次的医疗资源最优布局方案。打破部门体制的限制，克服以往县乡卫生体系机构重叠现象，将县乡医院、卫生防疫站、妇幼保健站、计划生育指导站以及传染病、地方病防治机构进行有效整合，减少机构运行成本，提高卫生资源利用效率。

（三）建立健全三级医疗保健服务体系

建立基本设施齐全、服务功能到位的农村三级卫生服务网络，满足农民基本医疗服务需求，是西部新农合制度可持续发展的基础。因此，合理规划三级医疗卫生机构的功能，尽可能做到新农合、卫生保健、卫生服务三位一体，使其在农村医疗保障体系中各自发挥应有的作用。政府举办的县级卫生机构承担农村预防保健、基本医疗、基层转诊、急救以及基层卫生人员的培训和业务指导职能，在三级农村医疗网络中发挥龙头作用。乡镇卫生院以公共卫生服务为主，综合提供预防保健和基本医疗等服务，并受县级卫生行政部门委托承担公共卫生管理职能。村卫生室承担卫生行政部门赋予的预防保健任务，提供常见病的初级治疗。

针对目前西部农村卫生房屋陈旧、设备短缺的薄弱环节，应按照统一规划、分级负责的原则，加大中央、地方财政对乡镇卫生院软硬件建设、基础设施的投入，尤其要改造扩建业务危房以及基本医疗设备，使其尽快达到开展基本医疗和公共卫生服务的条件。此外，完善公共卫生保健体系，加强农村卫生和疾病的预防与控制能力。公共卫生体制建设的重点是建立和完善疾病预防控制、社区（基层）卫生服务和健康教育三大体系。整合现有的村级卫生资源，把村卫生室纳入新农合定点医疗机构体系，充分发挥村卫生室在农民疾病防治中的基础性作用，实行医药统一招标、统一配送药品、统一业务培训，实现乡村医疗管理一体化。通过加强以县级医院为龙头、乡镇卫生院为依托、村卫生室为延伸的社会化农村三级医疗卫生服务机构建设，不断提高医疗、预防、保健等医疗服务的质量，为参合农民提供切实可行的医疗保健服务，使农民能够很方便地获取医疗资源，真正做到"小病在社区，大病到医院"，有效抵御疾病风险。

（四）加强初诊医疗网络管理建设

根据低水平、广覆盖的医疗改革思路，应加强包括村卫生室、乡镇卫生院、社区医院、私人诊所在内的初诊医疗网络建设。因此，根据交通地理位置、人口分布、服务功能和当地疾病的发病情况等因素，采取撤、并、转形式，重新调整乡镇卫生院的数量、规模和分布，以实现资源共享，对广大农民提供包含预防、保健、基本医疗、康复及计划生育技术指导等一体化医疗服务。从管理体制上，将乡镇卫生院的管理主体从乡镇政府上移到县级卫生行政单位，形成以县为主体的管理体制。同时，积极鼓励乡镇卫生院领办、乡村联办、社会力量承办、有执业资格的个人举办村卫生室，不断加强村卫生室建设，巩固村卫生室的"网底"作用。

同时，积极推行乡、村两级卫生服务管理一体化。具体运作过程是，村卫生室可作为乡镇卫生院的派出机构，由乡镇卫生院实行人、财、物及技术的统一管理，形成以乡镇卫生院为技术指导中心、村卫生室为服务点的农村卫生体系。村医疗卫生机构实行村办院管，村委会主要负责制定规划、聘用乡医、收缴经费、协调关系等日常行政管理，乡镇卫生院主要负责乡村医生的调配、培训、考核、经费使用、收益分配、药品调拨以及业务指导等工作，规范村医疗卫生机构的运作，促进村医疗卫生机构健康有序发展。从乡村卫生服务一体化管理的试点效果看，乡村卫生机构的综合服务能力正逐渐加强，资源整合的优势已初步显现。

（五）强化社区医疗服务机构建设

社区卫生服务是以健康为中心的一种新型卫生服务模式。世界各国公认，以社区为基础的医疗保健体系是促使卫生服务朝着优质、公平、更加稳步持续发展的理想体系。在西部农村，社区医疗机构作为提供常见病医疗服务的主要供给方，与农民间的互动关联性非常密切。1997 年 1 月公布的《中共中央、国务院关于卫生改革和发展的决定》，明确提出发展社区卫生体系的战略构想。2007 年，全国 98% 的地级以上城市、93% 的市辖区和一半以上的县级市都不同程度地开展了社区卫生服务，社区卫生服务中心（站）已达到 2.4 万个，比 2005 年增加了 47%。

由于社区卫生服务与新农合具有不同的功能特征与供给方式。所以，通过对内及对外两个层面，将社区卫生服务中心纳入新农合定点医疗服务机构体系中。在对内层面，加快社区卫生服务网络建设，实行预防、治疗、保健、康复、健康教育、计划生育技术等卫生服务，扩大社区卫生服务覆盖面。采取有效激励机制动员、培训医务人员提高卫生服务水平，更好地为居民服务。在外部联系上，转变社区卫生服务模式，探索建立分级医疗和双向转诊制度，社区医院主要承担辖区内居民常见病、多发病的首诊基本医疗服务和预防保健，县市大医院承担重要、疑难疾病的诊断和治疗；网络内各级医疗机构间实行通院（自由转院）、通诊（检查结果相互适用）、通技术（技术力量下沉坐诊）和通信息（农民健康档案共享）①。通过双向转诊，既实现资源共享、技术协作和业务合作，真正切实发挥社区卫生服务的基础性作用，又起到合理分流病人、合理使用医疗资源的作用，对新农合的发展起到稳固的支撑。

## 三    医疗服务人力资源配置

### （一）现有从业医师的在职培训

西部地区新农合工作的推进，离不开基层医疗卫生队伍的建设。卫生部提出，到 2010 年，每千名农民应有 1.7 名乡镇卫生技术人员，大多数乡村医生要具备执业助理医师及以上执业资格。为此，政府应从政策导向、培训体系以及人才评价和激励机制三方面着手，坚持引进与培训并举，加快农村医疗队伍建设。

同时，必须加强在职卫生技术人员培训。逐步探索适合我国农村情况的全科医师准入制度和在职培训制度，继续推动全科医学教育、继续医学教育、乡村医生教育、住院医师规范化培训以及卫生技术岗位培训工作，加快培养能开展综合服务的全科型农村医疗技术人才。同时，鼓励有条件的乡村医生利用脱产学习、离岗进修及远程医学教育等多种途径，接受在职医学学历教育，全面提高乡村医生的医疗技术水平。

国家可以出台优惠措施，鼓励各医学院校给西部地区免费定向培养全科型技术人才。制定培训规划与计划，设置培训班或采取定点培训进修的方法，重点开展农村实用人才、适用技术培训，全面提高全科医学和预防、健教类业务技术素质。在培训中，要加强对重点人才和学科带头人的培养。从培训实施效果看，乡镇卫生技术人员的学历水平有所提升（见图 7－1）。以全国乡镇卫生院卫生技术人员学历构成来看，2005 年与

---

① 成坤志：《宁阳县发展农村社区卫生服务的必要性与可行性》，《中国农村卫生事业管理》2006 年第 6 期。

2003 年相比，大专及以上学历人员比例提高了 3.8 个百分点，高中及以下学历人员比例下降了 3.3 个百分点。

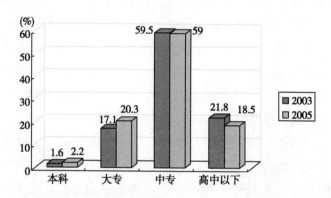

**图 7 - 1　2003—2005 年乡镇卫生院卫生技术人员学历构成变化**

数据来源：根据《中国卫生统计年鉴 2009》整理。

## （二）吸引优秀人才加盟

针对西部地区医疗条件差、生活艰苦的现实状况，国家应制定优惠政策，吸引高等医学院校毕业生和城市医务人员到乡村医疗机构工作。一是要定向培养适用人才。具体做法是，分期分批从农村选拔尚未接受专业教育的年轻卫生人员和具有初、高中文化水平的青年，采用国家、个人、医学院校三方签订合同书形式，进行三年左右中等专业水平的综合医疗保健教育。对获得全科医师或住院医师执照、愿意到县以下医院工作者，国家免除学杂费、培训费，并提供奖学金，毕业后到基层卫生院实习，通过考试取得乡村医生资格从事基本医疗保健工作。二是吸引优秀人才加盟。对于应届毕业生，可借鉴印度尼西亚做法①及效仿团中央鼓励毕业生西部支教的做法，引导和鼓励医学院校毕业生到农村基层服务工作，1—2 年工作期满后，再回城市工作。对自愿继续留在乡镇医疗机构工作的，给予一定数额的一次性补助，而且户口可以留在毕业前户籍所在地，优秀者优先选拔到县级及以上单位工作，以此不断充实和提高农村医疗卫生服务的水平。

---

　　① 印度尼西亚规定，凡高等医学院校毕业学生必须到农村卫生中心服务 3 年或 5 年，然后才能回城工作，政府负责在农村工作期间工资发放并提供住房等，对工作成绩突出的给予表彰。

（三）强化纵向联动机制

按照资源共用、优势互补、利益共享、方便群众的原则，鼓励县级医院、乡镇卫生院、村卫生室之间资源、技术、人才大联合的纵向合作。在这种协作体系中，充分发挥县级医院的龙头带动作用，实行专业技术人员错层下沉制度，分别在技术指导、双向转诊、急诊抢救、业务培训、后勤服务等方面建立紧密协作关系，实行患者通治、设备通用、专家通享、技术通行、药品通购"五通"模式，构筑县乡村三级医疗预防保健纵向协作平台，切实提高医疗服务水平[1]。

此外，结对帮扶制度也是纵向合作的一种主要形式。通过激励性的政策和制度，鼓励城市医疗机构实行定点派驻、定点轮换、巡回医疗服务或对口支援等城乡共建形式，到农村卫生医疗机构服务，以此带动农村医务人员的技术培养和素质提高。通过制定优惠政策，鼓励城市医疗机构卫技人员去边远贫困地区服务，并根据服务时间的长短，给予提供安家费、科研启动费等奖励措施[2]。通过人员培训、技术指导与推广、双向转诊以及援赠仪器设备等多种纵向联合方式，重点支援乡村医疗卫生机构，进一步优化资源配置，提高整体医疗服务水平和档次，实现农民节省费用、新农合节约资金、医疗机构增加业务收入的三赢局面。

此外，应通过政策导向机制，建立乡村医生保障制度。尤其是在进修、晋升、住房、工资福利待遇等方面向农村增加投入，确保乡村医生的待遇[3]与当地社会经济发展相适应，从而建立起一支"下得去、用得上、留得住、叫得响"的农村医疗卫生队伍，稳定农村医疗队伍。

## 四　医疗服务质量提升机制

（一）引入供方动态竞争机制

医疗服务是一种具有一定私人产品性质的准公共产品，合理引入竞争

---

[1]　成坤志：《宁阳县发展农村社区卫生服务的必要性与可行性》，《中国农村卫生事业管理》2006年第6期。

[2]　傅征、连平：《远程医学》，人民军医出版社2005年版。

[3]　江苏出台《关于切实解决乡村医生养老保障问题的意见》提出，凡经注册取得执业证书的乡村医生，可参加企业职工基本养老保险，参照灵活就业人员的参保政策执行：男年满60周岁、女年满55周岁以上且缴费年限满15年的，按企业职工基本养老金计发办法按月领取基本养老金。

机制有利于提高医疗服务质量。自 20 世纪 90 年代起，经合组织（OECD）国家都在强化政府规制的前提下，打破公共服务系统的垄断，把竞争引入医疗服务供给领域。对西部而言，选择新农合定点机构时，要打破传统所有制界限和行政地域界限，引入竞争机制。在定点医疗机构内部，打破医疗机构之间的层级限制，保证农民可以在任何定点医疗机构就医，实现新农合机构内部的竞争优化。在新农合外部形成竞争压力，把新农合定点机构选择由行政指定向竞争择优转变。通过出台优惠鼓励政策，培育民营医疗机构并择优选择定点服务医疗机构，打破公立医疗机构提供医疗服务的垄断性。

定点医疗机构确定后，合管办要与其签订新农合服务合同，明确双方权利和义务，定点医疗机构要优化服务环境、改善服务态度、简化就诊手续、严格执行国家医疗收费标准、合理检查治疗，为参合农民提供便捷、优质、价廉的医疗服务，确保参合农民的权益。在合同实施中实行定期考核、动态管理和末位淘汰制度。定期公布同级别定点医疗机构服务数量、质量、价格和费用等信息，引导病人选择医院和医生，促进各定点医疗机构的竞争。对医疗服务质量差的卫生院，可取缔其定点资格，对医疗服务质量技术过硬的民办医疗机构予以奖励，激励与促进医疗供方高效而公平地服务于医疗需方。

（二）创新供方激励机制

新制度经济学理论认为，制度或政策给博弈中的行动者提供一种激励机制，会在一定约束条件下改变行动者的行为。要使代理人最大化实现委托人利益，必须通过正向激励与反向激励两种办法寻求解决。正向激励，即给予代理人诸多物质（货币）及精神（信誉）方面的奖励，促使代理人愿意按照委托人意愿行动；反向激励，即代理人违反合约所面临的惩罚，致使代理人不敢违背委托人意愿行动。

西部新农合制度中激励机制的设计，就是要在医疗服务提供者、医疗保险机构和参合农民等利益相关者间形成一种相互制衡的格局。具体而言，对定点医疗机构及医务人员的激励机制包括：实行年薪弹性工资制，制定优质服务奖励制度，将服务质量与晋升晋级、荣誉分配、经济利益安排等相联系；建立科学的支付制度和监督评价制度，加强对医生业务水平及医德医风的考核，考核成绩与报酬挂钩，减少过度医疗消费现象的发生；加强脱产培训、岗位培训、全科医生培训等业务培训，培训结果与岗位聘任制和职称晋升制挂钩；建立良性竞争前提下的农村医疗服务市场，使定点医疗机构及其医务人员"优进劣出"。

（三）建立高效的双向转诊机制

在新农合试点初期，一些省市为方便群众自由选择医疗机构就医和促进医疗机构竞争，取消了逐级转诊制度。因此，支付能力较强的人群趋于利用更高级别的医院，医疗费用大幅上升，新农合基金难以支付；而贫困人群依然只能利用低级别的医院，无法享受高质量的医疗服务，削弱了医疗服务的公平性。

逐级转诊制度是节约医疗成本的国际通用办法。"双向转诊"是在社区首诊制基础上建立的社区卫生服务机构患者转入上级医院，再由上级医院逐级转入社区医院。社区卫生服务机构提供连续的预防、医疗、保健、康复、健康教育及计划生育技术指导等"六位一体"基层卫生服务。建立良好的逐级转诊制度，能有效地降低医疗成本。浙江省卫生政策分析资料表明，在农村乡镇卫生院就诊的门诊费用分别是县级医院的1/2、省级医院的1/3[①]。因此，应建立村卫生室、乡镇卫生院、县及县以上级别医院的逐级转诊制度。乡镇卫生服务机构与上级医院建立双向转诊制度，乡镇卫生院是新农合的首诊单位，对于需要转诊的病人，可直接开具门诊病历和住院申请，直接转入联合协作的上一级医院就诊住院。上级医疗机构也要及时将恢复和康复期病人及时转回农村基层医疗卫生机构继续康复治疗，以充分利用农村基层医疗卫生资源。通过建立严格的转诊审批制度，既保证需要转诊的病人及时转诊治疗、方便就医，又控制医疗费用支出，降低基金风险。

（四）建立严格的评价奖惩制度

规范医疗管理离不开综合的评价和严格的奖罚机制。政府在加强对定点医疗机构经常性监督的同时，还要设立评价指标，建立医疗服务综合评价机制。对定点医疗机构进行定期综合评价主要内容是对定点医疗机构的门诊、住院、检查、用药、收费、管理等总体情况进行检查，结合即时监测和现场督查的情况综合评议。对违反新农合规定，乱开药、乱检查、乱收费，服务质量和服务态度差的定点医院和医生，提出警告甚至取消定点资格或执业资格；对医疗行为规范、医疗服务便捷、得到农民群众普遍欢迎的定点医疗机构和医生，给予宣传和表彰。评价结果与对定点医院机构的费用支付、支付方式调整及奖惩制度的落实挂钩，并向社会公布，让参合农民明白消费，为新农合制度的运行提供优质的约束保障。

## 五　医疗服务信息供给体系

信息化建设是新农合提高工作成效、确保资金安全、进行科学管理的有效手段。全国新农合信息系统建设开始于2003年，2009年再次提升建设速度，目前已经处于建立省级平台的快速建设阶段，正向新农合信息系统整合阶段迈进。新农合信息系统的整合需求可以分为数据整合需求、事务整合需求、流程整合需求和其他整合需求。

### （一）信息系统基本框架

新农合信息管理系统是指利用计算机软硬件技术、网络通信技术等现代化手段，对新农合工作中的基金与人的信息进行采集、存储、处理、提取、传输、汇总加工，从而为新农合工作提供全面的、自动化的管理及各种服务的信息系统。具体包含参合信息、基金信息、就医信息、偿付信息、管理信息、政策法规信息及基本社会经济信息等方面。通过在各级新农合管理部门、经办机构、定点医疗机构以及其他相关部门间建立计算机网络联接，实现网上在线审核结算、实时监控和信息汇总，实现新农合业务管理的数字化、信息化、科学化，提高新农合工作效率和服务水平，实现统一平台、互联互通、信息共享、方便决策的预期目标。

为加强新农合信息管理工作，卫生部先后印发《新型农村合作医疗信息系统基本规范（试行）》（卫办农卫发〔2005〕108号）、《关于新型农村合作医疗信息系统建设的指导意见》（卫办农卫发〔2006〕453号）及《新农合管理信息系统建设基本规范（2008年修订版）》（卫办农卫发〔2008〕127号）等文件，对全国新农合信息系统建设作了统一部署。2006—2010年，建立起与国家卫生信息系统相衔接、较为完备的全国新农合信息系统，逐步实现全国新农合规范化数据的集中存储和分析。全国新农合信息系统建设要逐步建成以两级平台（国家级、省级）为主、多级业务网络（国家、省、市、县）并存的模式。国家级和省级平台和数据库是新农合信息系统的核心部分，担负对参合农民在省内异地就诊的信息共享传输和快捷结算功能。省级信息网络系统主要承担业务监管、决策支持、信息发布及数据交换功能，主要是对县级业务系统提供参合农民在省内异地就诊的信息传输和结算功能；县级信息网络系统主要完成日常的作业处理，通过省级信息平台接收参合农民省内异地就诊数据信息，完成异地间参合信息管理、就诊费用的审核、补偿和结算等。

（二）信息系统建设模式

截至2011年年底，西部省区新农合信息系统建设已经处于建立省级平台的快速建设阶段，陕西省（2008）、青海省（2009）、四川省（2010）及广西（2011）基本完成省级平台与县级平台的对接。今后的任务主要是以省为单位统一各县新农合管理软件系统，实现各县的规范化数据在省级中心数据库的集中存储，最终逐步实现全国新农合规范化数据的集中存储和分析。

四川省最早于2005年投入近千万元进行试点县新农合管理信息系统建设，并以此为依托，建立起从省到县、乡、村的多级报账体系。至2007年12月底，全省已有59个县完成新农合信息化建设任务，实现了网上在线实时报账和审核功能。四川省新农合信息系统主要由一套软件、一个网站、两级中心、三级平台构成[1]。一套软件是指由四川省卫生厅授权四川省卫生信息中心组织研发四川省新农合信息系统（简称业务系统），业务系统由基本信息管理、经费征缴管理、条码卡管理、费用结报管理、结报审核管理、经费核算和财务管理、系统与参数管理、统计分析查询、接口、信息公示10个子系统组成。一个网站指四川省新农合信息网（简称服务系统），统一发布信息，集中提供数据查询服务。两级中心指县（市、区）级业务处理和数据分中心和省级数据备份和技术支持中心。县中心负责新农合的业务处理（实时结账），存贮各县的所有数据；省中心负责集中备份各县数据，采集和上报数据，统一发布信息，集中提供数据查询服务。三级平台指县（市、区）平台、省级平台及虚拟市级

① 易易、冯昌琪、向忠信等：《四川省新型农村合作医疗信息系统开发及运行情况分析》，《中国卫生事业管理》2007年第5期。

平台。

　　陕西省于 2007 年年底制定《新农合信息系统省级平台需求规划说明书》，2008 年 8 月确定北京尚洋信德信息技术股份有限公司为新农合省级信息平台系统软件开发方。新农合信息管理系统采用国家卫生部推荐的省级集成模式，省级设置运行平台，市、县级实行虚拟平台，县级进行数据采集，以县级平台建设为主。2008 年 11 月，陕西省选择临潼区、旬邑县、镇安县三县区进行新农合信息化首批试点工作，2010 年年底县级平台新农合系统已经在 18 个县区推广试点。

　　通过建立省级、市级及区县三级新农合信息系统平台，将参合农民的档案录入系统，农民的家庭名册、健康状况、家庭账户基金动态收支结算情况等与新农合有关的数据全部记录在案。参合农民凭借新农合卡，可在市级联网医院刷卡就医（住院），直接到设在医院的报销窗口报销，实现随诊随报，出院即报。由此，经办中心既可以精确快速结算，避免人工操作易出错及人为舞弊的弊病，有效降低工作强度，大大提高工作效率；又可以通过对每位患者的收费项目（检查、治疗、用药、收费等）实时数据信息进行实时监测，及时发现和纠正定点医疗机构的违规行为，确保资金的安全。

　　（三）信息系统建设趋势

　　2010 年全国卫生工作会议对卫生信息化工作做出部署，提出"在加快医药卫生信息系统建设任务中，重点建设以居民电子健康档案为核心的区域卫生信息平台和以电子病历为基础的医院信息平台，逐步将传染病报告、卫生监督、新农合、妇幼卫生、社区卫生等方面的信息系统进行对接，连点成面，促进医药卫生信息系统整体建设。利用信息化手段改进监管，增强卫生工作的透明度，提高监管效率"[①]。

　　2011 年全国基层卫生和新农合工作会议提出，当年卫生部卫生信息化建设的首要任务是加快推进新农合国家级信息平台的建设，要求各地尤其是还没有建立新农合省级信息平台的省份要抓紧建立省级新农合信息平台。

---

　　①　陈竺：《在 2010 年全国卫生工作会上的讲话》，http: //www. cqqjws. gov. cn/news/ 005447cf6bOb4cf8bfb08940a9482607. html，2010 年 1 月 5 日。

从长远看，新农合信息系统建设重点抓好以下环节：保证基层充足的信息化管理人员和技术人员，建立完善的信息管理人员队伍；建立省、市级数据交换中心，实现跨城乡、跨地市、跨医疗卫生机构的信息交互与新农合结算；村级定点医疗机构实现计算机联网，建立覆盖新农合管理、经办机构、定点医疗机构的省、州、县、乡、村五级新农合网络管理系统；实现新农合信息的数字化、网络化管理及全省医疗机构间的信息共享，逐步为农民提供健康咨询和网络化信息服务。

## 第二节　医疗需求主体参与机制

将患者群体视为医疗保健措施的主动参与者而不是被动的受益者，在1978年阿拉木图《初级卫生保健宣言》中已有系统的阐释。参与管理是指让下级不同程度地参与组织决策及各级管理工作的研究与讨论。公民参与是社会政策①的基石，农民参与是新农合制度可持续的基础。作为新农合制度的需求主体，农民参与情况将直接或间接影响该制度的发展轨迹。要想充分调动农民参与的积极性，政府必须重视新农合制度设计职能，组织、完善和规范农民的参与机制。

### 一　增强农民的参合意愿

（一）健康投资意识是前提

由于经济条件限制及传统习俗影响，西部农民缺乏疾病风险意识、自我保健意识及互助共济意识，抱着生死由命的侥幸心理，忽视风险，不习惯接受互济互助。政府职能部门要在深入了解和分析农民疑虑和意见的基础上，通过派发宣传资料、举办健康培训班、开展心理咨询服务、加强老弱群体健康服务多种办法，使群众明白健康是消灭和减少贫困的重要手段，明白新农合制度互助共济、风险分担的道理，逐步增强农民风险意识、健康保健意识和互助共济意识。通过健康教育逐步培养农民科学的健康消费观念，引导他们从积蓄型消费向预支型消费转变，并鼓励其进行必

---

① 关信平在《社会政策概论》一书中将社会政策定义为：政府或其他组织在一定社会价值的指导下，为了达到其社会目标而采取的各种福利性社会服务行动的总和。

要的健康投资，积极利用新农合防御未来疾病经济风险，使农民卫生保健重心由保命治病向预防疾病、益寿延年转变①。

（二）客观宣传是基础

对农民进行宣传讲解必须注意方式与内容两个层面。从宣传内容看，要针对农民的疑虑，通过电台、电视、报纸及典型事例等形式，详细宣传新农合的意义、举办方式、操作方法等基本知识，特别是对参合农民非常关心的基金的筹集与分配、基金补偿方式、基金管理与监督、报销程序及对医疗机构的费用控制等具体内容宣传解释，做到家喻户晓、人人皆知。宣传教育的基本出发点是让农民学会正确分析评价新农合制度的利弊，而不应将新农合优越性夸大或简单灌输甚至强加给农民。从宣传方式看，要实事求是，丰富宣传形式，采取广大农民群众乐于接受的形式做耐心解释。充分利用电视、广播、墙壁、板报等实效性强的特点，制成口诀②、对联和歌谣，反复播放，强化记忆；利用墙体广告印制宣传口号，散发宣传单，提高知晓率；采取让受益群众现身说法的办法，使农民充分了解自己的参合权益，明白看病和费用报销兑付的办法与程序，消除农民的疑虑和担心。

（三）增强制度吸引力是关键

根据社会市场营销策略，政府在制定新农合方案时要以参合农民（消费者）为中心，分析他们对医疗保障制度的需求，构建与目标人群需求相符合的适宜的新型医疗保障体系。通过各种渠道和方法对农民进行宣传教育，使他们明白新农合制度提供的保障要优于自我保障模式，从而转变态度，自愿参合③。当然，这些都是以新农合取得农民信任并最大化实现参合农民的现实利益为前提条件。理论上讲的受益包括补偿受益和服务受益。通过提高服务质量，简化报销手续，确定合理报销政策，保证农民获得比较收益，提高农民参合的自觉性、主动性。

在筹资环节，坚持以家庭为筹资基本单位，既设立用于住院和大病补

① 龚向光、胡善联、程晓明：《贫困地区农民对合作医疗意愿支付》，《中国初级卫生保健》1998年第8期。

② 山东省泰安市将群众交的10元钱分解到365天，张贴出"一天只交三分钱，吃药报销管一年，最多可报一万元"的标语口号，群众易于接受并踊跃参合。

③ 孙奕、金建强、卢祖洵等：《运用社会市场营销策略 建立新型农村合作医疗制度》，《中国初级卫生保健》2004年第2期。

助的大病统筹账户，又设立用于农民门诊补助或预防保健服务的家庭账户。同时，针对新农合出资额对困难家庭的制约因素，政府财政或社会团体资助特殊群体参合，提高新农合的参与率，实现社会公正的目标。在补偿报销方案设计中，通过科学评估和重新调整报销比例，因"病"制宜地制定最适合的补偿方案；降低起付线，实现小病为主、兼顾大病，把更多的农民纳入医疗保障范围之内；适当调高封顶线，并完善相应的特大病医疗补助制度。

在报销环节，简化报销程序，全面推行报销直通车制度，降低报销成本。如陕西省全面推行报销直通车制度，即参合农民在出院当天即可在就诊的医疗机构领到补偿费用。属于住院单病种定额付费的患者，入院只交自付部分住院费，其余部分由医院和新农合管理办公室结算，农民不需要为预交大量的住院押金而发愁；属于住院非单病种患者，出院时按报销规定计算，当场进行报销，其余结算由定点医疗机构和县新农合管理办公室共同完成。据本次课题组调查显示，有近80%的参合农户觉得报销比例达到60%以上才有实际意义，新农合制度才会对农户具有吸引力（见图7－2）。

在管理监督环节，要完善新农合基金管理制度，使新农合基金管理有法可依、有章可循，建立专户储存、专款专用、收支分开的基金管理制约机制。健全由参合农民、经办单位和各级政府共同组成的监督机构，配合审计机构定期对新农合基金的使用、管理进行审查，使基金运行置于公开监督下，确保基金安全、平稳、持续运行。

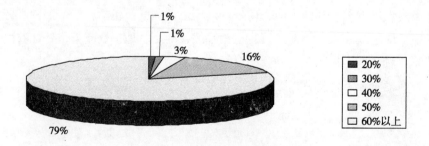

图7－2　参合农户期望的报销比例

## 二　构建合理的参与机制

农民参与机制是指农民参与新农合制度过程中形成的各构成要素的结构、功能及其相互影响的作用过程，是带有规律性的模式。在现有新农合框架中，如果不加强农民的参与决策和监督，政府、医疗机构、农民三主体之间就会出现利益失衡，导致制度操作偏离预定目标甚至会颠覆制度本身。

（一）强化多元化利益表达机制

随着农村社会成分分化和利益主体多元化的发展，农民的医疗需求也变得越来越多元化。农民的需求表达机制建设包括两个层面：一是关于公共产品、公共资源以及特定公共产品供给需要的条件等相关信息可以被农民了解，形成选择需求表达的有效性基础；二是建立公共产品供给主体对农民需求敏感反应机制，使得农民需求表达成为公共产品供给中的关键环节。要充分发挥经济合作组织、社区互助组织、民间利益维护组织等各种民间非正式组织的利益表达职能，疏通和拓展新农合的利益表达渠道①，特别是建立自下而上的需求表达机制。为便于及时掌握和了解农民群众的要求和建议，新农合管理机构要建立咨询、投诉与举报制度，设立意见箱，公布监督举报电话，经办机构、定点医疗机构服务质量纳入行风评议，实行舆论监督、社会监督和群众监督，听取社情民意，保证新农合稳步发展。只有当农民的医疗保障需求及其他合理利益要求在新农合制度建构过程中得到及时、准确、充分的表达，才能激发参合的责任感，使个人筹资由外在压力变为内在动力。

（二）建立民主决策组织制度

制度实施的支持系统是由公民个体组成的各类社会组织，包括经济类组织和社会类组织。在互助共济性质的新农合制度中，农民不仅是受益主体，更应是决策主体。为保证农民群众的知情权、决定权和评议监督权，可以现有的农村专业合作组织为依托，培育各种民间协会组织，逐步建立农民自下而上的需求表达机制及自主决策机制，让农民参与到政策制定中。2004 年 3 月正式启动的洛川县旧县镇小统筹试点项目中，成立农民

---

① 滕世华：《公共服务体制改革中的利益表达》，《山东社会科学》2007 年第 1 期。

医疗合作组织替代政府的生产、管理者角色，农民集体筹资并与卫生机构签约购买社区卫生服务，让农民参与管理，形成依靠农民代表做卫生监督的组织机制，有效激励农民参与新农合的积极性①。

此外，还可以建立新农合代表大会制度形式，发挥参合农民的决策职能。可由参合农民按一定比例投票选举产生参合农民代表，以乡镇为单位成立新农合代表大会，主要发挥上传下达的纽带职能。对上，听取由合管办提出的发展目标规划及具体补偿报销规定等涉及农民切身利益的重大事项报告，讨论决定工作制度；对下，整合提交参合农民对筹资水平、保障程度及疾病种类等意见，作为上级决策依据；同时，还可民主评议县乡两级新农合管理机构及工作人员，促进服务管理水平提高②。

（三）建立自主监管制度

为取得农民信任并增强农民参合的积极性，可建立以农民代表为主体、各利益相关单位共同参与的新农合管理组织和监督机制、代表村民行使对新农合的决策、管理和监督职能。农民组织的监督主要针对新农合资金的使用和定点医疗机构的暗箱操作两个方面。

针对资金监督，参合农民依靠新农合监督委员会，有权要求管理和经办机构定期向社会公布新农合基金的具体收支信息，保证知情权、监管权的实现。针对实际操作过程中定点医疗机构可能出现的暗箱操作问题，农民可依靠新农合监督委员会，定期检查、监督新农合机构的运作情况，重点是对门诊、住院费用控制制度的审核，对金额较大的补偿费用定期审核。通过集体组织方式，参合农民与医疗服务、医疗保障等供方机构建立平等关系，督促和约束供方降低成本，提高服务质量。

（四）维护参合农民主体权益

尊重农民的民主权利、保障农民的物质利益是完善新农合的出发点与归宿。在方案设计、运行、管理与监督过程中，要体现还权于民、施惠于民和取信于民的宗旨理念。还权于民是要组织农民参与方案制定、管理与监督的各个环节，让农民做主；施惠于民是让参合农民真正得到看得见、摸得着、实实在在的好处；取信于民是要以诚信为本，不失信于民，按医

---

① 胡毅烈：《新型农村合作医疗民主管理实现形式的思考》，《卫生经济研究》2005 年第 2 期。

② 刘雅静：《新型农村合作医疗保障制度的政策建议》，《山东大学学报》2004 年第 9 期。

疗服务保障合同保障农民的利益。

农民参与行为主要包括"知"(知情权的获得)、"参"(参合权的确立)、"用"(就医权的优化)、"报"(报销权的保证)及"续"(再参合的鼓励)五个环节①。具体说,一是知情权。公民的知情权与信息公开是公民管理国家事务的基础。实行新农合公示制,通过网络、公开栏等方式将医疗信息公开,公示内容主要包括参合农民的住院时间、住院总费用、可报费用和补偿费等,让村民及时掌握医疗信息。同时,对外公布新农合的相关政策及监督电话,方便群众及时了解新农合政策,有效行使监督权。二是择医权。参合农民不受行政区域的限制,可以凭持有的新农合证,自主选择县内任何一个定点医疗机构治疗,特别是参合农民因急危重症到县级以上公立医疗机构,或在外出务工所在地的县级以上公立医疗机构治疗,按照规定的审查程序和范围均可报销。三是参与权。参与方式是参与途径、方法和手段的总称,是参与主体的行动方式。农民参与方式主要有咨询与建议、对话与协商、监督与约束、举报与投诉等方面,以此实现维护自己的权益和维护政策权威性的目的。提高农民的参与能力是优化参与效果的重要前提。在参与新农合制度的过程中,可以通过教育培训,提升参合农民熟悉政策、信息概括、语言表达及组织能力四方面的参与能力②。

## 第三节　政府公共服务供给机制

市场失灵决定了政府介入新农合制度的必要性,政府的角色定位主要有公益人、监管人、调控人及守夜人四种③。

### 一　公共服务型政府职能

(一)公共服务的内涵

目前,我国正处在从全面建设小康社会向全面建成小康社会过渡、从

① 毕红静:《激励、制约与农民参与行为——黑龙江省F市D镇新型农村合作医疗研究》,博士学位论文,吉林大学,2008年。
② 毕天云:《新型农村合作医疗制度中农民参与机制的基本框架》,《云南师范大学学报》(哲学社会科学版)2007年第1期。
③ 丁少群、李祯:《我国新型农村合作医疗制度及其可持续发展研究》,厦门大学出版社2007年版。

生存型社会向发展型社会转变的关键时期，社会成员公共需求的快速增长与公共产品服务供给严重不足之间的矛盾日益凸显，容易诱发社会矛盾，影响社会不稳定及社会公正问题。十六届六中全会通过的《中共中央关于构建社会主义和谐社会若干重大问题的决定》指出，要建设服务型政府，强化各级政府的社会管理和公共服务职能。

公共服务政策的制定者（提供者）、服务供给者（生产者）及社会成员群体（消费者）共同构成公共服务的三方主体。按照公共支出的领域划分，政府公共服务主要包括经济性公共服务和社会性公共服务。经济性公共服务是为促进经济发展而直接进行各种经济投资的服务，如投资经营国有企业与公共事业、投资公共基础设施建设等；社会性公共服务是指通过转移支付和财政支持，对教育、社会保障、公共医疗卫生、科技补贴、环境保护等社会发展项目提供的公共服务[1]。

（二）公共服务的理念职能

以人为本、建设社会主义和谐社会，是新时期公共政策的基本目标和本质内容。鉴于西部农村公共服务供给总量严重不足、结构不合理的现状，应当加快推进以建立公共服务体制为重点的政府转型。2006 年 7 月，中国（海南）改革发展研究院主办了"中国：公共服务体制建设与政府转型国际研讨会"，来自中央相关部委、科研院所及国内 22 个省（市、自治区）的政府官员、专家学者，德国、美国、印度、世界银行等国家与国际机构的代表，共计 350 多人参加了会议。与会代表提出，政府转型的目标具体包括三方面，即由规制型、经济建设型、处理政务型政府向服务型、公共治理型、信息交流平台型政府转变[2]。

公共服务型政府是在公民本位、社会本位理念指导下，按照公众的意愿和偏好，提供充足优质公共产品与公共服务并承担服务责任的政府[3]。在服务型政府的行政模式下，强调公民权利的第一性，坚持把满足社会公共需求作为公共服务的出发点，创新公共服务体制，改进公共服务供给方

---

① 孙春祥：《完善政府公共服务职能与实现中国社会公正问题》，《大众科学》2007 年第 3 期。

② 李伦：《加快建立社会主义公共服务体制——中国公共服务体制建设与政府转型国际研讨会观点综述》，《中国改革报》2006 年 8 月 3 日。

③ 段龙飞、孔祥振：《服务型政府与公共服务职能创新研究》，载《中国行政管理学会 2004 年年会论文集》，2004 年。

式。通过向公众提供设施建设、就业保障、教科文体卫等公共产品和服务，为公众参与社会经济、政治、文化活动提供保障和创造条件，实现社会成员公平享有基本公共服务的目标。

（三）公共服务的职能角色

公共服务型政府应具备提供制度供给服务、公共政策服务、公共产品的主要职能。世界银行《1993 年世界发展报告——投资于健康》，将扶贫、公共物品、市场缺陷列为政府在医疗卫生领域发挥主要作用的三条基本理由，明确指出公共卫生和基本医疗服务是公共产品，应由政府投资和管理。政府在创新和构建新农合制度层面应扮演制度安排、资金投入、组织管理及宣传引导四种责任角色①。政府应以制度为基础，将设施、人员、资金和制度各个要素按成本效益原则有机结合起来，主要针对新农合运作的筹资、补偿、管理、监督四个主要环节，进行制度设计与制度创新，使其不断完善。实现政府职能由办卫生向管卫生、由部门管理向行业管理、由经验管理向法制管理的全面转变。

## 二　法律支持机制

新农合制度非营利性、公平性及风险分担的三种保险原则，使其具有社会保险的性质。按保险学原理，社会保险应立法实施以保证强制执行。从长远看，新农合立法是必然的趋势。

（一）立法的基本思路

法律原则是法律法规的灵魂。新农合立法遵循政府财政支持和多方筹资相结合、政府统一管理与农民参与管理相结合、公平优先兼顾效率的基本精神原则。由于不同省份间经济发展和社会结构存在不平衡的现实差异，新农合立法应是多层次、多类型的各种单行法律法规和基本法律组成统一的体系。

首先，由全国人大在调查研究的基础上，就新农合制度的改革作出原则的决议，国务院在此基础上制定出《农村合作医疗法》及《新农合管理条例》，颁布制度运行的具体方案和实施细则。其次，有条件的试点地

---

① 王红漫、高红、李化等：《我国农村卫生保障制度中政府角色的定位》，《北京大学学报》（哲学社会科学版）2003 年第 4 期。

区由地方人大结合本地实际情况，先行出台地方性新农合管理条例，以地方立法推动国家立法。最后，再由全国人大在深入调查研究及总结经验的基础上，用国家法律形式将新农合制度固定下来。可以按照从无到有、从少到多的原则，逐步设立新农合保障法、农村基本医疗保障法、农村医疗救助法等，进而健全完善医疗保障制度的立法体系①。

（二）法律关系的调整

新农合的法律关系比较复杂，性质各异。对新农合制度进行立法，就是要通过法律规范、调整因新农合保障而引起的社会保险关系。包括从法律上对新农合基金筹资、使用、管理和监督过程等加以明确和规范，对参合农民、新农合资金管理机构、医疗服务机构之间的权利义务关系等从法律制度层面加以明确规定，以便操作执行②。其中最主要的是调整中央与地方政府的职责法律关系。应运用法律形式规范中央与地方基本公共服务责任，以基本公共服务均等化合理界定中央与地方政府公共服务的分工和职责。中央政府利用在人力资源、信息及统筹能力等方面的优势，多承担公共卫生规划、政策法规制定、制度设计、管理监督等宏观方面的责任；省级政府负责协调中央政府与地方政府的关系，根据本地区情况依法制定具体的实施细则和制定医疗保障工作计划，承担本地区公共卫生的计划、指导和监管事务，并负责提供小部分资金；地（市）以下地方政府负责具体实施公共卫生任务，负责对报销核实、医疗保险金发放以及对医疗基金的保值增值义务，满足本区域内居民的公共卫生保健需要。

通过立法形式，一是赋予新农合制度应有的法律地位，避免因社会因素及领导人主观因素的影响而使其大起大落；二是确保新农合基金的筹集、管理、监督有法可依，化解新农合基金风险，从法律上为基金安全和有效运行提供保证，体现制度的严肃性、权威性和规范性；三是明确各利益主体的职责、权利和义务等，尤其是要强化政府的管理责任与经济责任。只有将政策法律化，靠法律规范、引导和强制，才能实现各利益主体的权利和义务，保证新农合持续、稳定的发展。

---

① 孙淑运、柴志凯：《新型合作医疗立法初探》，《中国农村卫生事业管理》2004 年第 4 期。

② 张良吉：《政府职能在合作医疗中的体现形式探讨》，《中国农村卫生事业管理》2004 年第 7 期。

### 三　规制性制度安排

公共医疗服务水平取决于经济能力和公共服务制度安排两个变量，目前西部公共医疗服务领域出现问题的根源并不在于公共服务的经济能力，而在于缺乏合理的公共服务制度安排。发达国家的经验表明，无论是社会化的医疗保健体系，还是分散化的医疗保障体系，各国政府都对医疗卫生服务实行直接或间接的管理控制。

（一）政府规制一般理论

政府规制（Regulation）也称管制或监管，是指具有法律地位并相对独立的行政机关依照一定规则对经济主体活动进行限制的行为。著名经济学家萨缪尔森认为，规制是政府通过行政强制力来约束企业各种行为，使其符合既定决策的各种规则，以维护良好的市场秩序。规制者（政府）、被规制者（经济主体）、目标手段（经济性规制与社会性规制）是政府规制的三个基本要素①。经济性规制指政府通过许可制度手段，对存在垄断、信息不对称倾向企业的市场进出、服务质量、价格及投资、财务、会计等活动进行的规制。社会性规制是政府以保障社会成员的健康安全、保护环境为目的，制定特定标准对商品及服务的质量及各种相关行为进行特定限制的规制。社会性规制主要包括安全性规制、健康规制和环境规制等②。

就健康规制而言，由于医疗服务产品及医疗保险市场的特殊性引发的市场失灵，需要政府在医疗保障领域实行规制。新农合政府规制是政府依据通过法律法规、政策规定等非市场的法律手段，对医疗保障服务供给者与需求者的行为进行引导、干预与规范的社会性制度安排。在有管理的市场化医疗体制中，政府要充当资源配置者、保险提供者及规制管理者三种角色，来抑制医疗服务中的市场失灵③。从多角度、多方位考虑，政府管制对象包括医疗服务提供者、医疗保险机构、药品生产流通企业及管制部

---

① 王俊豪：《政府管制经济学导论——基本理论及其在政府管制实践中的应用》，商务印书馆2004年版。

② ［日］植草益：《微观规制经济学》，朱绍文、胡欣欣译，中国展望出版社1992年版。

③ 顾昕、高梦滔、姚洋：《诊断与处方——直面中国医疗体制改革》，社会科学文献出版社2006年版。

门自身，是一个复杂的系统。发达国家医疗保障政府规制的经验主要是放松经济性规制、注重社会性规制。

（二）政府规制的重点

政府规制框架包括行业准入、执业规则、信息披露、行政监督、质量管理和价格管制[①]。首先，政府作为公共服务的直接供给者、协助者和监管者，也应是行业的规制者。政府通过制定相关公共服务政策，形成农民医疗保障的制度供给；对市场失灵的农村医疗服务进行财政补贴，保证基本公共产品和实现公共服务的均等化；直接生产和提供某些公共医疗服务，或对提供医疗产品的其他医疗服务机构的准入、退出进行监管。其次，必须成立由权威医疗专家组成的专门监督小组，会同合管办定期或者不定期地对定点医疗机构的医疗服务质量进行检查，实行长期动态规制。最后，卫生行政部门加强药品标准、药品审批、药品广告、监督管理社会性管制。实行新农合药品集中招标采购，或通过药品配送和连锁销售的方式，保证农民用药安全、有效，降低药品进价成本[②]。食品药品监管部门定期组织对县级及以下药品批发企业、零售企业、农村卫生机构的药品采购渠道和药品质量的检查，开展对制售假冒伪劣药品、过期药品等违法行为的专项治理，严肃查处无证照经营药品的行为，取缔各种非法药品集贸市场，保证农民用药安全。价格主管部门加强对农村医疗机构、药品的售价监督，严厉查处价格违法行为，维护农村医疗市场的正常秩序，保护参合农民的利益。

## 四　刚性财政投入机制

制度的建设需要政策资源的支持才能运作和执行。一般地讲，政策资源主要包括人力、财力、物力等，其中最重要的是财政支持。为保证各级政府的扶持资金及时足额到位，各级财政必须将新农合配套补助金纳入预算，及时拨付。

（一）加大转移支付力度

西部农村地区是我国流行性、传染性、地方性疾病的高发区，落后的

---

① 郑大喜：《市场机制、政府调节与医疗管制制度框架的构建》，《医学与哲学》2004年第9期。

② 李彤宇：《医疗行业政府管制的改进》，《中华医院管理杂志》2005年第7期。

经济水平决定了地方财政无力支撑疾病防治、基本卫生保健所需的卫生投入，无法满足当地农民的医疗卫生需求，迫切需要中央政府的财政支持。政府财政参与的资金来源比较广泛。一是税收，除传统的税种外，可以针对较富裕群体征收财产税、特别消费税、物业税、资源税，在现有国家或地方税收中建立农村健康保障专项基金，扩大税收收入。二是预算外收入，政府可提取一定比例的预算外收入建立地方健康保障基金，也可将某些预算外收费项目的收入作为健康保障基金，如医疗卫生机构预算外收入政府提取部分。三是扶贫资金，在扶贫救助资金中明确规定有多少用于农民健康保障。四是社会化筹资，如国家可发行农民健康保障债券或农民健康保障彩票筹集资金，在国债收入中安排一定数额用于农村健康保障。

按照建立公共服务体制的要求，必须强化财政体制建设，分步提高一般性转移支付比例，规范与清理专项转移支付，为基本公共服务均等化提供财力保障。中央政府应对少数民族众多的西部贫困地区给予政策、资金上的倾斜，加大财政转移支付力度，确保贫困人口也能真正享有基本的初级医疗保障，逐步缩小地区间基本公共服务的过大差距。同时，可以考虑在西部革命老区、民族地区、边疆地区及贫困地区试点探索区域间实现基本公共服务均等化的有效途径。

（二）调整财政投入重点

农村医疗产品和服务属于公共产品或准公共产品，政府应把财政投入的着力点放在对农村公共卫生项目及专业卫生技术人才培养上。一方面，要进一步增加对西部农村防疫防病、健康教育及生活习惯干预等公共卫生预防保健项目的投资，以确保参合人员获得免疫接种和早期疾病检查及常规体检等服务。政府的卫生投入可分为两大渠道：一是基本经费类。主要用于疾病预防机构、具有卫生管理行政职能的机构、农村卫生防治机构等以公益、福利、社会性防治和管理为主要工作职责的人员经费和基本预防保健业务经费。二是卫生事业发展专项经费类。主要用于政府举办的各类卫生机构的基本建设及大型设备的购置、维修，对农村卫生、预防保健、中医药等重点领域的专项投入等。各级政府要加大控制地方病、艾滋病和乙型肝炎等疾病的资金投入，改变传统卫生事业费的支付方式，由补助变为补偿，建立健全医疗保健服务价格体系，规范医疗保健收费项目、收费标准以及政府补贴额度，以保证卫生医疗机构运营所需资金，促进卫生机构的健康发展。

另一方面，针对目前村医的专业知识结构和医疗水平普遍不高的现实，政府应投入资金设立村医专业培训基金。从行政村选拔尚未接受专业教育的年轻卫生人员，分期分批到卫生学校进行2—5年的专业培训，使他们达到医疗保健中等专业水平。对选派培训人员的学费和生活费给予补贴，签订合同规定学成回村的义务，以保证医疗资源的稳定性供给。此外，政府要提供启动资金，重建村公共卫生室或医疗保健站，保证公共卫生保健服务的有效供给落到实处，切实保障农民获得基本医疗卫生保健服务和临床服务，更多地享受新农合带来的好处。

（三）不同层级政府的财政职责划分

公共服务在各级政府间的分工涉及事权、财权、财力三个基本要素，三者间的不同组合构成不同的政府间财政体制。政府间财政关系主要是指中央与地方以及地方不同层级之间多重性的收支划分和收支往来诸方面的相互关系，而其中尤以中央与地方财政间的关系为主。

中央和地方政府分担农村医疗卫生经费的方案，大致有按比例分担、按事项分担及按事项加比例分担三种。按比例分担是指通过计算得出全国的农村医疗卫生经费数额，中央政府按照确定的比例分担相应数额的经费；按事项分担是指按照农村医疗卫生经费的不同组成部分，中央政府和省级政府分担农村医疗卫生经费；按事项加比例分担是指中央和地方政府按转移支付加专项分担的经费投入体制，实质是上级政府通过财政转移支付资金对下级政府实施补助的制度。

显然，中央财政采取按人头均等补助的方式，并未考虑到西部经济和社会发展水平的欠发达性。因此，在农村公共卫生体制建设中，应提高公共卫生支出在财政支出和GDP中的比重，保证卫生事业费的增长与国家财政经常性增长同步，扭转重医疗、轻预防的现象。在农村基本健康保障体制建设中，中央财政理应承担更多的筹资责任，承担有关全国居民健康的重大公共卫生问题，以及一些特定卫生问题、特定地区和特定人群的公共卫生开支；地方政府的筹资责任主要定位在省级和市级财政，省级政府依据经济发展水平的不同承担不同比例的公共卫生费用，同时负担本地区公共卫生机构日常运行经费和人员工资等；县乡财政承担新农合运作过程中的管理费用与零散支出。

# 第 四 篇

## 基本结论与研究展望

# 第八章

# 基本结论及研究展望

经过十余年试点，西部新农合制度试点运行总结积累了一些具有指导性、前瞻性的经验模式，对其加以总结积累并不断扩大推广，就能达到以点带面实现西部新农合持续发展的目标。结合课题组调研数据及相关资料综合分析，对西部新农合持续发展提出一些对策建议并对未来发展研究进行展望分析。

## 第一节  基本结论

### 一  必须以深化推进医药卫生体制改革为前提

深化医药卫生体制改革是解决当前卫生管理体制和运行机制存在问题的治本之策，更是新农合持续发展的体制环境保障。医药卫生体制改革的最佳目标组合应是宏观效率、社会公平和持续协调，使有限医疗卫生资源在社会不同医疗卫生需求主体间合理地配置利用。

新医改承诺要把基本医疗作为公共品提供给国民。"十二五"规划也提出要按照保基本、强基层、建机制的要求，增加财政投入，深化医药卫生体制改革，建立健全基本医疗卫生制度，加快医疗卫生事业发展，优先满足群众基本医疗卫生需求。

2011 年 2 月 17 日国务院办公厅印发《医药卫生体制五项重点改革2011 年度主要工作安排的通知》，要求深入贯彻落实《中共中央国务院关于深化医药卫生体制改革的意见》（中发〔2009〕6 号）和《国务院关于印发医药卫生体制改革近期重点实施方案（2009—2011 年）的通知》

（国发〔2009〕12 号）精神，继续围绕"保基本、强基层、建机制"，统筹推进医药卫生体制五项重点改革。确保基本医疗保障制度覆盖城乡居民，保障水平显著提高；确保国家基本药物制度基层全覆盖，基层医疗卫生机构综合改革全面推开，新的运行机制基本建立；确保基层医疗卫生服务体系建设任务全面完成，服务能力明显增强；确保基本公共卫生服务和重大公共卫生服务项目有效提供，均等化水平进一步提高；公立医院改革试点不断深化，体制机制综合改革取得实质性进展，便民惠民措施普遍得到推广。

为此，必须毫不动摇坚持公共医疗卫生的公益性质，加强"三医（医疗、医保、医药）联动"改革，改革以农村乡镇卫生院和公共卫生机构为主体的基层医疗服务机构，承担公共卫生和基本医疗责任。加强重点项目体系的建设，初步形成多元办医格局，基本适应人民群众多层次医疗卫生需求。在优先保障全体社会成员享受到安全、有效、方便、价廉的公共卫生和基本医疗服务的基础上，满足其他社会成员更高层次的医疗服务需求，建立起比较完善、覆盖城乡居民的基本医疗卫生制度，实现人人享有基本医疗卫生服务的重大战略目标。

## 二　应以预防小病为主、兼顾大病补偿为功能定位

在不同省区经济社会发展水平非均衡发展条件下，西部新农合制度必须选择在基本公共服务均等化基础之上的非均衡发展模式，以预防小病为主、兼顾大病补偿为功能定位。

此种功能定位主要基于三点考虑：一是纵向层面的古代预防思想。中国古代医学有许多"预防为主"的精髓思想。先秦时期，"上医，治未病"[1] 的思想已成为我国医学的重要理论。西汉时期，《淮南子》中也提到"良医者，常治无病之病，故无病"[2] 的预防思想。二是横向层面的医疗保障主体内容发展新趋势。从内容看，医疗保障主要包括医疗费保障、医疗服务内容和医疗水准保障、预防医疗和保健卫生保障、医疗机构和医务人员保障以及生活环境保障五方面的内容。按照传统理

---

[1] 崔为译注：《黄帝内经·素问译注》，黑龙江人民出版社 2003 年版。
[2] （汉）刘安等编著：《淮南子》，陈静注译，中州古籍出版社 2010 年版。

解，医疗费保障是主体部分①，预防医疗和保健卫生保障是辅助部分。但随着近年来疾病模式的不断变化，世界各国已经出现医疗保障核心从治病医疗向预防医疗和增进健康方向转换的新趋势。通过建立广泛的预防保健医疗网络，发展预防医疗和保健卫生，已成为各国医疗保障体系改革的重要内容。美国的健康维护组织（Health Maintenance Organization，HMO）、英国的国家健康服务（National Health Service，NHS）都是健康导向下的预防为主的健康保险制度。三是西部农村地区公共卫生制度缺失的现实。西部省区经济水平落后、环境交通恶劣及地方病、慢性病多发。尽管慢性病患者疾病经济负担能通过新农合制度予以事后补偿，但最有效的防控应是综合的预防保健措施。

因此，西部新农合制度的功能定位应立足预防为主、防治结合，应以预防常见慢性多发病为主、兼顾大病统筹。即由目前单一的大病补偿为主模式向重视"保小"转变，在诊治常见慢性多发病的基础上，把门诊统筹纳入新农合，最后是保障大病费用②。具体做法是，逐步将现有少数试点地区实行的门诊家庭账户模式逐步过渡为门诊统筹模式，农民在乡村门诊的小病全部予以合理补偿。使当前的单纯医疗保障型变为医疗预防保障型，为农民提供与其经济支付能力相适应的综合性卫生服务，保证尽可能大的受益面和尽可能高的受益程度。至于大病医疗保障，可以通过建立健全多层次多元化农村医疗保障体系，特别是商业医疗保险或医疗救助制度，来缓解西部新农合制度的补偿压力。

坚持预防为主、防治结合的方针，就必须将预防保健纳入新农合范围。搞好预防保健，必须大力推进农村社区卫生服务。社区卫生服务内容具体包括四种类别：社区健康促进要由以疾病为中心的服务模式转变为以健康为中心的服务模式，为广大参保群众进行健康体检，建立健康档案；疾病预防主要是在对传染病和多发病及慢性病的预防控制基础上，把防疫工作的重点由传染病预防向非传染病预防领域延伸；疾病康复主要是为促进患者身心康复而提供的医疗保健及指导康复服务；预防保健重点是脆弱人群的保健，包括儿童保健、妇女保健、精神卫生保健

---

① 西部试点的新农合也是以医疗费保障为主体，即大病补偿为主模式。

② 对于大病医疗补偿可通过设立专门的大病基金予以解决。

等。通过社区卫生服务机构开展慢病随访，动态管理，做到防中有治、治中有防、防治结合、无病早防、有病早治，力求防患于未然，促进三级预防的实现。

### 三　树立政府主导、农户主体的制度理念

健全新农合制度是一项系统的社会保障工程，在农民组织程度低、村民自治机制运行不顺畅的情况下，政府依靠拥有公共资源、科层组织和行政权威的强势性主导力量，积极设计、组织、管理新农合制度，无疑是比较现实的选择。但随着试点的深入及推广普及工作的展开，行政主导型的新农合运行机制暴露出一些缺陷。在新农合的合理制度设计框架中，政府是新农合政策的制定者和监督者，同时还是执行主体之一；农民不仅是缴费主体和受益主体，也是执行和监督主体之一。因此，必须重新审视农民与政府两大利益主体在新农合中的角色定位，应把"政府主导、农户主体"（见图8－1）的理念作为制度持续发展的基点。

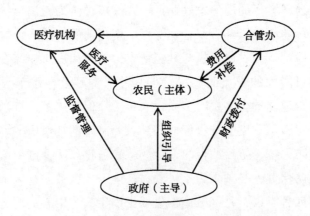

**图8－1　新农合中政府主导、农户主体关系**

政府的主导职责意味着政府必须加强新农合组织建设，组建权威性的新农合管理机构，理顺各方关系，并给予相应的资金支持，改变民办公助为公办民助形式。在制度设计组织上，政府应认识农村医疗保障的规律和现状，根据不同地区的经济、社会特点，设计和安排不同的农村医疗保障和救助制度，保证制度的科学合理和公平高效。在财政支持上，以政府投入为主、个人责任为辅，建立满足全体公民基本健康需要

的医疗保障体制。具体方式是：将基本医疗保障定位为公共品，政府确定并购买可以使大部分常见多发病能够得到治疗、以基本诊疗服务和基本药品为内容的服务包，向全体公民提供有关诊疗、药品等服务费用。

农民主体是指新农合的主体和决策者是参合农民。新农合制度的本质是农民自愿参加的互助互济的社会保险，其管理体制的设计应赋予农民参与管理的权利。互助的特性决定了制度是由农民群体为解决自身医疗费用风险而组织起来所实行的制度。自愿原则不但体现在农民有参加与否的自由，还应体现在方案的选择应听取农民的意见。

政府和农民间既是分工协作关系，更是监督约束关系。在发挥各自职责过程中，双方都有可能出现角色缺位与越位等情况。当政府规划协调出现失当，资金投入呈现低效，政策保护显示不力，农民可以通过合法合理的方式提出意见和建议。同样，当农民组织参与消极行事，主观能动缺少进取，政府也可采取有效的方式给予调整与指导。政府和农民的关系应该是合作共济，各取所长，各尽其职，形成一种良性互动的分工协作与监督约束关系，实现利益均衡与新农合制度的持续规范发展。

## 四 构建多元化、多层次的医疗服务保障体系

西部省区经济发展的差异性、城乡医疗资源的不平衡性、农民对医疗服务需求的多元性，都决定了要因地制宜地探索构建供给主体多元化、供给层次多样化的农村医疗保障体系。根据新医改意见提出的医疗保障体系"三横三纵"① 总体架构，结合中国医疗卫生服务分为公共卫生、基本医疗服务和非基本医疗服务三个层次的特点，建立农村医疗保障体系应包括基本医疗保障、补偿医疗保障制度及自费医疗保障制度三个不同层次。具体说，基本医疗保障包括新农合、社会保险等，主要作用是通过互助共济，保障参合农民的基本医疗权益；补偿医疗保障制度包括农村医疗救助和大病医疗保险，主要作用是对农村弱势群体医疗需求给予必要的帮助；自费医疗保障制度包括家庭保障和商业医疗保险，

---

① 即基本医疗保险体系是医疗保障体系的主体层次，包括城镇职工基本医疗保险、城镇居民基本医疗保险和新农合三项制度；城乡医疗救助体系是兜底体系，主要帮助贫困人群参加基本医疗保险；补充医疗保障是较高层次的需求体系，包括商业健康保险和其他形式补充医疗保险。

主要作用是作为基本医疗的补充。

（一）健全对贫困农民的医疗救助

在西部农村贫困地区，通过中央政府转移支付建立针对贫困农民的医疗救助制度，既是实现人人享有初级卫生保健目标的需要，更是摆脱因病致（返）贫以至彻底根除贫困的有效捷径。医疗救助是新农合制度的重要组成和必要补充，若将新农合视为针对需求群体的普惠制度，医疗救助则是针对贫困群体的特惠制度，两者形成不可分割的连续统一体。

根据农村医疗救助的目的和原则，西部农村医疗救助对象可确定为无固定收入、无生活依靠及生活在农村最低生活保障线以下的人群。具体包括以下四类人群：处于贫困线以下的农民，生活在最低生活保障线以下的残疾人员，体弱多病、鳏寡孤独等老年弱势人群，身患重大疾病、医疗费用支出超过家庭承受能力的普通农民。

在医疗救助上，可以考虑对贫困农民实施常规救助和大病救助两个层次的救助。常规救助的内容主要是基本防治服务，包括传染病、地方病防治、妇幼保健、常见病住院和门诊服务；救助的具体方式不限于单一的资金补助，可以是资助贫困户参加新农合、对大病贫困患者提供医药费用补助，也可以是实行医药费用减免、专家义务巡诊及社会慈善救助。大病救助主要是对巨额医疗费用予以补偿。当然，这种大规模资金需求可借助社会慈善基金解决。通过两层次扶持性的医疗救助制度支撑，提高贫困群体的医疗服务利用率，促进医疗保障制度的公平性。

2003 年，民政部、卫生部、财政部三部委联合发布了《关于实施农村医疗救助的意见》，开始在全国农村建立医疗救助制度，帮助改善贫困人群的健康状况。2009 年民政部门实施医疗救助达到了 4789 万人次，2010 年达到 6000 多万人次，较好解决贫困人口医疗保障问题。但由于其救助对象特殊、救助水平偏低、救助范围较小等问题，医疗救助在解决农村低收入群体健康问题上的作用没有完全发挥出来。

（二）建立大病医疗保险制度

确定比较合理的大病标准是建立新农合制度的基础和前提。在经济发展相对落后的西部农村，一次几百元的医疗费用开支，就可能导致农户家庭因病返贫。2006 年西部地区农民平均水平仅有 2480 元，平均 2

万元额度大病医疗费用相当于农村人均年纯收入的 8 倍。因此，大病的标准不可能按照医疗费用的绝对数量来确定，而应以对农民家庭生活的实际影响为参照。具体说，大病界定的标准包括两方面：一是需要住院治疗，医疗费用在一定范围之上的疾病；二是需要重复多次就诊，医疗费用大的疾病。

2012 年 8 月 30 日，国家正式出台由商业保险机构承办的大病保险制度。建构大病医疗保险制度，具体可以采用国家、集体、个人三方共同筹资的办法，使保险基金有稳定来源。大病统筹基金具体划分为住院统筹基金、特殊重大慢性病大额门诊统筹基金和正常产住院分娩补助基金三部分，分别用于参合农民住院补偿、特殊重大慢性病大额门诊补偿和正常产住院分娩补助。通过较大额度的补助，使大病患者能住得起院、吃得起药，使生产能力得到有效恢复与保护，从而跳出因病致（返）贫的恶性循环。

（三）商业医疗保险的补充保障

对于基本医疗服务包以外的非基本医疗服务，可以通过鼓励农民购买自愿性质的商业医疗保险方式来实现自我保障，推动社会成员之间的互保。目前国内商业保险公司参与农村医疗保障制度建设的具体形式有三种：一是独立开展商业医疗保险。对于商业性住院医疗保险、重大疾病保险等纯粹商业健康保险险种，只有极少数较富裕农户家庭具备支付能力。二是承办政策性农村医疗保险模式。在政府对参加医疗保险的农民补贴部分保险费的政策支持下，设立团体健康保险，以较低费率统一承保住院医疗风险。实际是将农村医疗保险作为地方政策性险种，采用商业经营方式来运作。三是商业保险公司参与新农合模式。2009 年实施的新医改方案明确提出，要探索"委托具有资质的商业保险机构经办各类医疗保障管理服务"。受地方政府委托，商业保险公司设立专户代为管理新农合保险基金，代收保险费、代为理赔，当年盈余亏损由政府承担，商业保险公司只赚取代办手续费[1]。西部省区根据《关于开展城乡居民大病保险工作的指导意见》，制定商业保险机构的基本准入条件，规范大病保险招标投标与合同管理，建立起以保障水平和参保人满意度

---

① 李扬、陈文辉：《中国农村人身保险市场研究》，经济管理出版社 2005 年版。

为核心的考核办法，提升大病保险管理服务的能力和水平，引导和鼓励商业医疗保险机构参与新农合。

在多元化多层次供给模式中，农户对不同保障形式的态度及预期并不相同。在一项询问农户"愿意选择何种医疗保障办法"的调查表明，选择商业医疗保险的仅为4.4%；重庆巫溪、湖北武穴选择商业医疗保险的比例分别只有1.0%和2.0%①。

目前，中国农村医疗保障制度层面上已初步形成以新农合为主线、商业保险为补充、农村医疗救助或社会捐助为底线的多层次医疗保障体系。政府、市场及社会三种供给主体的功能目标高度整合，三个层次的医疗保障制度覆盖不同人群、不同层次医疗卫生需要，实行功能互补衔接，纵向积累与横向互济结合，共同构成一个多元整合型的新农合供给体系，有效解除广大农民医疗卫生的后顾之忧。

从长远看，可以考虑建立多种形式、不同水平的全民复合型医疗保险体系，包括城镇职工基本医疗保险、新农合、城镇居民基本医疗保险、城乡困难群体医疗救助及商业医疗保险体系。通过加快多层次医疗保障体系的建设，可以减轻新农合的实施压力，实现城乡医疗保障的一体化。

## 五    加强对新农合运行重点环节的调控

西部新农合的持续运行，除了科学合理的制度设计、引导组织外，具体运行中必须重点加强对筹资、补偿、监督及管理四环节的调控。

在筹资机制上，综合考虑新农合资金需求及各筹资渠道的资金供给潜力，确定个人、集体、政府及社会四种不同筹资主体间的筹资比例，尤其是农民与政府间、不同层级政府间的筹资比例标准，多渠道建立和壮大新农合统筹基金，确保建立科学合理的筹资机制。

在补偿机制上，一是扩大补偿范围。由于试点运行中基金大量结余沉淀造成参合农民受益幅度小，削减了农民持续性参合的积极性，加之从2008年起参合农民人均筹资额的大幅度提升，可以将门诊费用纳入

---

① 叶宜德、岳青、罗珏等：《农民合作医疗的家庭调查报告》，《中国卫生经济》2003年第6期。

新农合补偿范畴。具体做法是，逐步将现有少数试点地区实行的门诊家庭账户模式逐步过渡为门诊统筹模式，农民在乡村门诊的小病全部予以合理补偿，保证尽可能大的受益面和尽可能高的受益程度。二是确定合理的补偿标准。根据筹资总额和调查情况，进行科学测算，降低起付线，把更多的农民纳入保障范围之内；调高封顶线，并完善相应的大病医疗补助制度。在保证农民基本医疗需求的基础上，合理拉开不同级别医疗机构住院费用的起付线和补偿比例，引导病人到基层医疗机构就诊。三是实行二次补偿机制。即把统筹基金分为两部分，一部分按规定补偿，另一部分按患大病贫困户的实际困难程度，再予以二次补助，以重点解决因患大病、重病而导致的贫困农户。

在管理机制上，要管办分离，即政府卫生部门行使对医疗服务机构的行业管理，而由新农合管理办公室作为专职管理经办机构。建立健全基本的工作制度，明确合管办的机构职能、内设岗位和合理编制人数等，采取公开招考、择优录用的办法，组建优良的队伍。同时，政府财政加大对合管办工作经费投入，逐步改善办公条件。其中最为迫切的是建立一套联网的计算机信息管理系统，从筹资到补偿报销各个程序环节实行计算机信息化管理，使新农合工作的管理更趋规范、便捷。

在监督机制上，要按照专户储存、封闭运行、双层稽核、双向公示及多层监督的基本原则，建立健全新农合基金的收缴、管理与使用制度。基金由新农合管理委员会及其经办机构统一管理，在管理委员会认定的国有商业银行设立新农合基金专用账户，确保基金的安全和完整。可以考虑由省医改办统一建立新农合医疗专业监督委员会，定期重点审查定点医院药品的选择和用药量、大型设备检查的必要性、新特药和自费项目的控制情况、药品价格执行情况等，对违规医疗机构从重处罚。在加强卫生行政部门内部监督的同时，启动和强化农民主体利益，成立由农民代表、人大代表、政协委员参加的新农合监督委员会，建立健全筹资约束机制，充分保障农民参与、知情和监督的权利；通过农民组织的参与，提高农村药品及医疗服务价格的透明度，形成制衡、引导和培育卫生医疗机构的协同机制。

## 六　新农合与农村医疗救助制度的有效衔接

除了定位于大病统筹为主的新农合制度外，农村医疗保障制度还包括基本医疗保障、医疗救助及互助医疗保险制度。这些同时存在于特定时空、内容有别的医疗保障制度间的对接延续，也是今后新农合推广普及要重点解决的问题。

从新农合定位看，在农村的现实生活中，真正影响农民整体健康水平的是常见病和多发病。而目前新农合制度保大病的保障目标定位，事实上放弃了对大多数人基本医疗需求的保障责任，加剧了农村医疗卫生领域的不平等。因此，就必须对新农合重新定位：如果继续把新农合定性为大病统筹为主，那么对于基本常见多发病的保障，如何处理？是否应设立专门针对性的基本医疗保障制度体系，若如此，两者关系如何处理？如果把新农合重新定性为预防保健、治疗小病为主，那么对于出现的大病风险，是通过商业保险形式还是医疗救助形式予以解决？这都需要在进一步研究探索中积累经验。

农村医疗救助是新农合的有益补充，新农合是农村医疗救助的有效载体。尽管制度属性不同，但农村医疗救助制度与新农合制度都是为减轻农村居民的疾病经济风险，解决农村居民"因病致贫、因病返贫"现象。从医疗救助制度看，我国的医疗救助和新农合制度在实施方案、管理体制、补偿机制、基金监督机制、基金管理方式、药品管理方式、乡村医生管理方式都存在不同。两种制度的整合存在一些问题，两种补偿方式的协调、医疗保障制度的衔接等都缺乏有效的协调，未能完全发挥出贫困救助的作用。只有两者相辅相成、密切配合，才能使所有农村居民的健康得到切实保障。

两者的对接是把当前分别由民政部门管理和由卫生部门管理的医疗救助和新农合制度衔接起来。这不仅能确保参合农民的医疗保障权益，可以降低贫困农民就医门槛，提高贫困患者的就诊率。而且，有助于形成救助合力，缓解贫困患者的"因病致贫"问题。

从各地探索的经验看，实现农村医疗救助制度与新农合制度有效衔接主要在日常医疗救助、大病救助和临时救助等方面，衔接模式和途径主要有以下三种：帮助救助对象缴纳参合费、降低或取消医疗救助对象的起付线、对救助对象进行二次补偿。建议在政府协调下，加强部门之间协作，在规范医疗机构救助运作体系、建立健全运行机制、强化监管机制、加强信息管理等方面进一步探索，完善贫困医疗救助制度和新农合制度有机结合的运行机制。特别是，政府要把对贫困地区、贫困人群的卫生扶贫作为促进农村卫生保障工作的重点内容之一，不仅为贫困农户提供参合费用，更应在补偿报销环节予以资金支持，确保贫困农民享受到医疗保障。

## 七　统一部门管理与多部门协同配套

从世界各国医疗保险运行经验看，卫生医疗管理体制主要有社会保障部门主管模式、卫生部门主管模式、政府调控下的医疗保险部门和卫生部门分工合作三种模式[①]。考虑到新农合基金支付和医疗服务提供方密不可分的联系，目前出台政策指定卫生部门为新农合主管部门，从而形成卫生行政部门牵头、其他部门参与的卫生部门主管模式。在卫生部门主管模式下，新农合业务经办机构和医疗服务提供方，可通过签订执行合同规定的服务内容和支付方式等经济关系，抑制诱导需求，控制医疗费用的增加。

当然，从职能划分来看，新农合制度属于农村社会保障体系中社会保险的范畴，理应由人力资源与社会保障部门主管或牵头组织管理。按照国务院部署，从 2013 年下半年开始，由国家卫生和计划生育委员会（下称"卫计委"）主管的新农合将正式划归至人社部。在划转管理职权的同时，从中央到地方，原来承担新农合管理与经办工作的机构和人员、资产等，也将逐步移至人社部门。人社部一直主管城镇职工基本医疗保险（职工医保）和城镇居民基本医疗保险（城居医保），在接手新农合之后，业内所称的三种基本医疗保险将全部归口人社部管理。

作为一项系统性工程，新农合制度的持续运行既涉及主管部门，还涉及许多协同配套的部门行业管理。在卫生部门牵头、其他部门参与的卫生部门主管模式下，针对职责交叉、权责脱节问题，必须明确界定部门分工和权限，健全部门间的协调配合机制。卫生部门全面负责新农合试点工作的计划、协调、培训、指导、组织实施及评估总结等工作，做好医疗机构的协调与管理工作，规范医疗服务行为，控制医疗费用过

---

① 王红漫、高红、李化等：《我国农村卫生保障制度中政府角色的定位》，《北京大学学报》（哲学社会科学版）2003 年第 4 期。

快增长,保护参合农民的利益。财政部门做好新农合基金的筹集、划拨工作,财政补助资金及时、足额到位,并加强基金的监管,保证资金安全。民政部门帮助五保户、特困户缴纳个人应负担的全部或部分基金,对因患大病生活困难的特困户,给予适当的医疗救助。扶贫部门将农村卫生机构建设列入扶贫开发计划并实施,改善农村卫生机构的服务条件。食品药监部门做好农村药品质量检测监管工作,保障药品质量、降低药品价格。物价部门履行药品和诊疗服务价格监督管理职能,确保参合农民医疗消费的价格公正、公平、合理。监察、审计部门加强对新农合基金收支和管理情况的审计,检查和纠正基金筹集、管理、使用中存在的问题,提出切实可行的审计意见和建议,确保专款专用。

## 八　关注以农民工为主体的流动人群的参合补偿方案

尽管西部新农合已经实现了全覆盖,但流动人口医疗保障问题边缘化倾向明显,尤其是老、幼、残、孕等生理性弱势群体及以流动农民工为典型代表的社会性弱势群体,仍有可能游离于现有农村医疗保障范围之外。因此,尽快出台以农民工为主体的流动人群的参合补偿,提供最基本的医疗卫生服务,显得极为紧迫。对此问题的解决不外乎两条基本途径:一是纳入现行的城镇基本医疗保障制度或新农合制度;二是将流动农民作为一个特殊社会阶层,建立一个相对独立的医疗保障制度。

为此,必须打破城乡二元思维,针对不同农民工群体的特点和需求,实行分层分类保障的解决方法。对于长期在城镇工作、收入来源稳定、事实上已经城镇化的农民工,可考虑通过户籍变更,改变农民身份为市民待遇。2003 年以来,上海、宁波、乌鲁木齐、石家庄等地先后打开户籍大门,上海改户籍制为居住地制[①],宁波取消"农转非",在乌鲁木齐,只要有合法固定住所和稳定收入便可落户[②]。通过完善城镇基本医疗保险制度,扩大制度覆盖面,逐步纳入城镇基本医疗保险制度。对于低收入农民工,可考虑降低准入门槛,允许其缴纳部分医疗保

---

① 居住地制,即以居住地为标准替代以商品粮为标准划分农业与非农业户口,以职业确定身份,建立以常住户口、暂居户口和寄居户口三种管理形式为基础的登记制度,逐步实现居民身份证、公民出生证为主的证件化管理。

② 仇雨临:《关注弱势群体的医疗保障》,《社会保障制度》2003 年第 3 期。

险费,享受相应比例的统筹基金支付待遇。对于流动性很强的农民工可适当灵活对待,如加大个人账户比例、医疗保险账户通存通兑等措施,激发参合的积极性。对于城乡"双栖"型的短期农民工以及村办企业、乡镇企业工作的外来农民工,应在尊重其参合意愿的基础上,通过扩大定点医疗机构范围,将其纳入新农合制度体系。此外,在东部一些发达城市也出现专门针对农民工群体的医疗保险,如上海和成都的综合社会保险,泉州、深圳、珠海、中山、哈尔滨等地的外来工医疗互助保险。

就筹资参合层面,可通过合理设定筹资时间、建立农民工自助缴费、委托户籍所在地亲朋代缴等方式,建立针对农民工的合理筹资机制,提高参合率。可考虑在全国建立针对农民工的新农合保障网络,凭借居民身份证给参合农民工设立个人账户,同时发放医保卡,用于缴费、报销,可在全国各地通用。

就补偿报销层面,优化报销流程,方便外出务工农民受益于新农合制度。可通过返乡农民工自己办理、邮寄或网上申报办理、委托亲友办理报销事宜。对于流动性高、劳动关系不稳定的参合农民工,政府和定点医疗机构应放宽报销的时间限制,简化报销程序,提高异地报销比例。由于异地就医费用结算涉及包括患者、医疗机构、输出地新农合经办机构以及输入地经办机构等在内的多个主体,应建立相关的网络技术信息对接及互信委托机制,充分利用网络资源,互通信息、严格审核,加强异地就医管理,为农民工异地就医及报销提供方便。

随着经济发展与观念更新,势必打破城乡二元化管理体制,积极探索农民工异地就医费用结算办法,实现异地就医、异地报销一卡通,既解决农民工医疗卫生服务可得性问题,又为全国医疗保障城乡一体化管理奠定基础。

# 第二节　研究展望

西部新农合制度的试点推广普及是一个崭新的领域,对其研究也是永无止境的过程。今后,有待继续深入的主要研究方向有如下方面。

## 一　城乡医疗保障体系的整合统筹

我国医疗保障制度体系的主体是城镇职工基本医疗保险制度(简称

职工医保）、城镇居民基本医疗保险制度（简称居民医保）、新型农村合作医疗制度（简称新农合）和城乡医疗救助制度，分别覆盖城镇就业人口、城镇非就业居民、农村人口和城乡困难人群。随着制度实施推进，城乡二元分割的医保格局弊端显现，即居民重复参保、财政重复补贴、各地重复建设机构和网络（"三个重复"），不利于体现公平、不利于人力资源的流动、不利于制度可持续发展（"三个不利于"）。迫切需要改革构建城乡统筹、一体化的基本医疗保障制度。

部分西部省份具备了实现新农合与居民医保衔接的条件，可先行探索两者实现衔接的可行模式与具体路径。此外，全国部分省区在破解二元医保体制与衔接城乡医保制度等方面进行积极探索，形成了切实可行的模式。如覆盖农村范围的"社会基本医疗保险"（广东东莞）、"全民基本医疗保险"（江苏昆山）、"城乡居民基本医疗保险模式"（常熟）、"全民（分层多选一）基本医疗保险模式"（镇江）和"全民（住院）基本医疗保险"（陕西神木）等统筹模式[①]。

鉴于城乡二元社会经济结构根深蒂固，城乡、区域间的经济发展水平差距大的现实，"城乡统筹"并不等于"消除差别、完全统一"，而是强调享有医疗保障的机会均等和自由选择，实现公共服务的均等化。当前比较可行的路径是，在对城乡不同人群分类施保的基础上，采取"分项目、分人群、分区域、分阶段"的渐进式实现路径。首先是城镇居民基本医疗保险和新农合制度的整合，并轨为统一的城乡居民基本医疗保险制度；其次是适当条件下完成城乡居民医保与城镇职工医保的统一，不断完善制度设计，实现"全民基本医疗保险"的目标。

在城乡医疗保障制度整合进程中，制度设计、参保对象、筹资方式、财政补助政策、保障范围和保障水平等方面的统一如何递次实现？不同保障项目统筹的轻重缓急如何排序？同类人群参与不同医疗保险制度的筹资标准如何拉平？不同经济发展水平的省区，两种制度在区域内与区域间完全统一的阶段性？现有探索模式的适用性有多大？这都必须在推进实现城乡医疗保障体系的整合统筹过程中深入探究。

---

① 任苒、宋喜善等：《全民医疗保障制度的研究——中国多层次医疗保障体系发展阶段与目标》，《中国农村卫生事业管理》2009 年第 9 期。

## 二　探索建立统一管理与独立监督体制的有效途径

由于目前城乡分割的二元医疗保障体系，对医疗保障制度的管理呈现多头管理的格局。城镇职工和居民的基本医疗保险由人力资源社会保障部门管理，而新农合由卫生行政部门管理。由此，增加部门沟通协调成本，易引发部门利益之争，增加管理难度。同时由于医疗保障制度分割，管理方式和信息系统不统一，实际工作中存在严重的城乡居民重复参保现象。

城乡一体化的医疗保险制度需要统一的服务管理体系的支撑。为此，需要把多种管理模式调整为统一、标准的管理模式，实行规范标准的操作流程，从而达到简化管理程序、减少管理成本、提高管理效率的目标。目前，虽然按照国务院部署，新农合将正式由国家卫生和计划生育委员会（"卫计委"）划归至人社部主管。但因部门利益纷争，医疗保障制度的统一管理仍将是一个渐进过程。

《决定》和《意见》强调了监管的独立性，规定新农合监督委员会定期检查、监督新农合基金使用和管理情况，接受同级人大、政协、社会各界的监督和审计部门的审计。但在实践中遇到许多具体问题亟待解决明确：一是监督委员会的机构设置。监督委员会是常设机构，还是非常设机构？如果是常设机构，其办事机构设在哪里？如果是非常设机构，如何实施监督？如果监督委员会的办事机构与新农合管理办公室同设在卫生行政部门，又该如何运作二者之间的关系？尤其是卫生部门集筹资、服务、给付、监督于一身，又如何体现监管的独立性？二是对结存基金投资的决策权归属问题。结存基金投资的决策权归属基金管理委员会、财政部门还是卫生部门，一直没有明确下来。由于卫生部门只是业务上的指导和监管，所以争议或矛盾的焦点最后集中在基金管理委员会和财政部门。由财政部门负责基金结余的投资，主要考虑到基金的财政专户存储、各级财政对基金的资助、政府在基金运作方面的专业经验，以及广大参保人员对政府的信任等因素。但是作为民办公助性质的社会性资金，新农合的基金结余交由财政部门运作，在法律上似乎有越俎代庖之嫌。对基金管理委员会负责该项事宜也有不同意见，主要原因在于该机构为非常设机构，往往只流于形式，对实际操作的可行性心存顾虑。

## 三 西部不同省份新农合筹资补偿比例的精确测算

科学测算筹资补偿水平，使参合农民得到合理补偿，提高医疗资源利用效率，是社会医疗保险精算要解决的主要问题。医疗保险精算是利用精算学基本原理对医疗保险经营管理中的保险费和责任准备金等进行的科学测算。在统筹补偿方案的精算研究方面，国内外学者通过实验研究和建立数学模型等方法进行了探索，其中最著名的有美国兰德公司在1970—1980 年开展的兰德健康保险实验研究，提出了不同补偿比条件下不同卫生服务利用的弹性。1987 年，卫生部与世界银行合作，组织中美专家在四川眉山、简阳两县开展"中国农村健康保险实验研究"，认为 20% 是补偿比的有效起点，并提出设计获取保险因子和增加系数的方法。结合该研究，李良军、杨树勤[1]深入探讨农民健康保险中的精算方法，并分析了不同补偿比对医疗服务利用和费用的影响。陈烈平[2]、傅卫[3]等人参考上述研究结果，研究新农合筹资与补偿平衡的具体测算方法。

了解方案参数调整所带来的筹资补偿需求的动态变化，对于实现收支平衡的目标至关重要。如何对补偿方案进行合理调整？怎样利用有限的基金更好实现新农合政策目标？本书对新农合筹资比例的分析基本是粗略估计，缺乏数据模型的的回归分析，难免存在一些不足。对补偿方案尚处在定性评价阶段，缺乏专门针对补偿方案优劣的量化比较和精确测算。

在对新农合筹资标准分析中使用云南省试点县的数据，尽管得出的筹资标准与当年实际筹资水平大体相当，但此结论对其他西部省区的普遍适用性有待实践验证。因此，针对西部农村地区地域辽阔、经济发展水平差距大的现状，经过详细的基线调研、搜集整理翔实数据、建立科学的数据模型、严谨的测算论证，因地制宜确定不同省份的参合标准、

---

① 李良军、杨树勤：《农村健康保险的精算体系》，《现代预防医学》1994 年第 2 期。

② 陈烈平：《一种合作医疗筹资与补偿平衡点的测算方法》，《中国农村卫生事业管理》1997 年第 9 期。

③ 傅卫、范文胜、王禄生：《合作医疗基金分配与补偿比测算》，《中国卫生经济》1998 年第 2 期。

补偿水平和支付模式，是今后研究应重点加强的方向。

## 四　新农合实施绩效评价

作为解决广大农村人口"因病致贫、因病返贫"问题而推出的重大医疗保障举措，新农合制度的运行效果如何？是否真正实现释放农户医疗需求、改善农户医疗负担的目标？如果没有，是哪些制度因素阻碍了其制度设计初衷的实现？评价新农合制度运行效果的标准及其指标有哪些？

从国外看，3E 指标——经济（Economy）、效率（Efficiency）与效果（Effectiveness）成为分析政策绩效的基本原则点。从国内看，2008年卫生部新农合研究中心推出新农合运行情况快速评价方法，此方法的核心是规定了各指标的方向、权重和参考值，新颖、简便，具有权威性和实用性。新农合制度效率包括运行效率（微观效率）和社会效率（宏观效率）两方面。新农合运行效果指新农合政策目标的实现程度及参合农民的反馈结果。一般选取地区经济发展水平、新农合基金运行水平、经办机构管理水平及参合农民受益水平四个方面来分析评价。

总体来看，现有研究多数针对参合效果评价，关于不同补偿水平下受益效果评价的文献比较欠缺。从福利传递视角分析，随着筹资额度增加和补偿水平的提高，是否减轻了居民疾病经济负担？是否增加了农村居民储蓄作用，是否从总体上改善了其生活福利？在这种政策效果传递过程中，居民对新农合政策的了解和信任程度发挥着何种作用？这些也是进一步研究拓展的方向。

当然，囿于选题篇幅及知识结构所限，本书未能从区域比较角度进一步深入研究不同地区参与主体行为的差异状况。本书仅着重分析政府与参合农民的博弈关系，对于其他利益主体的博弈未能展开，尤其是对不同层级政府之间、不同层级医疗机构之间以及政府、医疗机构与参合农民之间的全方位博弈有待深入分析。其中，商业保险公司参与新农合的资格合理性、目标冲突性问题，参合农民信任满意度对制度持续性的影响，西部新农合制度实施效果绩效评估等，均是后续研究应进一步加强的领域。

# 结　　语

　　本书通过从医（医疗服务机构）、患（参合农民）、保（医疗保险机构）、管（政府）四方利益主体的角度，对西部新农合制度运行困境及运行机制进行剖析。研究表明，在既有的制度设计运行框架中，医疗机构行为扭曲与供给保障不足、政府公共服务职能缺失及医疗保障制度欠缺，导致出现西部农民参合需求强烈与被动参合并存的困境，主体间的利益失衡影响到新农合的持续运行发展。因此，在新农合制度由试点普及向规范持续运行转轨的关键时期，必须按照"增加资金、全面覆盖、巩固提高"的新思路，坚持医疗机构的公益属性，积极发挥政府的主导作用，建立健全新农合法律法规，健全有效的激励约束机制与监管机制，构建利益相关主体的协同联动改革机制，确保西部新农合制度的持续运行与规范发展。

　　西部新农合制度的建立与完善是一项长期、艰巨和复杂的战略系统工程。随着社会经济的不断发展，新农合制度面临的外部环境不断变化，制度本身面临的新问题也会不断出现。随着新农合在全国范围全面覆盖目标的基本实现，必须针对由试点推广向持续规范发展的转型背景，研究西部新农合持续规范发展的系列重大问题。作为一种新的体制创新，西部新农合的持续发展既与东部沿海发达省区的发展轨迹不同，也与自身试点推广阶段积累的经验模式有所区别，需要在实践中不断摸索完善。实现制度设计的初衷目标、提升新农合制度的惠农政策效果，更是亟待解决的重大现实问题。从此意义上说，对西部新农合制度运行研究仍处于起步阶段，还需要在深入调研和实践探索中不断丰富、完善和发展这项惠民制度。

# 附录一

# 调查问卷

问卷编号_____

## 西部新型农村合作医疗调查农户问卷

**要解决"看病难、看病贵",新农合还需做什么?请您评价!**

农民朋友:

我们是国家社科基金课题的访问员,受课题组委托,开展关于"新农合"的入户访问,了解大家对新型农村合作医疗制度的满意度评价及问题建议。本访问在西部12省(区)范围内同时展开,作为我们随机抽取的850位公众之一,请您抽出宝贵的时间参与我们的访问,谢谢您的支持与配合!

本次访问采用不记名方式,所有信息仅供科学研究使用,并将得到严格保密,请不要有任何顾虑。

您的回答没有对错之分,请您如实、详细、完整填写问卷,在自己认为的选项框内打"√"或在空格处写上相应的答案。

衷心感谢您的合作!

西部新型农村合作医疗课题组

二〇〇九年一月

**访问员承诺:**

我保证自己每份问卷的访问对象均符合调查项目要求,每份问卷的每个问题均由被访者回答或填写。若违反承诺需承担由此引起的经济和法律责任。

访问员（签名）_____

**被访人身份甄别**

　　① 已参加新农合_____……_____继续访问

　　② 未参加新农合_____……_____停止访问

**调查记录**

　　·调查时间　　2009 年____月____日____时____分至____时____分

　　·访问员自检（签名）_____

**问卷审核**

　　·审核时间　　　2009 年____月____日

　　·问卷审核意见　①□合格　　　②□补充调查　　　③□废卷

　　·督导签名_____

**说明：** 请在您认为正确的选项框内打 "√" 或在空格处写上相应的答案。

**一　基本情况和医疗服务需求**

Q 1．性别　①□ 男　　　　　　②□女

Q 2．年龄　①□18—30 岁　　　②□31—45 岁

　　　　　③□46—60 岁　　　④□60 岁以上

Q 3．文化程度　①□小学及以下　②□初中

　　　　　　　③□高中　　　　④□大中专及以上

Q 4．您家离最近医疗点的距离

　　　①□不足 1 公里　　　　②□1—3 公里

　　　③□3—5 公里　　　　　④□5 公里以上

Q 5．您到达最近医疗点需要的时间（以最快捷方式）

　　　①□10 分钟以内　　　　②□10—20 分钟

　　　③□20—30 分钟　　　　④□30 分钟以上

Q 6．您认为自己的身体健康状况怎么样？

　　　①□很好　　②□一般　　③□较差　　④□很差　　⑤□不知道

Q 7．您家每年的人均纯收入大约是

　　①□1000 元以下　　　　　　②□1001—2000 元

　　③□2001—3000 元　　　　　　④□3000 元以上

Q 8. 您全年医药费用约占家庭年收入的比例

　　①□10% 以下　　　　　　　②□10% —25%

　　③□26% —50%　　　　　　　④□50% 以上

Q 9. 一般生小病时，您会选择到何种医疗机构就诊？

　　①□公立医院　　　　　　　②□私人诊所

　　③□自己买药吃　　　　　　④□忍住，不就诊

Q 10. 如果生大病需要住院，一般选择何种医院看病？

　　①□乡镇卫生院　　　　　　②□县级医院

　　③□市级医院　　　　　　　④□省级医院

Q 11. 您家防止疾病风险的模式主要有（限选 2 项）

　　①□完全自费　　　　　　　②□新农合

　　③□商业医疗保险　　　　　④□其他＿＿＿＿＿＿（请填写）

Q 12. 您所在村有卫生室吗？有几位村医？说明其年龄、性别及学历。

---

## 二　对新农合的认知

Q 1. 您是自愿参加新农合的吗？

　　①□是的　　②□不是　　　③□第一年是强迫的，后来是自愿的

Q 2. 您所参加的新农合的报销范围类型是哪一种？

　　①□只报住院　　　　　　　②□只报门诊

　　③□住院＋门诊　　　　　　④□其他＿＿＿＿＿＿（请填写）

Q 3. 您希望国家对农民生病的报销范围是哪种？

　　①□仅保大病住院　　　　　②□保大病＋健康体检

　　③□保大病＋乡村门诊　　　④□仅保门诊

　　⑤□其他＿＿＿＿＿＿（请填写）

Q 4. 参加新农合后，疾病给您带来的经济负担是否减轻？

　　①□明显减轻经济负担　　　②□减轻了，但是效果不很显著

　　③□和原先没有区别　　　　④□缴款费用加重了经济负担

Q 5. 您觉得新农合的宣传工作如何？

①□很全面，而且持续开展　　②□只在收费时宣传

③□从来没有宣传　　　　　　④□不知道

Q 6. 您认为新农合合理的筹资方式是什么？

①□本村村医代收　　　　　②□由国家补偿时扣除

③□乡镇卫生院代收　　　　④□粮食直补款代交

⑤□乡村干部代收　　　　　⑥□其他_____（请填写）

Q 7. 2009 年新农合个人出资 20 元，您对此的承受能力如何？

①□不能承受　　　　　　　②□基本能承受，但对生活有影响

③□能承受，对生活无影响　④□说不清

Q 8. 您认为个人可以承受的新农合出资额不应该超过

①□10 元　②□20 元　③□30 元　④□40 元　⑤□50 元

Q 9. 您对各级医院的服务水平和服务态度是否满意？

| | 很满意 | 比较满意 | 一般 | 不满意 |
|---|---|---|---|---|
| 乡镇卫生院 | ①□ | ②□ | ③□ | ④□ |
| 县级医院 | ①□ | ②□ | ③□ | ④□ |
| 省市级医院 | ①□ | ②□ | ③□ | ④□ |

Q 10. 您认为医院的服务收费（包括药价）如何？

①□很高　②□勉强可以承受　③□适中

④□较低　⑤□很低

Q 11. 您觉得通过单病种限价（诊治特殊病种的最高限价），能降低看病费用吗？

①□能　②□基本能　③□不能　④□不清楚

Q 12. 您清楚新农合的报销比例吗？

①□很清楚（乡镇卫生院___%，县级医院___%，省市医院___%）

②□大概清楚　　　③□不清楚

Q 13. 您觉得新农合住院报销的比例合适吗？

①□太低了，没有实际意义　②□较低，但可以接受

③□很合适，比较公正合理　④□无所谓高低，没指望报销多少

Q 14. 您满意的新农合报销比例应该是多少？

①□20%　　　　②□30%　　　　③□40%

④□50%　　　　⑤□60% 以上

Q 15. 您村村民住院报销信息是否在村中张贴并公示？

①□是　　　　②□否　　　　③□不清楚

Q 16. 参加新农合后，您或家庭成员是否享受过住院报销？

①□没报销过　　②□住过院但未报销过　　③□住院得到过报销

Q 17. 若您及家人一直不能享受报销的收益，是否继续参加新农合？（选"继续参加"者跳过 18 题）

①□继续参加　　　②□不参加　　　③□不确定

Q 18. 您不继续参加新农合的原因是（限选 3 项）

①□经济负担重　　　　　②□报销比例太低

③□一直没享受到报销实惠　④□自认为身体健康

⑤□医疗服务态度差、费用高　⑥□外出打工不愿参加

⑦□其他＿＿＿＿＿＿＿＿＿＿＿＿　（请填写）

### 三　医疗机构的服务质量（请有家人住院者回答）

Q 1. 您患病所住医院是＿＿＿＿＿＿＿（省、市、县、乡）级医院，患病的病种名称是＿＿＿＿＿＿，住院＿＿天，总费用＿＿＿＿元，报销比例＿＿%，实际报销金额＿＿＿＿元。

Q 2. 入院或出院报销时，工作人员是否给您宣传解释新农合政策？

①□详细解释　②□简单宣传　③□未宣传　④□不清楚

Q 3. 医生使用非新农合目录的药品或超范围的服务，是否征求您的意见？

①□征求意见　　　　②□使用过后直接让签字

③□未征求意见　　　④□不知道

Q 4. 住院费用是否实行每日清单制度，清楚显示每项医疗服务价格？

①□没实行　　　　　②□实行了，但看不清价格

③□实行了，清晰显示价格　④□且不清楚

Q 5. 您出院报销时，所住医院是否实行直通车报销（出院时直接结算报销，农民只缴纳报销额以外的费用）？

①□是　　　　②□否　　　　③□不清楚

Q 6. 您觉得新农合的报销手续怎么样？

①□太麻烦，不方便报销　　②□有点复杂，仍可以接受

③□很简单，非常方便　　　　　④□ 不知道

## 四　对新农合发展的评价

Q 1. 您对新农合的服务、管理等方面满意吗？

　　①□很满意　　　　　②□比较满意　　　　　③□一般

　　④□不太满意　　　　⑤□很不满意

Q 2. 新农合有哪些地方令您不满意？（限选 3 项）

　　①□不能报销门诊费用　　　②□报销手续太繁琐

　　③□报销比例太低　　　　　④□医生开大处方

　　⑤□同一病种，参合群众花费医药费用比不参合群众多

　　⑥□医务人员水平差　　　⑦□其他＿＿＿＿＿＿＿（请填写）

Q 3. 您对新农合的持续稳定发展有信心吗？

　　①□充满信心　　②□有一点信心　　③□没信心　　④□说不清

Q 4. 您对新农合担心的问题有哪些？（限选 3 项）

　　①□维持不了多长时间　　　②□医生服务态度差

　　③□贪污挪用新农合基金　　④□农民参与积极性不高

　　⑤□报销比例太低　　　　　⑥□解决不了看病贵问题

　　⑦□其他＿＿＿＿＿＿＿＿＿＿＿＿＿（请填写）

Q 5. 您希望政府出台哪些政策措施，解决看病难、看病贵问题？（限选 3 项）

　　①□医药分家，降低药价　　②□培训基层医院的医生

　　③□增加基本的检查设备　　④□加大对医院的监管力度

　　⑤□治理医德医风　　　　　⑥□不关心

　　⑦□其他＿＿＿＿＿＿＿＿＿＿＿＿＿（请填写）

Q 6. 您对解决农民看病难、看病贵问题的意见或建议有哪些？

　　＿＿＿＿＿＿＿＿＿＿＿＿＿＿＿＿＿＿＿＿＿＿＿＿＿＿＿＿＿＿

　　＿＿＿＿＿＿＿＿＿＿＿＿＿＿＿＿＿＿＿＿＿＿＿＿＿＿＿＿＿＿

再 次 感 谢 您 的 合 作!

**被访人信息**

姓名 ＿＿＿＿＿＿　性别＿＿　年龄＿＿　文化程度＿＿＿＿＿＿

住址 ＿＿＿＿省（自治区）＿＿＿＿市（州）＿＿＿＿县（区）＿＿＿＿镇

（乡）＿＿＿＿村＿＿＿＿组

联系电话（手机）＿＿＿＿＿＿＿＿＿＿＿＿＿＿＿

# 附录二

# 分报告

## 利益主体视角下的西部新农合制度运行困境分析

**摘要** 为探寻制度实施效果与设计预期目标的偏差，科学厘清影响西部新农合惠农政策效果的主要因素，本文基于西部10省区17县（区）的780份农户调研数据及相关统计数据，从医（医疗服务机构）、患（参合农民）、保（医疗保障机构）、管（政府）四方利益主体的视角，对西部新农合制度运行中的困境进行剖析。研究结果表明，既有的新农合制度运行框架模式，三方强势主导形成的主体间利益失衡，必然影响到新农合的持续运行发展。因此，在新农合制度由试点普及向规范持续运行转轨的关键时期，必须以激励约束机制为突破，构建利益相关主体的协同联动改革机制，有效调动运行主体的积极性，实现新农合制度的持续运行。

**关键词** 新农合；参合农民；利益主体；运行困境

社会保障权利是所有公民普遍享有的基本权利，通过健全农村医疗保障制度，真正实现"人人享有初级卫生保健"的发展目标，是构建和谐社会与建设小康社会的必然要求之一。针对广大农村医疗卫生服务供给薄弱的现实，为缓解西部农民因病致（返）贫有所加剧的趋势，国家于2003年启动新农合制度试点。

## 一 问题提出与文献回顾

在新农合从试点到全覆盖过程中，制度设计目标的实现程度如何？

存在哪些与预期目标有偏差的问题？对此，学术界的主要研讨，一般分两大层面展开。

第一类是全国层面的新农合共性问题分析，主要有四个方面：一是参合原则。对于农民参合采取自愿还是强制原则，学术界有许多不同的看法。自愿参加原则会导致逆向选择[1]、筹资成本高和筹资困难问题[2]，而强制参加可以走出政府与农民的博弈困境[3]，新农合应由自愿参合走向强制参合[4]。但是，简单的强制性原则，可能会引发农民负担反弹及管理人员的道德风险[5]。制度设计的关键在于，合理确定强制的准则和标准，在农民的支付意愿与支付能力中找准平衡点[6]。二是参合影响因素。农户的资源禀赋、疾病风险特征、医疗资源状况和制度环境等是参合的影响因素，贫困地区农户对参合费用的支付能力不足是参合的重要限制因素[7]。三是统筹补偿方案。在不同统筹补偿方案的比较方面，毛正中等[8]认为，设置梯级分布的起付线比水平分布的起付线更有优势，胡善联等[9]发现，门诊统筹能促进农民有病及时就医，但门诊统筹模式的住院率低于家庭账户模式。四是政府职责作用。有学者认为，医疗卫生服务是典型的公共物品，各级政府应在农村合作医疗保健制度中发挥主导作用，这是发展新农合制度的关键[10-11]。政府的支持不仅限于政府投资，还应包括医生准入制度、卫生监督和执法制度等更为丰富的内容[12]。

第二类西部区域层面的新农合个性问题分析，主要有三个方面：一是参合的逆向选择。有学者利用四川省 556 个农户调查数据表明，中老年人首次参合的概率是青年人的 4.38 倍，报销过住院费的农户参合概率是未报销过住院费农户的 3.33 倍，从而验证了新农合的逆向选择问题[13]。二是补偿方案。在补偿方案调整方面，有学者根据贵州铜仁、云南龙陵、禄丰县及湖南长沙等新农合试点的实际数据，探讨评价了新农合住院补偿方案及其社会满意度，并提出了相关调整建议[14-15]。三是制度效果。不考虑物价上涨因素，新农合的开展并没有真正减轻农民的经济负担[16]，由于对农户的经济补偿不够，制度的经济绩效不明显[17]。

通过对现有文献的梳理发现，学术界对新农合制度试点问题的研究成果，为本问题的深入研究奠定了一定基础。但已有的研究成果中，对新农合制度本身的研究较多，而对制度运行的利益主体关系研究较少，尤其是对农民主体在新农合制度建设和完善中的参与机制研究的较少；对新农合一般性研究较多，但对西部地区的新农合制度问题困境的研究仍比较缺乏。由此，无法充分解释西部新农合制度的深层次矛盾和问题，制约了对完善政策的框架思路。

因此，为找出制度实施效果与设计预期目标的偏差，科学厘清影响新农合惠农政策效果的各种因素，本研究结合西部省区新农合调研数据，从医（医疗服务机构）、患（参合农民）、保（医疗保障机构）、管（政府）四方利益主体的视角，分析西部新农合运行中的问题困境，在此基础上针对性提出制度完善的政策建议，以提升西部新农合制度的惠农政策效果。

## 二 西部新农合的运行困境

经过八年试点运行，西部新农合实现了全覆盖并取得了初步成效：参合率明显提高、覆盖范围及参合率不断扩大、补偿金额及受益率不断增加（见图1）。但与此同时，新农合制度的惠农政策效果并不明显。通过本次调查显示①，认为参合后，疾病经济负担明显减轻的比例仅有27%，而认为减轻不明显的比例达到59%，说明缓解参合农民疾病负担的成效不十分显著。制度政策与实践效果间形成的反差，促使我们探寻西部新农合运行的现实困境问题。

利益相关主体意愿行为是新农合制度分析中常被忽视但又是最为关键的一个环节。按照博弈理论，在制度决定的过程中，各方利益主体都试图使其收益最大化或更理性地实现未来的最佳结果，利益主体互动而内生成的均衡状态构成新的制度规则[18]。作为系统工程，新农合运行利益主体由参合农民、医疗机构、经办机构及政府（监管方）四类人群构成。其中，农民是处于基础地位的主体制度需求者，定点医疗机构是卫生服务供给者，管理经办机构是医疗保障供给者，政府是调控监管者，它们之间形成供给与服务两种关系，医、患、保、管四方利益。因

---

① 本数据为国家社科基金资助课题的实地调研数据。调研以结构性的问卷调查为主，抽样选取除西藏、内蒙古以外西部10省（自治区、自辖市）17县（区）的850个农户作为调查样本，实地入户问卷调查、入户访谈工作，获得了780份有效调研数据。

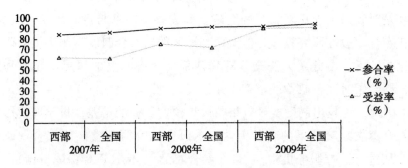

**图1　2007—2009 年西部新农合的参合及受益比例**

利益主体存在着利益最大化目标的差异性，在政府主导型框架下，西部新农合制度运行出现了一些现实的困境。

（一）西部农民参合意愿强烈与被动参合并存的困境

1. 参与意愿与支付能力不一致

家庭成员患病程度和健康状态是决定卫生服务需要的主要因素。在西部农村贫困地区，由于卫生环境恶化、公共预防保健缺乏等因素，农民健康状况日益恶化，参与医疗保险意愿强烈。但因收入水平所限，医疗支付能力有限。据《中国农村统计年鉴 2009》《中国统计年鉴 2010》资料显示，1995—2009 年，西部农民人均纯收入从 1116.8 元增长为 3816.5 元，增长了 3.41 倍，而医疗保健支出从 32.36 元上升为 245.95 元，上涨了 7.6 倍，医疗保健支出占消费性支出、人均纯收入的比例分别从 3.2%、2.9%上升为 7.59%、6.44%（见图 2）。课题组本次调查显示，2008 年西部农户家庭医药费支出占年收入 10%—25%的比例平均达到 42.1%，且在不同收入组间的差异较大：年收入 1000 元以下组别中，医药费支出占年收入 25%以上的比例高达 27.9%。高昂的医疗保健支出费用导致医疗支付能力十分低下，使得参合意愿不能有效转化为参合行为，最后表现为无法参合。

2. 高参合率下的被动参合

多因素相关分析表明，主观因素对农民参合意愿的影响程度大于客观因素[7]。基于传统合作医疗的教训，农民心理上对新农合未来的持续有不同程度的担心。课题组此次调查显示，农户对新农合发展最担心的四个问题依次是报销比例低（22%）、解决不了看病贵（21%）、医生

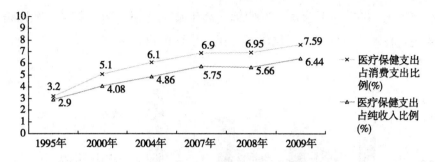

**图2 1995—2009 年西部农民医疗保健支出比例变化**

服务态度差（16％）及新农合不能持续发展下去（15％）。在对制度稳定性失去信任的情况下，农民会认为预期收益很低，对新农合持观望态度，形成了非合作博弈的局面；但在政府行政推动下，只能被动参合。一旦出现预期期望与实际收益偏差，会对持续性参合构成威胁。

（二）医疗机构行为扭曲与供给保障不足并存的困境

1. 三级医疗卫生保健网络功能弱化

基层医疗服务机构的服务水平是影响农民参合受益的重要因素。就乡镇卫生院而言，在市场化改革导向下，部分地方对乡镇医院转型、拍卖，乡镇卫生院医疗资源配置出现了不断恶化的窘境。据《中国农村统计年鉴2009》资料显示，从 1995 年到 2008 年，全国乡镇卫生院数量由 51797 个减少到 39080 个，卫生技术人员由 918870 名减少为 863662 名[19]。就村卫生室而言，从 1995 年到 2008 年，全国村卫生室由 77.8 万个下降为 61.3 万个；课题组本次调查显示，西部地区无村卫生室及村医的比例高达 17.4％。以县为龙头、乡为枢纽、村为网底的三级医疗卫生保健网络功能弱化，使西部公共卫生保健水平低下，加剧看病难现象。

2. 医疗资源配置水平落后

稀缺的医疗卫生资源配置也是制约西部新农合制度效率的主要因素。一方面，设施设备奇缺，基本服务条件不具备。横向比较，西部农村医疗机构床位数、卫生人员数等指标均低于全国平均水平。2008 年底，西部每千农业人口拥有乡镇卫生院拥有床位数、乡村医生卫生员数仅 0.93 张和 1 人，远远低于 0.96 张和 1.1 人的全国平均水平（见图3）。另一方面，人员队伍年龄知识老化严重。西部农村医疗机构不仅存在"两低一高"（低学历、低职称、高年龄）现象，而且普遍存在知识老化、技能单一问题，无法满足农民多层次的医疗需求。

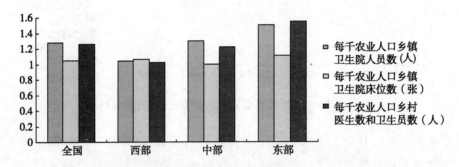

**图3    2008年西部每千农业人口医疗资源与全国差距**

3. 医疗服务供给可及性差

医疗服务的可及性指消费者能够方便地获得质量可靠的医疗服务的程度，这可从供给服务的经济可及性与地理可及性两个层面衡量[20]。一是地理可及性不足。衡量医疗服务供给地理可及性的常用指标是住户距最近医疗单位的距离和所需时间。课题组本次调查显示，调查地区西部农村居民到最近医疗点的距离超过5公里和30分钟以上的比例分别为16.0%和19.0%，与第四次服务调查结果中的第四类农村地区数据（22.9%、18.5%）接近，说明课题组调查地区比四类农村地区医疗服务地理可及性稍差。按照世界卫生组织的标准，居民到最近医疗点距离超过5公里以上，就意味着无法及时获得相应的医疗服务。按此比例推算，西部12省区至少有4500万农村人口无法获得地理可及性意义上的医疗服务。

二是经济可及性下降。国家财政投入不足和激励机制扭曲造成医疗市场化改革，使农村医疗费用增长较为显著。据第四次国家卫生服务调查分析报告显示[21]，1993年至2008年，农村门诊费用从22元增长为128元，扣除物价上涨因素，1993—1998年、1998—2003年年均增长分别达到4.94%和15.28%；农村住院费用由541元上涨为3685元，扣除物价上涨因素，1993—1998年、1998—2003年年均增长分别达到12.02%和11.56%，农村居民次均住院费用的涨幅远远高于同期城市居民的涨幅。以陕西省为例，2004—2008年，门诊人均医疗费用由

98.3 元增长为 124.4 元，增幅比例达到 26.5%，住院人均医疗费用由 3516.2 元增长为 4382.3 元，增幅比例也接近 25%。同时，调查地区应住院而未住院的农村居民中，因经济原因的比例高达 75.4%。经济上的不可及导致低收入人群小病抗成大病，加剧了因病致贫的程度。

（三）政府市场化导向与公共服务职能缺失并存的困境

1. 作为主导者的公共管理缺失

政府在法律规范、宣传发动等方面的缺失，制约着新农合的发展。一是法律规范严重滞后。迄今为止，实施新农合的依据，主要是 2002 年 10 月国务院下发的《决定》、2003 年 1 月国务院办公厅转发的《意见》及 2006 年卫生部等七部委联合下发的《通知》等一般政策性文件，有关新农合筹资方式、基金管理等缺乏明确法律保障界定，影响了新农合制度的权威性、稳定性。二是宣传引导责任不到位。在实现基本覆盖的目标压力下，大部分西部贫困地区的新农合试点，演变成政绩观主导下的行政推动。为提升参合率，政府官员对农户参合的筹资、补偿、报销等细则问题，不进行详细宣传解释，甚至出现片面夸大制度效果而有意隐瞒制度缺陷的做法，致使农民对新农合的相关信息知之不详。调查资料显示，67% 的未参合农民是因为对新农合制度不了解，持观望态度而没有参合[22]。当农民发觉仅仅是制度执行的对象而无法表达真实意见的时候，就会被动应付新农合。

2. 作为出资者的投资不到位

我国新农合的投资主体是政府（中央和地方）、农民以及集体。从中央政府看，在对非基本医疗服务越位补贴同时，对包括公共卫生服务在内的公共财政转移支付和投资严重减弱。据《中国卫生统计年鉴 2010》统计数据显示，1978 年至 2009 年，政府卫生投入费用由 35.4 亿元上升为 4685.60 亿元，增长了 132 倍；但同期卫生医疗总费用由 110.2 亿元上升到 17204.81 亿元，增长了 156 倍。从 1990 年至 2000 年的 10 年间，政府预算卫生支出占卫生总费用的比例从 25.1% 降至 15.5%；从 1995 年至 2006 年，政府预算卫生支出比例一直徘徊在 18.0% 以下，直至 2007 年才逐渐回升至 22.3%；个人现金卫生支出比例由 1990 年的 35.7% 逐年上升，在 2001 年更是达到 60.5% 的峰值（见图 4）。从地方政府看，因收入大幅度下降基层财政出现预算缺口，加之省市政府拨付财政补助配套资金到位滞后，导致县、乡两级财政负债严重。地方政府公共服务职责与公共财政能力的严重不匹配，使新农合制度缺乏公共财政的有力支持。

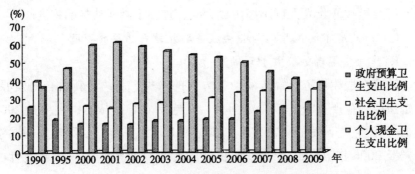

**图4 1990—2009 年全国卫生总费用构成比例分析**

（四）医疗保障能力不足与保障效果欠佳并存的困境

1. 补偿支付的软肋

给付范围也称服务包，即可以得到新农合报销的医疗服务的种类。为使有限的基金发挥最大效益，新农合通过设定起付线、封顶线和补偿比例的方式，对住院的大病医疗费用补偿。设置自付比例过高而封顶线过低的补偿水平和给付结构，农民所得到的报销补偿仅仅是杯水车薪，保障不足成为新农合的软肋。有调查表明，认为补偿比较有帮助和非常有帮助的比例是 51.26%，没有任何帮助或有一点帮助的比例是 48.54%，新农合制度补偿的经济绩效仍有待于进一步提高[17]。门槛高、比例低、受益率小，使得制度持续发展的吸引力急剧下降。

2. 报销制度的繁琐

在试点初期，过分考虑基金安全因素，设计报销审批程序繁琐复杂。按规定，参合农民在定点医疗机构所发生的医药费用报销实行后付制，由定点医疗机构按规定审核垫付，农民只缴纳自付部分。参合报销时，一般要经过村卫生室、乡镇、县市三级医保机构的层层审批核查。从申请结报到领取补偿金门诊药费结报少则 1 周，多则 1 月，报销周期过长。外出流动人员每年大部分时间在外地度过，得了疾病也只能在外地诊治，回到原籍报销医疗费必须在五日内与县合管办联系，登记备案，办理住院转诊手续，还要持处方、病历、就诊卡等一系列单证。此次对报销手续繁琐程度的调查显示，只有 23% 的农户认为简单方便，73% 的农户认为报销手续太麻烦，得不偿失。繁琐的报销程序，不利于参合农民方便快捷地就诊报销，弱化了新农合制度的吸引力。

3. 监督制度的弱化

新农合制度运行中的监督力度较弱。一方面，监管机构自身能力弱化。就监督医疗机构而言，医患间严重的信息不对称及医疗服务极强的专业性，使患者处于完全劣势。尽管成立了新农合监委会，并制定了相应的监督制度，但由于监督动力不足及缺乏专业技术能力因素，不足以对医疗机构进行有效监督。就监管基金而言，由于缺乏直接的制约机制和有效的监督措施，监管多属于事后或外在监督，新农合基金监督存在失控风险。另一方面，缺乏农民自主监督的机制。在政府成立的监督机制中，农民参与的空间很小，限制了对政府决策的参与权利。以参合农民住院报销信息公示为例，因缺乏有效参与，农民基本处于信息封闭状态，对报销信息公示的知晓度很低。课题组本次调查显示，仅有 16% 的参合农民明确表示见到了信息公示，84% 的参合农民表示没见过或者不清楚报销信息公示。"缺乏监督的卫生服务市场常常是低效益的，而且是不公平的。"[23] 参合农民决策监督权利的缺失，制约了新农合的规范运行与持续发展。

## 三 结语

在新农合试点推广中，医（医疗服务机构）、患（参合农民）、保（医疗保障机构）、管（政府）四方不同利益主体展开博弈，医疗机构卫生资源配置水平落后、服务质量欠佳，陷入行为扭曲与医疗服务供给可及性差并存的困境；医疗保障制度缺陷、机构经办不足，陷入保障能力不足与保障效果欠佳的困境；政府管理缺失、投资不足，陷入市场化导向与公共服务职能缺失并存的困境；农民医疗需求强烈、收入水平低下，陷入高参合意愿与被动参合并存的困境。在以农民名义制定和实施的政策框架中，三方强势主导、一方被动应对，主体间的利益失衡，使新农合的补偿效果与农民预期需求形成反差，对新农合的持续发展构成瓶颈制约[24]。

为此，在新农合制度由试点普及向规范持续运行转轨的关键时期，必须以激励约束机制为突破，构建制度运行的平衡协调机制。一是将

"政府主导、农户主体"作为基点理念，强化参合农民利益保障机制建设。政府是新农合政策的制定者和监督者，同时还是执行主体之一；政府主导意味着政府必须理顺体制关系、加强组织建设及给予资金支持。农民不仅是缴费主体和受益主体，也是执行和监督主体之一；农民主体是指新农合的主体和决策者是参合农民，农民有参与新农合制度管理的权利。双方各取所长，各尽其职，形成一种良性互动的分工协作与监督约束关系，实现新农合制度惠农效果的最优化。二是构建医、患、保、管机制，形成利益主体联动机制。加强村卫生室等初诊医疗网络管理建设，强化不同层级间纵向联动机制，构建医疗机构高效的服务供给机制；通过科学宣传，增强农民的参合意愿，建立民主决策和多元化利益表达机制，构建农民的主动参与机制；通过法律支持、规制性制度安排、刚性财政投入机制，加快推进以建立公共服务体制为重点的政府转型，构建政府公共服务供给机制。最终形成利益主体的联动保障机制，实现运行主体的利益均衡与新农合制度的持续规范发展。

## 参考文献

［1］朱信凯、彭廷军：《新型农村合作医疗中的"逆向选择"问题：理论研究与实证分析》，《管理世界》2009 年第 1 期。

［2］刘远立、任苒、胡善联等：《中国农村贫困地区合作医疗运行的主要影响因素分析——10 个县干预试验结果》，《中国卫生经济》2002 年第 2 期。

［3］邓大松、杨红燕：《新型农村合作医疗利益相关主体行为分析》，《中国卫生经济》2004 年第 8 期。

［4］龙桂珍、骆友科：《新型农村合作医疗应由农民"自愿参加"走向"强制参加"》，《中国卫生经济》2005 年第 4 期。

［5］方黎明、顾昕：《突破自愿性的困局：新型农村合作医疗中参合的激励机制与可持续发展》，《中国农村观察》2006 年第 4 期。

［6］杨红燕：《政府间博弈与新型农村合作医疗政策的推行》，《云南社会科学》2007 年第 1 期。

［7］陈玉萍、李哲、Henry Lucas 等：《农户参加新型农村合作医疗项目的影响因素分析》，《中国软科学》2010 年第 6 期。

[8] 周晓媛、毛正中、蒋家林等：《对新型农村合作医疗补偿方案中起付线的探讨》，《中国卫生经济》2008 年第 1 期。

[9] 左延莉、胡善联、刘宝等：《新型农村合作医疗门诊补偿模式对卫生服务利用和管理方式的影响》，《卫生经济研究》2008 年第 2 期。

[10] 布罗姆、汤胜蓝：《中国政府在农村合作医疗保健制度中的角色与作用》，《中国卫生经济》2002 年第 3 期。

[11] 林闽钢：《中国农村合作医疗制度的公共政策分析》，《江海学刊》2002 年第 3 期。

[12] 朱玲：《政府与农村基本医疗保障制度选择》，《中国社会科学》2000 年第 4 期。

[13] 李敏敏、蒋远胜：《新型农村合作医疗的逆向选择问题验证——基于四川样本的实证分析》，《人口与经济》2010 年第 1 期。

[14] 王小万、刘丽杭：《新型农村合作医疗住院补偿比例与起付线的实证研究》，《中国卫生经济》2005 年第 3 期。

[15] 罗家洪、毛勇、黄兴黎等：《云南省龙陵县新型农村合作医疗制度补偿方案研究》，《昆明医学院学报》2006 年第 1 期。

[16] 郑蕾、郑少锋：《西部新农合可持续发展费用控制问题研究——以西部 A 市为例》，《西安电子科技大学学报》（社会科学版）2010 年第 2 期。

[17] 熊吉峰、丁士军：《西部贫困地区新农合制度补偿经济绩效及影响因素》，《求索》2010 年第 1 期。

[18] ［美］道格拉斯·诺思：《制度、制度变迁与经济绩效》，刘守英译，上海三联书店 1994 年版。

[19] 国家统计局农村社会经济调查司：《中国农村统计年鉴 2009》，中国统计出版社 2009 年版。

[20] 梁鸿、徐惠平：《上海市贫困人口医疗服务可及性研究》，《中国卫生经济》2001 年第 12 期。

[21] 卫生部统计信息中心：《2008 中国卫生服务调查研究》，中国协和医科大学出版社 2009 年版。

[22] 毛淑娟：《城乡统筹视角下我国新农合制度发展与制度整合分

析》,《社会保障研究》2010 年第 1 期。

[23] Bloom G. , Tang S. , "Rural Health Prepayment Schemes in China: Towards a More Active Role for Government", *Social Sciences & Medicine*, Vol. 48, No. 7, Apr. 1999.

[24] 杨团:《农村新型合作医疗政策需要反思》,《科学决策》2005 年第 6 期。

# 参考文献

［1］［印］阿玛蒂亚·森：《以自由看待发展》，中国人民大学出版社 2002 年版。

［2］毕天云：《新型农村合作医疗制度中农民参与机制的基本框架》，《云南师范大学学报》（哲学社会科学版）2007 年 1 期。

［3］［英］贝弗里奇：《贝弗里奇报告——社会保险和相关服务》，何平译，中国劳动社会保障出版社 2004 年版。

［4］陈华：《新型农村合作医疗中的农民支付意愿研究——基于制度整合的角度》，《农业经济问题》2011 年 8 期。

［5］陈健生：《新型农村合作医疗筹资制度的设计与改进》，《财经科学》2005 年 1 期。

［6］陈秋霖：《农村合作医疗为何推行困难——需求角度的一种解释》，《社会科学战线》2003 年 4 期。

［7］陈滔：《医疗保险精算和风险控制方法》，博士学位论文，西南财经大学 2002 年。

［8］陈瑶等：《陕西镇安县实施单病种定额付费的住院费用控制效果研究》，《中国卫生政策研究》2009 年 9 期。

［9］陈玉萍、李哲、Henry Lucas 等：《农户参加新型农村合作医疗项目的影响因素分析》，《中国软科学》2010 年 6 期。

［10］程斌、任钢、汪早立等：《新型农村合作疗定点医疗机构住院医疗费用变化的影响因素分析》，中国卫生经济》2010 年 11 期。

［11］成昌慧：《新型农村合作医疗制度需方公平性研究》，经济科学出版社 2009 年版。

[12] 成坤志：《宁阳县发展农村社区卫生服务的必要性与可行性》，《中国农村卫生事业管理》2006 年 6 期。

[13] 程令国、张晔：《"新农合"：经济绩效还是健康绩效?》，《经济研究》2012 年 1 期。

[14] 程晓明等：《卫生经济学》，人民卫生出版社 2003 年版。

[15] 褚金花、于保荣、孟庆跃等：《新农合对山东、宁夏农村居民卫生服务公平性影响研究》，《中国卫生经济》2010 年 5 期。

[16] 代志明、周浩杰：《试论社会医疗保险中的道德风险及防范》，《卫生经济研究》2005 年 5 期。

[17] ［美］道格拉斯·诺思：《经济史中的结构与变迁》，陈郁，罗华平等译，上海人民出版社 1994 年版。

[18] 丁锦希、顾海、耿露等：《新医改政策框架下医疗费支付方式评价分析——基于对江苏省新农合付费方式的实证研究》，《云南社会科学》2011 年 1 期。

[19] 丁少群、李祯：《我国新型农村合作医疗制度及其可持续发展研究》，厦门大学出版社 2007 年版。

[20] 董有方、刘可：《新型农村合作医疗管理中的常见问题与处理》，《中国初级卫生保健》2003 年 10 期。

[21] 董有方、刘可：《新型农村合作医疗住院补助方案的制定》，《中国卫生事业管理》2003 年 11 期。

[22] 段昆：《美国管理式医疗保险组织评介》，《消费导刊》2007 年 10 期。

[23] 段欲军、汪凯、夏萍：《新型合作医疗试点工作中的问题及思考》，《中国卫生事业管理》2004 年 2 期。

[24] 方黎明、顾昕：《突破自愿性的困局：新型农村合作医疗中参合的激励机制与可持续发展》，《中国农村观察》2006 年 4 期。

[25] 封进、刘芳、陈沁：《新型农村合作医疗对县村两级医疗价格的影响》，《经济研究》2010 年 11 期。

[26] 封进、李珍珍：《中国农村医疗保障制度的补偿模式研究》，《经济研究》2009 年 4 期。

[27] 冯晓：《新型农村合作医疗基金安全管理的财务思考》，《中国农

村卫生事业管理》2004 年 10 期。

[28] ［美］富兰德、古德曼、斯坦诺：《卫生经济学》，王健译，中国人民大学出版社 2004 年版。

[29] 高广颖、闫德胜、沈文生等：《古林省新型农村合作医疗住院低比例报销起付段措施实施效果分析》，《中国卫生经济》2012 年 1 期。

[30] 高梦滔、高广颖、刘可：《从需求角度分析新型农村合作医疗制度运行的效果——云南省三个试点县的实证研究》，《中国卫生经济》2005 年 5 期。

[31] 高培勇：《公共经济学》，中国人民大学出版社 2004 年版。

[32] 葛延凤等：《中国医改：问题、根源、出路》，中国发展出版社 2007 年版。

[33] 龚幼龙：《卫生服务研究》，复旦大学出版社 2001 年版。

[34] 龚向光、胡善联、程晓明：《贫困地区农民对合作医疗意愿支付》，《中国初级卫生保健》1998 年 10 期。

[35] 顾昕、高梦滔、姚洋：《诊断与处方——直面中国医疗体制改革》，社会科学文献出版社 2006 年版。

[36] 顾昕：《全民医保新探索》，社会科学文献出版社 2010 年版。

[37] 顾昕、方黎明：《自愿与强制性之间——中国农村合作医疗的制度嵌入性与可持续发展分析》，《社会科学研究》2004 年 5 期。

[38] 顾杏元：《中国贫困农村医疗保健制度社会干预试验研究》，上海医科大学出版社 1998 年版。

[39] 郭士征：《医疗保障的论争及其应予保障的内容》，《中国卫生经济》1994 年 4 期。

[40] 国家统计局农村社会经济调查司：《中国农村统计年鉴 2006》，中国统计出版社 2006 年版。

[41] 国家统计局农村社会经济调查司：《中国农村统计年鉴 2009》，中国统计出版社 2009 年版。

[42] ［美］哈罗德·孔茨、海因茨·韦里克：《管理学》，马春光译，中国人民大学出版社 2014 年版。

[43] 韩德辉：《世界健康保险沿革》，《中国卫生政策》1991 年 9 期。

［44］郝继明：《进一步完善新型农村合作医疗的着力点——兼及三种模式的分析》，《宏观经济研究》2005 年 9 期。

［45］郝模、姜晓朋、章滨云等：《农村大病统筹医疗保险方案的关键技术和操作步骤研究概述》，《中国初级卫生保健》1999 年 11 期。

［46］河北省卫生经济学会课题组：《农村新型合作医疗运行机制与补偿模式研究》，《中国初级卫生保健》2004 年 7 期。

［47］［美］亨廷顿：《变化中的政治秩序》，王冠华等译，三联书店 1989 年版。

［48］胡鞍钢、邹平：《社会与发展——中国社会发展地区差距研究》，浙江人民出版社 2000 年版。

［49］胡善联：《卫生经济学》，复旦大学出版社 2003 年版。

［50］胡毅烈：《新型农村合作医疗民主管理实现形式的思考》，《卫生经济研究》2005 年 2 期。

［51］黄佩华：《中国国家发展与地方财政》，中信出版社 2003 年版。

［52］黄志民：《合作医疗保健制度的类型》，《上海预防医学杂志》1994 年 5 期。

［53］黄竹林，吴敏泉等：《长沙市卫生资源配置现状分析》，《中国卫生事业管理》2003 年 2 期。

［54］季嘉南、徐浩刚、徐志良：《建立和完善新型农村合作医疗制度的思考》，《中国农村卫生事业管理》2003 年 9 期。

［55］焦克源、李魁：《新型农村合作医疗制度补偿模式的分析、比较与选择——基于甘肃省的实践调研》，《农村经济》2010 年 8 期。

［56］景喆、李新文：《西北地区乡镇卫生院的现状及改革》，《卫生经济研究》2005 年 2 期。

［57］柯武钢，史漫飞：《制度经济学——社会秩序与公共政策》，商务印书馆 2000 年版。

［58］郎晓东、刘凤翔：《浅谈目前我国合作医疗的基本模式》，《中国初级卫生保健》1997 年 6 期。

［59］雷海潮、胡善联、李刚：《CT 检查中的过度使用研究》，《中国卫生经济》2002 年 10 期。

［60］黎东生：《新型农村合作医疗制度的几个关键性问题研究》，《卫生软科学》2005 年 2 期。

［61］李和森：《中国农村医疗保障制度研究》，经济科学出版社 2005 年版。

［62］李鸿光、刘华林、石崇孝：《新型农村合作医疗应当引入单病种定额付费模式》，《医院领导决策参考》2004 年 16 期。

［63］李良军、杨树勤、刘关键等：《保险因子的初步研究》，《中国农村卫生事业管理》1994 年 4 期。

［64］李良军、杨树勤：《农村健康保险的精算体系》，《现代预防医学》1994 年 2 期。

［65］李伦：《加快建立社会主义公共服务体制——中国公共服务体制建设与政府转型国际研讨会观点综述，《中国改革报》2006 年 8 月 3 日。

［66］李琼、张登巧：《可持续视角下的西部贫困地区新型农村合作医疗筹资机制创新研究》，《社会科学家》2010 年 7 期。

［67］李士雪：《甘肃省定西县合作医疗制度调查报告》，《中国卫生事业管理》2001 年 6 期。

［68］李卫平、朱佩慧：《村庄经济、社区组织与村庄医疗保健事业——东鲁村医疗保健事业案例分析》，《中国卫生经济》2002 年 6 期。

［69］李晓燕：《发达地区新农合制度的公平与受益》，《华南农业大学学报（社会科学版)》2011 年 10 期。

［70］李扬、陈文辉：《中国农村人身保险市场研究》，经济管理出版社 2005 年版。

［71］李颖琰、韩耀凤、周文贞等：《农村合作医疗评价指标体系初探》，《中国卫生经济》2004 年 3 期。

［72］李永秋、张英洁：《新型农村合作医疗补偿方案评价指标体系的建立》，《中国卫生经济》2010 年 6 期。

［73］李振红、严非、王伟等：《宁夏山东 6 县农民参与新农合的意愿变化分析》，《中国卫生资源》2010 年 4 期。

［74］林闽钢：《苏南农村合作医疗制度发展面临的挑战和选择》，《中

国农村观察》2001 年 1 期。

[75] 林毅夫：《关于制度变迁的经济学理论：诱致性变迁与强制性变迁》，载科斯，阿尔钦，诺思等著《财产权利与制度变迁——产权学派与新制度学派译文集》，上海人民出版社 1994 年版。

[76] 刘爱敏，韩颖，郑建中：《山西省农民参加合作医疗意愿及其影响因素分析》，《中国农村卫生事业管理》2004 年 9 期。

[77] 刘启栋：《认同尴尬折射制度缺陷——漫谈新型农村合作医疗的制度缺陷及对策》，《卫生经济研究》2005 年 5 期。

[78] 刘兴柱、成昌慧、边风国等：《农村经济发展水平与合作医疗模式的关系》，《中国初级卫生保健》1998 年 6 期。

[79] 刘雅静：《新型农村合作医疗制度可持续发展研究》，山东大学出版社 2010 年版。

[80] 柳国发：《论建立新型农村合作医疗制度的有效筹资机制》，《中国卫生经济》2005 年 3 期。

[81] 吕学静：《社会保障国际比较》，首都经济贸易大学出版社 2007 年版。

[82] 罗珏、汪时东、叶宜德等：《农村居民户主年龄差异对合作医疗的影响研究》，《安徽卫生职业技术学院学报》2003 年 4 期。

[83] 毛正中、蒋家林：《新型农村合作医疗制度的特征及面临的挑战》，《中国卫生经济》2005 年 1 期。

[84] 毛勇：《云南省新型农村合作医疗制度补偿方案评价》，硕士学位论文，昆明医学院 2007 年。

[85] 孟宏斌、王征兵：《新型农村合作医疗筹资机制与利益相关主体博弈研究》，《中国农业大学学报》（社会科学版）2007 年 1 期。

[86] 穆念河、靳峰：《新型农村合作医疗制度筹资机制探讨》，《中国卫生事业管理》2004 年 2 期。

[87] 宁满秀、潘丹、李晓岚：《新型农村合作医疗对农户预防性储蓄的挤出效应研究——基于 CHNS 数据的经验分析》，《福建农林大学学报》（哲学社会科学版）2010 年 3 期。

[88] 潘才良、包吉庭：《合作医疗引入保险机制的实践与探讨》，《中国初级卫生保健》1996 年 10 期。

［89］潘传旭、杨树勤：《医疗费用的预测模型》，《中国农村卫生事业管理》1987 年 10 期。

［90］乔益洁：《中国农村合作医疗制度的历史变迁》，《青海社会科学》2004 年 3 期。

［91］秦立建、蒋中一：《新型农村合作医疗服务外包的实践分析——基于福建省晋江市的调查》，《中国卫生政策研究》2011 年 8 期。

［92］仇雨临：《关注弱势群体的医疗保障》，《社会保障制度》2003 年 3 期。

［93］仇雨临、孙树菡：《医疗保险》，中国人民大学出版社 2001 年版。

［94］饶克勤、刘远立：《中国农村卫生保健制度及相关政策问题研究》，载卫生部统计信息中心编《卫生改革专题调查研究——第三次国家卫生服务调查社会学评估报告》，中国协和医科大学出版社 2004 年版。

［95］任保平：《当代西方社会保障经济理论的演变及其评析》，《陕西师范大学学报》（哲学社会科学版）2001 年 2 期。

［96］任仕泉、陈滔、杨树勤等：《统筹医疗保险保费测算方法研究》，《中国卫生事业管理》2001 年 3 期。

［97］［美］萨缪尔森、诺德豪斯：《经济学》，萧琛译，人民邮电出版社 2008 年版。

［98］［美］斯蒂格利茨：《经济学》，梁小民等译，中国人民大学出版社 2000 年版。

［99］［美］赛拉蒙：《非营利部门的兴起》，载何增科主编《公民社会与第三部门》，社会科学文献出版社 2000 年版。

［100］沈文虎、李致忠、刘崇宁等：《农村合作医疗管理模式的应用》，《广西预防医学》1999 年 3 期。

［101］申曙光、周坚：《新型农村合作医疗的制度性缺陷与改进》，《中山大学学报》2008 年 3 期。

［102］沈慰如：《发达地区新型农村合作医疗实践探索》，《卫生经济研究》2004 年 4 期。

［103］宋春霞：《我国农村建立多层次医疗保险模式探讨》，《郑州航空工业管理学院学报》2002 年 4 期。

[104] 孙奕、金建强、卢祖洵等：《运用社会市场营销策略 建立新型农村合作医疗制度》，《中国初级卫生保健》2004 年 2 期。

[105] 孙光德、董克用：《社会保障概论》，中国人民大学出版社 2004 年版。

[106] 孙月平、刘俊、谭军：《应用福利经济学》，经济管理出版社 2004 年版。

[107] 孙淑运、柴志凯：《新型合作医疗立法初探》，《中国农村卫生事业管理》2004 年 4 期。

[108] 孙翠芬：《基于灰关联的新型农村合作医疗推广绩效评价》，《中国农村经济》2009 年 9 期。

[109] 石崇孝：《新型农村合作医疗论理 30 分》，陕西人民出版社 2006 年版。

[110] 世界银行：《1993 年世界发展报告——投资于健康》，中国财政经济出版社 1993 年版。

[111] 世界银行：《中国卫生模式转变中的长远问题与对策》，中国财政经济出版社 1994 年版。

[112] 世界卫生组织：《2000 年世界卫生报告：卫生系统改进业绩》，王汝宽等译，人民卫生出版社 2000 年版。

[113] 苏晓培、王小合、顾亚明：《新型农村合作医疗三种管理模式适宜支付方式选择研究》，《中国卫生经济》2013 年 5 期。

[114] 唐松源、李迅、崔文龙等：《云南省弥渡县新型农村合作医疗补偿机制研究》，《中国公共卫生》2006 年 3 期。

[115] 谭晓婷、钟甫宁：《新型农村合作医疗不同补偿模式的收入分配效应——基于江苏、安徽两省 30 县 1500 个农户的实证分析》，《中国农村经济》2010 年 3 期。

[116] 滕世华：《公共服务体制改革中的利益表达》，《山东社会科学》2007 年 1 期。

[117] 田勇、冯振翼：《医疗保险基本理论与实践》，中国劳动社会保障出版社 2003 年版。

[118] 汪宏等：《中国农村合作医疗的受益公平性》，《中国卫生经济》2005 年 2 期。

［119］王成艳、薛兴利：《关于农村合作医疗筹资机制的探讨》，《卫生经济研究》2005 年 1 期。

［120］王虎峰：《中国新医改理念和政策》，中国财政经济出版社 2008 年版。

［121］王红漫：《中国农村医疗卫生现状与制度改革探讨》，北京大学出版社 2004 年版。

［122］王红漫、高红、李化等：《我国农村卫生保障制度中政府角色的定位》，《北京大学学报》（哲学社会科学版）2003 年 4 期。

［123］王红漫、高红、周海沙：《我国农村卫生保障制度政策研究——合作医疗成败原因分析》，《中国卫生经济》2002 年 9 期。

［124］王靖元、邵高泽、徐文彦等：《预防为主与新型农村合作医疗制度》，《中国农村卫生事业管理》2005 年 7 期。

［125］王靖元、王琳琳、邵高泽等：《赣榆县农民滚动式预缴费制度的做法与分析》，《中国农村卫生事业管理》2005 年 7 期。

［126］王俊豪：《政府管制经济学导论——人本理论及其在政府管制实践中的应用》，商务印书馆 2004 年版。

［127］王俊华：《论 21 世纪苏南农村医疗保障体系的创新》，《学海》2000 年 6 期。

［128］王俊华：《农村大病医疗保险中的政府责任》，《中国卫生事业管理》2003 年 7 期。

［129］王黎、杜松明、李慧民：《农村合作医疗基金管理问题与对策探讨》，《农村卫生事业管理》2002 年 7 期。

［130］王列军、葛延风：《农村医疗保障制度建设需全面调整思路》，《中国经济时报》2005 年 6 月 7 日。

［131］王艳：《论医疗给付结构对农民参保合作医疗意愿的影响》，《中国农村观察》2005 年 5 期。

［132］王延中：《试论国家在农村医疗卫生保障中的作用》，《战略与管理》2001 年 3 期。

［133］王延中：《建立农村基本医疗保障制度》，《经济与管理研究》2001 年 3 期。

［134］王心旺、方积乾：《健康—疾病负担测量与医疗保险精算方法研

究》，《中山大学学报论丛》2003 年 6 期。

[135] 王小万、刘丽杭：《新型农村合作医疗住院补偿比例与起付线的实证研究》，《中国卫生经济》2005 年 3 期。

[136] 王向东、于润吉：《办好新型农村合作医疗要解决的几个问题》，《卫生经济研究》2004 年 1 期。

[137] 王翌秋、张兵：《农村居民就诊单位选择影响因素的实证分析》，《中国农村经济》2009 年 2 期。

[138] 卫生部统计信息中心：《2008 中国卫生服务调查研究》，中国协和医科大学出版社 2009 年版。

[139] 卫生部统计信息中心：《中国新型农村合作医疗进展及其效果分析》，中国协和医科大学出版 2007 年版。

[140] 魏晋才、陈昌岳：《制度创新促进新型农村合作医疗可持续发展——宁波市北仑区新型农村合作医疗试点经验分析》，《卫生经济研究》2007 年 2 期。

[141] 魏众：《农村住院医疗保险制度分析——以江阴为例》，《中国人口科学》2003 年 6 期。

[142] 温丽娜、夏北海、储诚志等：《新型农村合作医疗高额住院费用病例实际补偿比影响因素分析》，《中国卫生经济》2010 年 3 期。

[143] 吴国安、雷海潮、杨炳生等：《卫生资源配置标准研究的方法学评述》，《中国卫生资源》2001 年 6 期。

[144] 吴建龙、江莉玲、朱敏：《江阴市推行农村住院医疗保险制度的情况思考》，《中国农村卫生事业管理》2002 年 3 期。

[145] 吴明、张振忠：《中国农村合作医疗发展模式的制度分析》，《中国卫生资源》2000 年 3 期。

[146] 吴森：《财政困难下的乡镇政府行为选择》，《调研世界》2003 年 2 期。

[147] 西部农村合作医疗服务体系研究课题组：《加强西部农村合作医疗服务体系建设研究》，《经济研究参考》2007 年 4 期。

[148] 夏冕：《影响农村合作医疗农民意愿的因素分析》，《中国初级卫生保健》2004 年 7 期。

［149］萧庆伦：《中国农村合作医疗要更新》，《健康报》2001 年 3 月 1 日。

［150］谢慧玲、程晓明：《新型农村合作医疗运行状况及住院补偿比影响因素分析》，《中国卫生政策研究》2010 年 6 期。

［151］解垩：《与收入相关的健康及医疗服务利用不平等研究》，《经济研究》2009 年 2 期。

［152］徐正华、张发祥：《试论新型农村合作医疗制度中的政府责任》，《东华理工学院学报》2005 年 1 期。

［153］许朗、吕兵：《新型农村合作医疗制度的运行状况及参合农民对其的满意程度与影响因素分析——以南京郊县地区为例》，《中国农村观察》2010 年 4 期。

［154］许勇刚、毛勇、罗家洪等：《某市新型农村合作医疗减轻农民疾病负担程度的评价》，《中国卫生质量管理》2009 年 2 期。

［155］熊吉峰、丁士军：《西部贫困地区新农合制度补偿经济绩效及影响因素》，《求索》2010 年 1 期。

［156］［匈］雅诺什·科尔奈、翁笙和著：《转轨中的福利、选择和一致性》，中信出版社 2003 年版。

［157］杨团：《农村新型合作医疗政策需要反思》，《科学决策》2005 年 6 期。

［158］杨艺、庞雅莉、吕玉莲：《韩国等亚洲国家农村医保制度改革对我国的启示》，《中国卫生经济》2003 年 12 期。

［159］杨辉、王斌：《中国农村卫生服务筹资和农村医生报酬机制研究系列报告之一——问题的提出和研究背景》，《中国初级卫生保健》2000 年 7 期。

［160］叶宜德、岳青、罗珏等：《农民合作医疗的家庭调查报告》，《中国卫生经济》2003 年 6 期。

［161］叶宜德、汪时东、岳青等：《不同农户参加新型合作医疗意愿的研究》，《中国卫生经济》2003 年 9 期。

［162］易易、冯昌琪、向忠信等：《四川省新型农村合作医疗信息系统开发及运行情况分析》，《中国卫生事业管理》2007 年 5 期。

［163］［美］约翰·罗尔斯：《正义论》，何怀宏、何包钢、廖申白译，

中国社会科学出版社 2001 年版。

[164] 詹晓波：《新型农村合作医疗基金管理模式的选择》，《卫生经济研究》2005 年 7 期。

[165] 湛忠清：《影响农民参加新型农村合作医疗的因素分析》，《卫生经济研究》2005 年 4 期。

[166] 张大庆：《中国近代疾病社会史（1912－1937）》，山东教育出版社 2006 年版。

[167] 张良吉：《政府职能在合作医疗中的体现形式探讨》，《中国农村卫生事业管理》2004 年 7 期。

[168] 张琪、朱俊生：《中国医疗卫生服务与保障制度的整合研究》，中国劳动社会保障出版社 2009 年版。

[169] 张琴、赵丙奇：《新型农村合作医疗制度"福利—风险型"模式的绩效分析——基于浙江省鄞州的实证研究》，《经济体制改革》2009 年 2 期。

[170] 张忠鲁：《抗生素过度使用的成因与对策》，《医学与哲学》2005 年 12 期。

[171] 张维迎：《博弈论与信息经济学》，上海三联书店 1996 年版。

[172] 郑大喜：《市场机制、政府调节与医疗管制制度框架的构建》，《医学与哲学》2004 年 9 期。

[173] 郑功成：《中国社会保障改革与发展战略：医疗保障卷》，人民出版社 2011 年版。

[174] 郑蕾、郑少锋：《西部新农合可持续发展费用控制问题研究》，《西安电子科技大学学报》（社会科学版）2010 年 2 期。

[175] 郑文娟：《农村医疗保障中的政府职能》，《中国初级卫生保健》2004 年 4 期。

[176] 赵郁馨、陶四海、万泉等：《2003 年中国卫生总费用测算结果与分析》，《中国卫生经济》2005 年 4 期。

[177] 赵竹岩：《泰国的医疗保障制度》，《中国卫生经济》1995 年 10 期。

[178] 赵劲、张大勇、左停：《新型农村合作医疗为何"向农民筹资难——豫东某县调研基础上的动态博弈分析》，《卫生经济研究》

2006 年 5 期。

[179] 邹宇华等：《广东省卫生资源配置现状分析》，《华南预防医学》2004 年 3 期。

[180] 邹力行、孟建国：《印尼、泰国、菲律宾农村健康保障制度及对我们的启示》，《中国卫生经济》1995 年 8 期。

[181] ［日］植草益：《微观规制经济学》，朱绍文，胡欣欣译，中国展望出版社 1992 年版。

[182] 中国农村医疗保健制度研究课题组：《中国农村医疗保健制度研究》，上海科学技术出版社 1991 年版。

[183] 卫生部卫生经济研究所：《中国贫困地区卫生保健筹资与组织课题研究总结》，《中国卫生经济》2001 年 4 期。

[184] 中国西南世界银行扶贫项目贵州办公室：《贫困地区合作医疗的持续性发展》，贵州人民出版社 2001 年版。

[185] 中国农村健康保险研究组：《中国健康保险试验项目技术报告》，《中国农村卫生事业管理》1994 年 3 期。

[186] 中国农村合作医疗改革研究课题组：《中国农村合作医疗改革研究》，《中国农村卫生事业管理》1998 年 4 期。

[187] 中国人民大学农业与农村发展学院课题组：《论能力密集型合作医疗制度的自动运行机制》，《管理世界》2005 年 11 期。

[188] 周尚成、万崇华、罗家洪等：《新型农村合作医疗制度难点突破》，《卫生软科学》2005 年 2 期。

[189] 周晓媛，毛正中，蒋家林等：《对新型农村合作医疗补偿方案中起付线的探讨》，《中国卫生经济》2008 年 1 期。

[190] 周忠良，高建民等：《新型农村合作医疗改善卫生服务可及性效果评价》，《中国卫生经济》2011 年 12 期。

[191] 朱敖荣：《中国农村合作医疗保健制度的研究》，《中国农村卫生事业管理》1988 年 11 期。

[192] 朱俊生：《城镇居民基本医疗保险的比较制度分析——基于东、中、西部 3 省 9 市试点方案的比较》，《人口与发展》2009 年 3 期。

[193] 朱玲：《政府与农村基本医疗保健保障制度选择》，《中国社会科

学》2000 年 4 期。

[194] 朱兆芳、王禄生、李润萍:《云南省禄丰县新农合住院按床日付费支付方式主要做法和效果评价》,《中国卫生政策研究》2011年 1 期。

[195] 朱生伟:《供给诱导需求:医疗改革中被忽视的问题》,《中南民族大学学报》(人文社会科学版) 2006 年 3 期。

[196] 朱信凯、彭廷军:《新型农村合作医疗中的"逆向选择"问题:理论研究与实证分析》,《管理世界》2009 年 1 期。

[197] 左延莉、胡善联、刘宝等:《新型农村合作医疗门诊补偿模式对卫生服务利用和管理方式的影响》,《卫生经济研究》2008 年 2 期。

[198] [美] Guy Carrin, Philip Davies, 江芹:《中国农村合作医疗最佳实践分析框架——卫生系统的功能与筹资组织》,《中国卫生经济》2002 年 2 期。

[199] AdamWagstaff, Magnus Lindelow, Gao Jun, Xu Ling and Qian Juncheng, *Extending Health Insurance to the Rural Population: An Impact Evaluation of China's New Cooperative Medical Scheme*, Journal of *Health Economics*, Vol. 28, No. 1, Jan. 2009.

[200] Berman P, Ahuja A, Bhandari L, "The Impoverishing Effect of Healthcare Payments in India; New Methodology and Findings", *Economic & Political Weekly*, Vol. 45, No. 16, 2010.

[201] Bloom G. & TangShenglan, "Rural Health Prepayment Schemes in China: Towards a More Active Role for Government", *Social Sciences & Medicine*, Vol. 48, No. 7, Apr. 1999.

[202] Feldstein, *Health Care Economics*, New York: Delmar Cengage Learning, 2011.

[203] Grossman M, "On the Concept of Health Capital and the Demand for Health", *Journal of Political Economy*, Vol. 80, No. 2, 1972.

[204] HongWang, Winnie Yip, Licheng Zhang, Lusheng Wang, William Hsiao, "Community – Based Health Insurance in Poor Rural China: the Distribution of Net Benefits", *Health Policy and Planning* , Vol.

20, No. 6, Nov. 2005.

[205] Kruk ME, Goldmann E, Galea S, "Borrowing And Selling To Pay For Health Care In Low – and Middle – Income Countries", *Health Affairs*, Vol. 28, No. 4, Jul. 2009.

[206] K. W. Arrow, "Uncertainty and the Welfare Economics of Medical Care", *American Economic Review*, Vol. 53, No. 5, Dec. 1963.

[207] Mihaylova B, Briggs A, O'Hagan A, Thompson SG, "Review of Statistical Methods for Analyzing Healthcare Resources and Costs", Health Economics, Vol. 20, No. 8, Aug. 2011.

[208] EliasMossialos, *Funding Health Care: Options for Europe*, *European Observatory on Health Care Systems Series*, Open University Press, 2002.

[209] North D. C, *Institutions, Institutional Change, and Economic Performance*, New York: Cambridge University Press, 1990.

[210] Nalhua Duan, etal, *A Comparison of Alternative Models of the Demand for Medical Care*, The Rand Corporation, 1982.

[211] ShanCretin, etal, *The Effect of Insurance on Health Expenditures in the People's Republic of China*, *Santa Monica*, The Rand Corporation, 1987.

[212] Schultz. T, "Investment in Human Capital", *American Economic Review*, Vol. 51, No. 1, Mar. 1961.

[213] Xiaoyun Sun, Sukhan Jackson, Gordon Crmichel and Adrlan C. Sleigh, "Catastrophic Medical Payment and Financial Protection in Rural China: Evidence from the New Cooperative Medical Scheme in Shandong Province", *Health Economics*, Vol. 18, No. 1, Jan. 2009.

[214] Zhang, L. , H. Wang, etal, "Social Capital and Farmer's Willingness – to – Join a Newly Established Community – Based Health Insurance in Rural China", *Health Policy*, Vol. 76, No. 2, Apr. 2006.

[215] Zhongliang, Zhou, etal, "Measuring the Equity of Inpatient Utilization in Chinese Rural Areas", *BMC Health Services Research*, Vol. 11, No. 10, Aug. 2011.

[216] Wagstaff A. , Yu S. , "Do Health Sector Reforms Have Their Intended Impacts? The World Bank's Health VIII Project in Gansu Province, China" , *Journal of Health Economics*, Vol. 26, No. 3, May2007.

[217] WorldBank, *World Development Report* 1993: *Investing in Health*, New York: Oxford University Press, 1993.

# 后　记

　　本书既是国家社科基金项目成果，更是博士学位论文的进一步升华。笔者对社会保障问题的关注始于十多年前硕士学位论文的写作过程中。此后，随着时间的推移以及自己对社会保障问题学习和研究的积累，逐渐由关注转向理论研究，先后围绕城乡社会保障制度统筹等选题撰写并发表了相关学术论文。

　　从博士论文选题、资料收集、实地调研、数据采集到阶段成果及总书稿等任务完成，研究历时八年，先后产生了一批具有学术研究、实践应用价值及社会影响效益的学术成果。撰写并发表了 6 篇 CSSCI 核心期刊，1 篇被人大复印报刊资料全文转载；两篇阶段性成果收录由社会科学文献出版社、中国农业出版社出版的书籍。在全程参与陕西省卫生厅组织的新农合专家技术指导活动后，就新农合发展动态接受省内新闻媒体专访以及约稿，相关内容刊发于《陕西日报》《西安内参》等，取得了一定社会反响。

　　欣喜之余，曾经的迷茫彷徨仍历历在目，忘却了耕耘的艰辛，始终萦绕在心间的只有感恩。上述成果的取得，得益于许多单位、领导、师长、同人的关怀与帮助，特此谨表诚挚的谢意。

　　本书的撰写，首先要衷心感谢国务院学位委员会第六届学科评议组成员、西北农林科技大学博士生导师王征兵教授。博士论文的完成，从研究思路到框架结构乃至研究方法，王老师都高屋建瓴地进行指导建议。同时感谢西北农林科技大学邹德秀教授、张波教授、樊志民教授及付少平教授等给予的指导与关心！

　　本书的完善修改，得到了中国人民大学农业与农村发展学院温铁军教授、郑风田教授，中国人民大学公管学院董克用教授、王虎峰教授、清华大学公共管理学院杨燕绥教授、上海财经大学管理学院杨翠迎教授、陕西师范大学农村发展研究中心主任郭剑雄教授、陕西省社会科学院副院长石英研究员、陕西省社会科学院三农研究中心主任杨沛英研究员及陕西省卫生厅农卫处石崇孝处长等建设性的鼓励与指点，在此一并表示真诚感谢！

本书的顺利出版，还要真诚感谢中国社会科学出版社编辑宫京蕾女士的辛勤劳动！

纸长笔短，在课题调研及本书撰写过程中，许多单位和个人都提供了支持和帮助，也参阅了大量作者的文献，在此也一并表示感谢！

我还要特别感谢家人的理解与支持。在写作过程中，体弱多病的母亲和教学任务繁重的爱人承担起家务料理与教育儿子的责任，儿子琦琦积极向上的学习态度时刻感染激励着我，聪慧天真的童言稚语也为紧张繁忙的写作增添了无穷乐趣，这些都成为本书顺利完成的坚强后盾和无限动力。

本书虽已完成，但对学术问题的探讨永无止境。今后，对于西部农村医疗保障制度的发展完善动态，会一如既往地继续关注并将深入探索。

即将付梓之际，怀着一颗感恩的心，再次感谢所有关心、帮助、鼓励、支持过我的师长同事、亲朋好友！

孟宏斌
2014 年 10 月于西安